高等职业教育养老服务类示范专业系列教材

老年服务与管理专业改革创新教材

老年心理护理

主　　编　余运英

副 主 编　刘志敏　苏　红

参　　编　肖　玺　青秋蓉

机械工业出版社

本教材内容主要包括四个项目，其中项目二、项目三又分别包括四个子项目。项目一是老年心理护理认知；项目二是老年社会适应心理与护理，包含四个子项目：空巢老人的心理问题与护理、离退休老人的心理问题与护理、老年人婚姻家庭中的心理问题与护理、失独老人的心理问题与护理；项目三是老年常见心理问题与护理，包含四个子项目：老年焦虑症心理与护理、老年抑郁症心理与护理、老年自杀心理与护理、阿尔茨海默症及其护理；项目四是老年临终心理与护理。

本教材突出了老年人常见心理问题的预防、诊断、康复及护理等技术内容，重视技术掌握与运用的技能成分，对于广大老年服务与管理专业学生和老年服务从业者具有较强的使用价值。

图书在版编目（CIP）数据

老年心理护理/余运英主编. —北京：机械工业出版社，（2023.1重印）

高等职业教育养老服务类示范专业系列教材 老年服务与管理专业改革创新教材
ISBN 978-7-111-55060-0

Ⅰ. ①老… Ⅱ. ①余… Ⅲ. ①老年人—护理学—医学心理学—高等职业教育—教材 Ⅳ. ①R471

中国版本图书馆CIP数据核字（2016）第240058号

机械工业出版社（北京市百万庄大街22号 邮政编码100037）
策划编辑：聂志磊 责任编辑：赵晓婷
责任校对：马丽婷 责任印制：李 昂

河北鹏盛贤印刷有限公司印刷

2023年1月第1版第10次印刷
184mm×260mm · 11.25印张 · 276千字
标准书号：ISBN 978-7-111-55060-0
定价：38.00元

电话服务 网络服务
客服电话：010-88361066 机 工 官 网：www.cmpbook.com
010-88379833 机 工 官 博：weibo.com/cmp1952
010-68326294 金 书 网：www.golden-book.com
封底无防伪标均为盗版 机工教育服务网：www.cmpedu.com

高等职业教育养老服务类示范专业系列教材
老年服务与管理专业改革创新教材

编审委员会

主任：

邹文开　北京社会管理职业学院党委书记、院长、教授，民政部培训中心主任，民政部职业技能鉴定指导中心主任，全国民政职业教育教学指导委员会副主任委员，中国养老产业和教育联盟理事长

副主任：

吴玉韶　全国老龄工作委员会办公室副主任、教授，中国老龄科研中心主任

阎青春　中国老龄事业发展基金会副理事长，全国老龄工作委员会办公室原副主任

罗　志　湖南广播电视大学正校级督导、教授，中国养老产业和教育联盟顾问

赵红岗　北京社会管理学院副院长、教授，民政部培训中心副主任，全国民政职业教育教学指导委员会秘书长，中国养老产业和教育联盟副理事长

杨根来　北京社会管理职业学院老年福祉学院院长、教授，全国民政行指委老年专指委秘书长，中国养老产业和教育联盟副理事长兼秘书长

委员（排名不分先后）：

刘文清　广东开放大学、广东理工职业学院校长

钟　俊　武汉民政职业学院副院长

任　波　重庆城市管理职业学院党委书记

黄岩松　长沙民政职业技术学院医学院院长

沙聪颖　大连职业技术学院社会事业学院院长

张　俊　重庆城市管理职业学院健康与老年服务学院副院长

潘美意　广东开放大学、广东理工职业学院健康产业学院院长

王友顺　钟山职业技术学院现代服务与管理学院副院长

刘德禄　山东商业职业技术学院人文学院院长

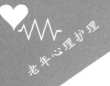

李朝鹏　邢台医学高等专科学校副校长

孙书勤　滨州医学院老年医学院院长

胡月琴　皖北卫生职业技术学院副院长

方士英　皖西卫生职业学院副院长

艾旭光　许昌学院医学院院长

余运英　北京社会管理职业学院老年福祉学院教授

刘利君　北京社会管理职业学院老年福祉学院副教授

袁光亮　北京青年政治学院社会工作系主任

臧少敏　北京青年政治学院老年服务与管理教研室主任

阮　利　天津城市职业学院社会事业系副教授

孙剑宏　中山市博睿社会工作服务中心理事长

杨　敏　湖北省中医院康复科副主任

林咸明　浙江中医药大学第三临床医学院副院长，浙江省中山医院副院长

封　敏　湖南医药学院针灸教研室主任

刘利丹　大连医科大学医学博士

序

进入新世纪以来，随着我国人口老龄化形势的日益严峻，老年人的服务需求越来越多样化，养老服务成为关乎老年人晚年生活质量及每个家庭福祉的民生事业。以习近平同志为核心的党中央，高度关注人口老龄化问题，并对加快发展养老服务业做出了系统安排和全面部署。自2013年，《中华人民共和国老年人权益保障法》《国务院关于加快发展养老服务业的若干意见》颁发实施以来，国务院各部门密集出台了近40项政策规定和标准规范。有效应对我国人口老龄化，事关国家发展全局，事关亿万百姓福祉。要立足当前、着眼长远，加强顶层设计，完善生育、就业、养老等重大政策和制度，做到及时应对、科学应对、综合应对。仅在2016年间，习近平总书记对养老问题就有四次重要批示和讲话，其中两次提出"人才队伍建设"。习近平总书记的讲话不仅体现了大国领袖对老年人的关爱，更是对今后养老服务发展和为老服务人才工作政策的顶层设计。

"十三五"期间，我国处于经济体制深刻变革、社会结构深刻变动、利益格局深刻调整、思想观念深刻变化的阶段，老龄化进程与家庭小型化、空巢化相伴随，与经济社会转型期的矛盾相交织，社会养老保障和养老服务的需求将急剧增加，这给应对人口老龄化增加了新难度。为应对这些新的变化趋势，我国提出推进养老服务社会化的政策。

社会化养老服务一方面带来全社会共同参与养老服务的良好局面，另一方面也面临着人才队伍严重短缺的困境。目前，我国养老服务人才队伍的问题突出表现在人才严重短缺、队伍不稳定、文化程度偏低、服务技能和专业知识差、年龄老化等方面。这些困难严重制约着我国养老服务水平的提高，严重影响老年人多样化的养老服务需求的实现。发展人口老龄化社会迫切需要大量专业化的养老服务与管理专业人才。

"行业发展、教育先行"，人才队伍建设离不开教育，大力推进老年服务与管理相关专业的发展是未来一个历史时期民政部和教育部的重点工作之一。在这样的社会背景下，由全国民政行指委老年专指委、中国养老产业和教育联盟、机械工业出版社组织全国多所大专院校联合开发的"高等职业教育养老服务类示范专业规划教材 老年服务与管理专业改革创新教材"，旨在以教材推进课程建设和专业建设，进而提高老年服务与管理人才培养质量。

在编写思想上，本系列教材充分体现工学结合教学改革思路，突出"做中学、做中教、教学做合一，理论实践一体化"的特点；体现专业教学要求和养老护理员、养老事务员职业标准；注重职业精神、素养（尊老敬老、爱岗敬业、爱心奉献等）和能力的培养，以及健康心理、完善人格、良好卫生与生活习惯的养成。

在编写形式上，本系列教材应用创新的编写体例：采用情境导入、案例分析、项目式编写模式，紧密联系生产生活实际；设计新颖、活泼的学习栏目，图文并茂，可读性强，利于激发学生的学习兴趣。

在编写内容上，本系列教材立足老年服务与管理岗位需求，内容涵盖老年服务与管理岗位人才需要掌握的多项技能，包括老年服务沟通技巧、老年服务伦理、老年服务礼仪、老年人生活照护、老年常见病的预防与照护、老年康复护理、老年心理护理、老年运动与保健、老年人活动策划与组织、老年膳食与营养配餐等多个方面。

在配套资源上，本系列教材力求为用书教师配备演示文稿等资源，并依托养老专业教学资源库，在重点知识处嵌入二维码，以呈现教学资源库成果，以利于教师教学和学生学习。

"十年树木，百年树人"，人才队伍建设非一朝一夕可实现。在此，我要感谢参与编写本系列教材的所有编写人员和出版社，是你们的全心投入和努力，让我看到这样一系列优秀教材的出版。我要感谢各院校以及扎根于一线老年服务与管理人才培养战线的广大教师，是你们的默默奉献，为养老服务行业输送了大量的高素质人才。当然，我还要感谢有志于投身养老服务事业的青年学子们，是你们让我对养老服务事业的发展充满信心。

我相信，在教育机构和行业机构的共同努力下，在校企共育的合作机制下，我国的养老服务人才必定不断涌现，推动养老服务行业走上规范、健康、持续发展的道路。

2017 年春节于北京

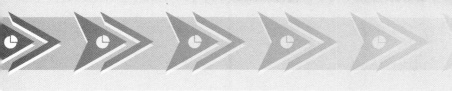
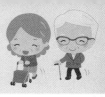

前　言

随着我国老龄化进程的不断加快，老年人对社会服务的需求越来越大，社会公众对养老服务需求日趋多样化。我国的人口老龄化是在"未富先老"、社会保障制度不完善、历史欠账较多、城乡和地区发展不均衡、家庭养老功能弱化的形势下出现的，加快建立与经济社会发展水平相适应，以满足老年人养老服务需求、提升老年人生活质量为目标，面向所有老年人提供生活照料、康复护理、精神慰藉、紧急求援和社会参与等设施、组织、人才和技术要素的网络，以及配套的服务与管理标准、运行机制和监管制度的社会养老服务体系，已经成为和谐社会建设进程中社会福利和社会保障事业的重要内容之一。

目前，机构养老服务、居家养老服务、社区养老服务共同构成了我国养老服务的主要模式。随着生活节奏不断加快，加之年龄的增长、体质的衰退，老年人承受的健康压力、社会压力、生活压力、心理压力也与日俱增，老年人的心理健康问题日趋严重。为老年人提供更多、更有效的心理援助，为老年人创造一片更健康、快乐的生活空间已成为当务之急。

进入老年或离退休期是人生旅途中的一个大转折，这一转折将给他们的心理状态、生理机能、生活规律、饮食起居、人际关系、社会交往等带来很大变化，其中以心理变化最为突出、更为重要。长期处于失落、孤独、抑郁、悲观等不良情绪中的老年人，将导致食欲减退、睡眠不好、免疫机能下降、老年性疾患加重等，尤其是老年人最常见的心脑血管疾病增多。因此，帮助老年人建立良好的心理状态，将直接关系到老年人的身心健康。

目前，逐渐受到重视的中高等职业教育，正是为社会发展而服务的。它是以服务为宗旨，以就业为导向，以综合素质为基础，以能力为本位的教育，是以高素质技能型专门人才培养为目标的。它融"教、学、做"为一体，通过工学结合、校企合作、产学研一体化的教学模式来体现，具有很强的职业性和应用性。中高等职业院校中的老年服务与管理专业则是针对老年人的服务需求，以满足老年人的日常生活照护、基础护理、康复护理和心理护理等服务为核心技能的，因此，该专业培养的人才将为做好老年心理护理服务提供大量的人才保障。

本教材的编写正是基于职业教育目标，面向高职教育老年服务与管理专业，力求提高老年心理护理技术与技巧，并根据学生和岗位特点，实行项目导向、任务驱动的模式，实现"做中教，做中学"。通过基于工作过程的项目设计和任务分解，从职业岗位和心理护理工作实际出发，选择常见老年心理问题和典型老年心理问题情境来设计教材内容，每个项目大多设计有项目描述、学习目标、项目情境、情境分析、项目任务、知识准备、技能准备、项目实施、项目实训、项目总结环节，项目中穿插有相关链接等栏目，使学生在多种形式的学习过程中掌握老年心理护理知识、提高其护理能力。

本教材内容设计、编写分工及参考学时如下：

教材内容		编写人员姓名	编写人员单位	参考学时
项目一　老年心理护理认知		苏　红	重庆城市管理职业学院	10
项目二　老年社会适应心理与护理	空巢老人的心理问题与护理	刘志敏	大连职业技术学院	8
	离退休老人的心理问题与护理			8
	老年人婚姻家庭中的心理问题与护理			8
	失独老人的心理问题与护理			8
项目三　老年常见心理问题与护理	老年焦虑症心理与护理	苏　红	重庆城市管理职业学院	8
	老年抑郁症心理与护理	肖　玺	山东商业职业技术学院	8
	老年自杀心理与护理	青秋蓉	重庆城市管理职业学院	8
	阿尔茨海默症及其护理	余运英	北京社会管理职业学院	8
项目四　老年临终心理与护理		余运英	北京社会管理职业学院	6

　　值得说明的是，本教材编者均具有心理学专业背景，来自不同的高职院校，都承担着老年服务与管理专业的心理教学课程，对行业的需求、学生的能力以及课堂教学状况等都比较熟悉，为教材顺利完成奠定了良好的基础。本教材由余运英担任主编，负责整体规划设计培训项目式教学要求及统稿工作。

　　为方便教学，凡选用本书作为教材的教师均可登录机械工业出版社教育服务网（http://www.cmpedu.com）免费索取助教课件等资源，同时欢迎广大教师加入老年服务与管理专业交流群（QQ 群：286490986）分享教学资料和教学经验。

　　由于编者水平有限，书中难免存在各种缺点和错误，真诚希望专家、同行及广大读者批评指正。

编　者

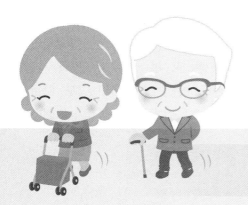

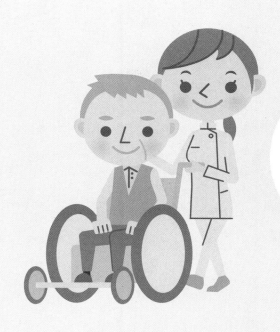
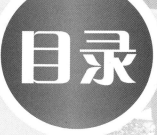

目录

序
前言

项目一 老年心理护理认知

➤ 项目描述

中国是世界上老龄化速度最快的国家之一，预计到 2040 年，中国基本上每 4 人中就有一个是老年人。面对如此庞大的老龄化人群，中国养老事业面临着严峻的挑战，同时，老年人的心理问题也是人群心理的一大难题。随着年龄的增长，老年人的适应能力、记忆能力、思维能力等会出现不同程度的障碍，还会因为各种各样的身体问题产生抑郁、孤独、恐惧、阿尔茨海默症等精神问题。认识老年人心理问题的严重性，重视老年心理护理，加强老年心理健康教育，对老年心理做出正确的测量与评估，积极开展心理护理，将有助于提高老年人心理健康水平。本项目主要从提升学生认知的角度出发，以现实生活中的情景为引导，对老年心理健康、老年心理测量与评估、老年心理护理等方面的基础知识和基本技能进行诠释，让学生在情景中理解和掌握这些知识与技能的内涵，以达到提升其认知能力的目的。

➤ 学习目标

能力目标：

1. 能够运用心理健康的标准，分析老年人的心理健康状况。

2. 能够有效地选择并使用心理量表、心理评估的方法与手段，对老年人进行正确的心理测量与评估。

3. 能够运用心理护理方法，与老年人进行有效的心理沟通与护理。

知识目标：

1. 掌握老年人心理健康的标准。

2. 掌握影响老年人心理健康的因素及提高老年人心理健康水平的方法。

3. 掌握老年心理评估的概念及原则，熟悉老年心理评估者的要求。

4. 熟悉各种心理量表的应用范围及应用目的。

5. 掌握老年心理护理的概念、原则及方法。

素质目标：

1. 树立正确的老年心理健康的理念。

2. 培养科学的心理测量与评估习惯，敏锐地洞察老年心理问题。

3. 形成主动向社会，尤其是老年人宣传心理健康知识的意识。

4. 养成积极关注老年人心理状况的习惯，自觉尊重、关爱老年人，让他们获得心理支持。

➤ 项目情境

王某，女，63 岁，大学文化，退休高级工程师，身高 1.50 米左右，体态瘦。父亲是高级工程师，母亲小学文化，姐妹兄弟 3 人。爱人是普通工人，生育两个女儿，家庭经济状况良好。家族无精神疾病历史。王某在生活上要求不高，有传统的道德观念，正义感很强，对孩子有较高的期望，孩子

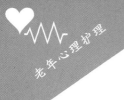

遇到挫折经常引起她的焦虑和担忧，凡事喜欢较真，得理不让人。关心家人的安全和健康，爱人生病时全心全意照顾。在生活上，和家人交流的比较少，对待事物缺少开放的心态，喜欢用自己的方式爱她的亲人。但她情感焦虑，喜欢猜疑，对医院的治疗比较依赖，又持怀疑态度。近几年和家人谈论较多的是她的疾病和过去的不如意，家人束手无策的同时也感到烦躁不已、身心疲惫。家人鼓励她与邻居以及老同事多来往、交流，但她却不屑与"没文化"的人打交道，封闭在自己的小空间里，完全与社会脱节。她的抱怨其实总在表明一个问题：各种客观原因造成她现在的"无为"状态，有能力但总是没机会，内心存在常态冲突。

心理护理人员对其进行了心理评估，采用了《明尼苏达多项人格测验（MMPI）》，测验结果：疑病症状，神经衰弱，抑郁性人格，同时采用了《90项症状自评量表（SCL-90）》进行评估，测验结果：焦虑、人际关系敏感、抑郁倾向。

➡️ 情境分析

老年人由于年龄的增长、疾病的到来，或者其他原因可能形成人格问题、适应性问题或者其他的心理问题，因此，除了要对其进行生理护理外，还应对其进行相应的心理护理，安抚其情绪，使其积极配合生理治疗，提升生活质量。在老年心理护理中，心理测量与评估的作用是非常重要的，它是心理护理的重要前提和依据，影响着护理的效果与质量。因此，在对老年人进行心理护理之前，必须测量与评估其心理特点，懂得测量与评估的方法与手段，这样的护理才能有的放矢。

上述情境中，如果没有了解老年人的心理健康状况，没有掌握正确的心理测量与评估方法及有效的心理护理技术，就不能给老人进行及时的心理护理，那么老人的晚年生活可能会过得不幸福，甚至可能因为心理问题而死亡，因此，心理护理认知在老年人的生活中至关重要。那么，如何了解老年人的心理状况？如何才能得到心理健康？有什么样的测量与评估方法、措施？什么是心理护理？怎样才能做好心理护理呢？

➡️ 项目任务

> **任务一**：能够掌握老年人心理健康状况、标准及提升老年人心理健康的方法。
>
> **任务二**：能够掌握老年心理评估的原则和方法，有针对性地使用各种心理量表。
>
> **任务三**：能够掌握老年心理护理的内涵及重要性，并掌握其实施策略、方法及过程。

➡️ 知识准备

一、心理健康

中国是世界上老年人口最多的国家，2015年我国老年人口达到2.16亿，占全国人口的15%，并且在未来40年，老年人口还将迅速增长。老年人口的快速增长，意味着人口平均寿命的延长，老年人的心理健康问题日益显现，如老年抑郁症、老年焦虑症和其他精神疾病。这些心理问题乃至心理疾病不仅严重影响老年人的健康，而且给他们的家庭和孩子带来很多麻烦和痛苦。因此，如何维护和促进老年人的心理健康尤为重要。

（一）心理健康的界定

1948 年世界卫生组织（简称 WHO）成立时，在宪章中把健康定义为："健康乃是一种生理、心理和社会适应都日臻完满的状态，而不仅仅是没有疾病和虚弱的状态。"1977 年美国人恩格尔（Engel）在《科学》杂志上发表了一篇著名的论文，在该论文中他提出了一个基本的假设：健康和疾病是生物、心理、社会因素相互作用的结果，即生物—心理—社会模式。这立即在医学和健康领域产生了广泛的影响，导致由单纯生物医学模式向当代生物—心理—社会医学模式的转变。与此相一致，1989 年世界卫生组织又将健康的定义修改为："健康不仅仅是身体没有缺陷和疾病，而是身体上、精神上和社会适应上的完好状态。"本书认为，心理健康是一种良好的心理状态，在这种状态下，个体有安全感，有良好的自我状态，社会适应性良好，能与外部环境良好沟通。它主要表现为情绪稳定和心理成熟两个方面。

（二）老年人心理健康现状

我国现代老年人的心理状况如何呢？是否健康呢？我国学者施帆帆在 2014 年对成都某社区老年人心理健康状况进行了调查，调查对象为 65 岁及以上且在调查地区连续居住生活满 6 个月及以上的老年居民，采用简单随机抽样共抽取调查 995 名常住老年居民，其中男、女性分别占 47.4%、52.6%；最大年龄 95 岁，平均年龄 72 岁。调查结果显示，该社区老年居民幸福感指数积分数评分为 16.81 分，百分制得分为 67.25 分，与最优的生活质量标准（积分数为 25 分、百分制得分为 100 分）存在很大差距，且 21.3% 的老年居民可能存在心理健康问题。吴一玲等人对金华市 1296 名 60 岁以上的老年人（男性 592 名，女性 704 名）进行调查发现，金华市社区老年人心理问题总检出率为 24.9%。童兰芬等人对社区、敬老院、住院患者 3 组老年人的心理健康状况进行了对比调查，发现社区老年人心理健康较好，住院患者心理健康最差，需要加强心理护理。而陈美好等人对老年人心理健康调查发现，老年人因个人经历不同，身体健康状况差异，生活环境、经济状况的不同，具有不同的心理状态，主要有以下类型：①焦虑、恐惧型心理。老年人多有慢性疾病，病情较复杂，由于对自身疾病及治疗缺乏认识，普遍存在焦虑心理，少数病人甚至有恐惧心理，主要表现为：愁眉不展，心事重重，沉默少语或多语、多疑，以致食欲减退，睡眠差。②孤独、抑郁型心理。多见于失去配偶或家庭关系、经济条件欠佳或刚离退休的老年病人，这类病人常郁郁寡欢，倦怠，懒于活动，喜欢独处。③暴躁、偏执型心理。多见于个性较强，自我认为年轻时为社会、对别人、对家庭做出过较多贡献的老年人，表现为自以为是，顺从性差，固执已见，不听从安排，心胸狭窄，好猜疑，妒忌，自尊心强，易激惹。④自卑、自弃型心理。多见于有器质性病变，疗效不明显或病情反复者，老人多次就诊，家属及单位对其关心较少，老人悲观、失望，不愿与人交往或沟通，对治疗和疾病的转归表现得淡然，不积极配合治疗或检查。⑤依赖、顺从型心理。多见于家庭和谐、性格脆弱的老年人，此类病人自觉年事已高，万事不能，凡事依赖子女，缺乏信心，对自己的疾病估计太重，对生活缺乏积极、乐观的态度。

综上可以看出，我国老年人的心理健康状况不容乐观，急需对其进行心理护理，提高其健康水平，使老年人在延长生命时间的同时，提升其生命的质量。

（三）老年人心理健康的标准

许多学者对老年人的心理健康标准进行了研究，中科院心理所老年心理研究中心以人的心理包含心理过程（知、情、意）和个性心理特征为理论基础，结合 20 多年来对老年心理学的深入研究，认为老年人心理健康标准包括 5 个方面：认知功能正常、情绪积极稳定、自我评价恰当、人际交往和谐、适应能力良好。也有学者根据美国心理学家马斯洛和米特尔曼提出的心理健康十标准提出老年人的心理健康标准包括：

1. 充分的安全感

老年人认为社会环境、自然环境、工作环境、家庭环境等都安全，尤其是家庭环境中安全感最为重要，因为家是躲避风浪的港湾，有家才会有安全感。

2. 充分地了解自己

能否对自己的能力做出客观正确的判断，对老年人自身的情绪有很大的影响。过高地估计自己的能力，勉强去做超过自己能力的事情，常常会达不到目标，使自己受到打击，出现消极情绪；过低地估计自己的能力，自我评价过低，缺乏自信心，常常也会产生抑郁情绪。

3. 生活目标切合实际

老子曰："乐莫大于无忧，富莫大于知足。"老年人要根据自己的经济能力、家庭条件及相应的社会环境来制订生活目标，不相互攀比，生活目标的制订既要符合实际，又要留有余地，不要超出自己及家庭经济能力的范围。

4. 与外界环境保持接触

与外界环境保持接触包括三个方面，即与自然、社会和人的接触。老年人退休在家，有着过多的空闲时间，如果长期在家，不与外界接触，易产生抑郁或焦虑等消极情绪，因此，老年人应常走出来，与外界多接触。这样一方面可以丰富自己的精神生活，另一方面可以及时调整自己的行为，以便更好地适应环境。

5. 保持个性的完整与和谐

主要表现在老年人平常的生活中积极的情绪多于消极的情绪；能够正确评价自己和外界事物，能够听取别人意见，不固执己见；能够控制自己的行为，办事盲目性和冲动性较少；另表现在老年人的能力、兴趣、性格与气质等各项心理特征和谐而统一。

6. 具有一定的学习能力

现代社会，知识爆炸，不学习就落后，老年人与年轻人的落差会加大，因此，为了适应新的生活方式，与年轻人更好交流，就必须不断学习。如：学用计算机体会上网乐趣，缩短与家人与外界的沟通距离；学习健康新观念提升生活质量。另外，学习可以锻炼老年人的记忆和思维能力，对于预防脑功能减退有益。

7. 保持良好的人际关系

有了良好的人际关系，就有了好的社会支持系统。在自己开心时，有人与你分享；在情绪低落时，有人听你倾诉；在健康时，有人与你一起锻炼；在生病时，有人照顾。众多研究发现，社会支持与个体的主观幸福感成正相关，与抑郁等消极情绪呈负相关。可见，个体的社会支持程度越高，其越快乐。对老年人亦如此。

8. 能适度地表达与控制自己的情绪

人在进入老年后，由于生活环境等的改变，容易产生不良情绪，如焦虑、抑郁，情绪易激动。但是，不良情绪压抑过久或某种情绪表现过激都会损害人的身心健康，合理控制情绪的变化，巧妙地运用情绪来调节人体生理指标，会增进人的身心健康——情绪能致病亦能治病。因此，健康的老年人应该能够对自己的情绪进行良好的管理。

9. 有限度地发挥自己的才能与兴趣爱好

老年人的才能与兴趣爱好应该对自己有利，对家庭有利，对社会有利。如果自己的兴趣爱好有悖于他人，则老年人应该思考后改之。如有的老年人喜欢往家里捡垃圾，造成家中和周围邻居的不满，则需要改之。

10. 在不违背社会道德规范的情况下，个人的基本需要应得到一定程度的满足

老年人与其他人一样，当自己的需求得到满足时会产生愉快感和满足感，但人的需求有时并不符合法律与道德的规范，如有老年人选择的减压方式是到女厕所偷看，这明显是不健康的行为。

（四）提升老年人心理健康水平的方法

目前，维护老年人的心理健康，已经成为一个重要的社会课题。所以，我们需要采取积极有力的措施，及时给老年人提供心理护理服务，指导他们进行自我心理调节和自我保健，以达到不断提高广大老年人的生活质量和身心健康的群体水平。上文中，我们已经知道了心理健康的概念、老年心理健康的标准等，下面探讨提升老年人心理健康水平的方法。

1. 正确评估老年人的心理状况

评估的内容主要包括对老年人的认知能力、情绪和情感等方面的心理因素评估。其中，对老年人认知能力的评估主要是通过与其进行交谈，观察老年人的行为、语言、思考能力、记忆力等认知能力，采用简易的智力状态检查量表、智力状态问卷对其认知能力进行评定。对老年人情绪的评估主要采用与老年人进行交谈、汉密尔顿焦虑量表、汉密尔顿抑郁量表调查问卷等方法。

2. 了解老年人常见的心理需求

根据老年人的需要，采取有针对性的心理护理方法。老年人常见需求主要有以下八个方面：①健康需求。人到老年，常有恐老、怕病、惧死的心理。②工作需求。退休的老年人大多尚有工作能力，希望能再次从事工作，体现自身价值。③依存需求。由于老年人精力、体力、脑力都有所下降造成生活困难，甚至有的生活不能完全自理，希望得到关心照顾。④和睦需求。老年人都希望自己有个和睦的家庭环境。⑤安静需求。老年人喜欢安静，怕吵怕乱。⑥支配需求。老年人希望像以前一样拥有对家庭的支配权。⑦尊敬需求。老年人希望得到家人和社会对他的尊重，否则易产生消极情绪，甚至回避出门。⑧求偶需求。有些丧偶或离异老年人生活寂寞，想要寻找另一半。

3. 帮助老年人改变观念

（1）保持积极的生活态度

有位心理学家说过，"感觉是一种主观东西，而生活就是一种感觉。人以什么样的态度感觉它、对待它，它就以什么样的姿势回报你，只要你热情、积极、乐观、进取，你的生活就将充满阳光。"生活中的事，从一个角度看，可能是悲观难过的，但从另一角度看，可能就是积极的。因此，要教会老年人换个角度看事件，保持积极的生活态度。不要习惯于盯住生活中的"黑点"，因为一个困难、一次挫折、一回失败而看不到自己的价值或本已拥有的幸福生活；要善于看到生活中的"白点"，在黑暗中看到光明，心怀希望的阳光。这样才会让其积极地面对生活的困境。

（2）正确对待身体的变化与死亡

老年人应客观地意识到岁月不饶人，正确对待身体的变化，定期体检，发现疾病及早治疗。不要抱侥幸心理，麻痹大意，自欺欺人，延误治疗；也不要被疾病吓倒，要坦然面对死亡。死亡是生命有机体的自然变化，因此，老年人应该采取接纳的态度。但大多数老年人尤其身患疑难病症时，便会非常恐惧死亡，常常忧心忡忡，弄得自己坐卧不安，食不甘味，进而自暴自弃，消极悲观。其实，这样的情绪反而会加速疾病的恶化与死亡的到来，而且即便活着，也无生命的乐趣。人必有死，这是人生的客观规律。如果老年人接纳这个规律，抱着坦然处之的态度，维持现有的生活，保持乐

观的情绪，才会延年益寿。

4. 使老年人保持与外界环境的接触

心理护理人员可以指导老人做一些力所能及、自己擅长的工作或参与一些活动，使其人生价值再次得以体现。而且通过这些工作与活动，老年人可以常与其他人进行交流沟通、与朋友保持联系，从而相互之间得到友爱与温暖，减少老年人的孤独感与寂寞感，且能使自己处于年轻活泼的氛围中。另外，此类活动还能延缓大脑功能的衰退，有效地延缓记忆力、思维能力等的减退。

5. 促进老年人脑体劳动适度

"活到老，学到老"是一句老话，因此，日常生活中要鼓励老年人勤于学习，科学用脑，善于用科学的知识养生保健，既锻炼了智力，又学会了自我保健和照顾的技能。并且，进入老年要学习的东西也非常多，如老年自我保健知识、老年社会学、心理学等知识。同时，还可以了解国内外大事，了解社会变更，更新观念，紧跟时代步伐，缩小与年轻人的代沟，既丰富了自己的生活，也锻炼了智力，又增强与下一代或下二代的关系。在鼓励老年人脑力劳动的同时，也要鼓励老年人进行适度的体力劳动。根据自己的兴趣、爱好、体质状况，有选择性、有规律地进行运动，包括跑步、打球、爬山、太极拳等体力运动。

6. 帮助老年人建立和睦的家庭

老年人常会感到孤独，希望得到家人的关心、爱护和照顾，因此，子女应经常与老人沟通，遇事与老人商量，使老人得到应有的尊重。丧偶的老人独自生活，会感到寂寞，因此，子女应理解老年人求偶需求，支持老年人的求偶行为，满足老年人的愿望。

7. 开展心理知识宣传工作，建立老年人心理档案，推动社区居民对心理健康的认识和重视

要想使心理健康问题得到社会普遍的重视与认同，需要普及型的社会宣传。如在社区定期举办心理健康科普讲座，在居民集中的公共场所滚动播放专题影像，发放小册子、小折页等卫生科普资料等方式普及心理健康知识，满足社区居民对心理问题的差异性需求，增进整个社区的心理健康意识，帮助人们建立有益于心理健康的行为方式。还可在社区卫生服务中心建立老年居民心理卫生档案，通过持续的评估和记录描述老年个体心理发展变化过程，建立老年心理卫生的科学指标，指导老年人及家属健康养老、科学养老，为目前各地都在推广的居家养老、社区养老工作提供依据。

8. 开展团体辅导活动，提升老年人心理健康水平

以团体辅导的形式开展老人心理健康服务，将有共同心理需求的老人结成小组来开展服务，这种方法强调通过团体过程及团体动力去影响老人的态度和行为。团体治疗的目标在于促进个人对社会、行为和情感的适应。可根据不同的心理健康服务需求，成立如慢性疾病患者心理呵护团体、退休后社会生活适应训练团体等各类不同性质的老年团体。

二、老年心理健康评估

心理测量与评估是心理干预或心理护理行为产生的前提条件，对老年心理护理具有重要作用。在对老年人进行心理护理前，必须对其心理状况进行评估，评估其问题所在，而后才能有针对性地采用正确的护理方法。

（一）心理评估的含义

心理评估有广义和狭义之分，广义的心理评估是指对各种心理和行为问题的评估，可以在医学、心理学和社会学等领域运用。主要用来评估行为、认知能力、人格特质，帮助做出对人的判断、预

测和决策。狭义的心理评估也叫临床评估，是指在心理临床与咨询领域，运用专业的心理学方法和技术对个体的心理状况、人格特征和心理健康做出相应判断，必要时做出正确的说明，在此基础上进行全面的分析和鉴定，为心理咨询与治疗提供必要的前提和保证。老年心理评估就是指对老年人的人格特质、认知能力、情绪情感、行为等特点以及心理健康状态进行判断、预测和决策的过程。

（二）心理评估的作用

心理评估在老年心理护理中的作用非常重要。原因在于：第一，心理评估可以让心理护理人员了解不同老年人的心理特征，有的放矢地进行心理卫生方面的指导。第二，心理评估可以让心理护理人员更明确老年人的心理问题所在及形成原因，从而进一步采取预防和治疗心身疾病的措施。第三，心理评估可发现一些不健康行为，对于改变一些人的不健康行为，促进他们保持自身的心理健康有很大作用。因此，老年人心理评估是做好心理护理的重要前提和依据，同时，也是对心理护理效果做出判定的保障。

（三）老年心理评估的原则

老年心理评估的原则是开展老年心理评估工作的最基本要求和指导思想，是老年心理护理的基础。老年心理评估应该遵循以下 6 个基本原则。

1. 客观性原则

老年心理评估的客观性原则，是指在对老年人进行心理评估过程中要遵循实事求是的态度，依据被评估者的客观心理事实和科学的方法，对其心理问题进行科学的评估。防止护理人员主观臆断、猜测虚构。心理评估的客观性原则非常必要，因为它直接关系到收集的资料是否真实、观测的数据是否可靠、评估的是否科学、护理效果是否有效等，因此，客观性是老年心理评估的最基本原则。贯彻客观性原则，要求心理护理人员具体做到 4 点：第一，心理评估确定的目标或指标要客观，应选择那些客观存在的现象作为焦点进行观测和探讨。第二，收集资料时要尊重被评估者的客观心理需求。第三，在实施心理测量时，要运用适当的心理评估工具，严格按有关的操作标准进行，对测量结果以科学、慎重的态度予以解释。第四，在做评估结论时，要对通过各种途径获得的全部事实进行综合分析，以保证评估结果的科学性。

2. 整体性原则

老年心理评估的整体性原则，是指在心理评估过程中要运用系统观点对被评估的心理现象及影响因素之间的相互关系进行整合研究，同时对被评估的心理现象进行多层次、多水平的系统分析。因此，在心理评估中心理护理人员应具体注意以下两点：第一，对心理问题的分析和研究应从整体出发，挖掘老年人内在心理要素间有怎样的联系。第二，对心理现象的评估要从不同层次、不同水平予以分析，要从横向和纵向的角度去发现老年人心理问题的成因。

3. 动态性原则

要以动态的观点来看待老年被评估者的问题和整个心理评估的过程，明确心理评估只是对老年被评估者当前问题的一种定性，而不是最终的结论，要看到或去挖掘被评估者的潜力以及自我治愈的能力。

4. 综合性原则

老年心理评估的综合性原则，是指在心理评估中除运用心理学的方法和技术外，还要根据需要结合运用多种学科的方法和技术以取得最佳的评估结果。在心理护理的实践中，除以心理学的评估方法为主外，有时还需借助多种方法综合进行。如采用一定的生化、物理检测手段，从神经生理学、医学的角度获取一些有价值的信息；通过访谈、调查、现场考察等方法，从教育学、社会学等方面获取丰富的内容。总之，采用综合性原则进行心理评估，可以博采众长、取长补短，全面提高心理评估的水平与质量。

5. 指导性原则

老年心理评估的指导性原则，是指对被评估者的心理问题做出评估后，对其存在的心理问题可以给予有针对性的指导，从而更好地促进其心理问题的解决和心理的健康发展。

6. 保密性原则

老年心理评估的保密性原则，是做心理护理最基本的道德水准和从事评估的最基本要求，是鼓励被评估者提供真实材料的基础，也是对被评估者的人格与隐私权的最大尊重。即护理人员不能在工作和生活中随意提及被评估者的姓名、家族住址等重要的个人信息与心理问题的主要内容等，除了被评估者可能会对社会或他人甚至自己构成危害，需与有关部门或其家属及时沟通外。

（四）老年心理评估的方法

1. 观察法

观察法是在自然情境中或预先设置的情境中，有系统地观察记录并分析人的行为，以期获得其心理活动产生和发展规律的方法。运用观察法时，有两种具体的方式：一是参与观察。观察者为使观察更为自然或便于观察，其也加入被观察者活动中，成为其中的一员。二是非参与观察。观察者不参与被观察者的活动，而是作为旁观者进行观察。无论采取哪种方式，原则上是不使被观察者发现自己的活动被他人观察，否则就会影响他们的行为表现。观察法是对被观察者行为的直接了解，因而能收集到第一手资料。这些收集到的资料必须具有准确性和代表性，因此如何避免观察者的主观臆测与偏颇是观察法使用的关键。观察应该是有目的、有计划地观察和记录人在活动中表现的心理特点，以科学地解释行为产生的原因。观察法的优点是保持被观察对象的自然流露和客观性，获得的资料比较真实。观察法的缺点是观察者处于被动地位，只能消极等待被观察者的某些行为表现，是一个较缓慢的进程。

2. 调查法

为了达到目的，就某一问题要求被调查者回答其想法或做法，以此来分析、推测群体心理倾向的研究方法。常用的调查法有以下两种：

（1）访谈法

这是研究人员通过与被调查者直接交谈来探索被调查者的心理状态的研究方法。访谈调查时，研究者与被调查对象面对面地交流，针对性强，操作灵活，得到的数据真实可靠。访谈可以是个别访谈，与被调查者逐个谈话；也可以是集体访谈，即以座谈会的形式展开访谈；还可以是非正式或正式访谈，非正式访谈不必详细设计访谈问题，自由交谈，根据实际情况展开，而正式访谈有预先的较完善的计划，按部就班地进行。但访谈法最大的缺点在于花费人力和时间，调查范围比较窄。

（2）问卷调查法

范围大一些的心理调查，常采用问卷的方式进行。问卷即是书面提问的方式，问卷调查通过收集资料，然后做定量和定性的研究分析，归纳出调查结论。采用问卷调查方法时，最主要的当然是根据需要确定调查的主题，然后围绕主题设立各种明确的问题，做全面摸底了解。问卷调查法是科学探究常用的方法之一，调查时要明确调查目的和调查对象，制订合理的调查方案，如实记录，对结果进行整理和分析，有时还要用数学方法进行统计。问卷调查法的优点是能够同时收集到大量的资料，使用方便，并且效率高。其主要缺点是被测试者由于种种原因可能对问题做出虚假或错误的回答。

3. 心理测验法

心理测验法是用标准化量表对个体心理特征进行量化研究的方法。通常用来确定被测试的某些心理品质的存在水平。测验法是个体心理特征和行为表现的量化研究的主要工具，应用范围很广。这种方法的最大特点是对被测试者的心理现象或心理品质进行定量分析，具有很强的科学性，而且随着计算机技术的发展和广泛应用，心理测验领域已出现了明显的计算机化的趋势，如在机上施测、自动计分、测试结果分析和解释等。

4. 作品分析法

作品分析法也称产品分析法。所谓"作品"指被评估者所做的日记、书信、图画、工艺等文化性的创作，也包括他（她）生活和劳动过程中所做的事和东西。通过分析这些作品（产品）可以有效地评估其心理水平和心理状态，并且可以作为一个客观依据留存，如利用沙盘游戏来分析病患者的心理状况。

（五）老年常用的心理测试

老年人常用的心理测试主要包括如下两种：

1. 人格测试

（1）艾森克人格问卷（Eysenck Personality Questionnaire，EPQ）

艾森克人格问卷是英国伦敦大学心理系和精神病研究所艾森克（H.J.Eysenck）教授编制的，艾森克教授搜集了大量有关的非认知方面的特征，通过因素分析归纳出三个互相成正交的维度，从而提出决定人格的三个基本因素：内外向性（E）、神经质（N）、精神质（P）。人们在这三方面的不同倾向和不同表现程度，便构成了不同的人格特征。

内外向性，分数高表示人格外向，可能好交际、渴望刺激和冒险，情感易于冲动。分数低表示人格内向，可能好静，富于内省，除了亲密的朋友之外，对一般人缄默冷淡，不喜欢刺激，喜欢有秩序的生活方式，情绪比较稳定。

神经质，反映的是正常行为，与病症无关。分数高表示可能焦虑、担心，常常郁郁不乐、忧心忡忡，有强烈的情绪反应，以至于出现不够理智的行为。分数低者情绪反应缓慢且轻微，很容易恢复平静，他们通常稳重、性情温和，善于自我控制。

精神质，并非暗指精神病，它在所有人身上都存在，只是程度不同。但如果某人表现出明显程度，则容易发展成行为异常。分数高表示可能孤独，不关心他人，难以适应外部环境，不近人情，感觉迟钝，与别人不友好，喜欢寻衅搅扰，喜欢干奇特的事情，并且不顾危险。低分者能与人相处，能较好地适应环境，态度温和，不粗暴，善从人意。

完整的艾森克人格问卷除了上述三个因素外，还包括掩饰性（L）因素。掩饰性测定被试的掩饰、假托或自身隐蔽，或者测定其社会性朴实幼稚的水平。

（2）卡特尔人格因素问卷（16 Personality Factor Questionnaire，16PF）

卡特尔人格因素问卷是美国心理学家卡特尔（R.B.Cattell）根据人格特质学说，采用因素分析方法编制而成。卡特尔人格因素问卷有187个条目，包含15个人格因素和1个一般智力因素，适用于16岁以上并有小学以上文化程度者。

卡特尔人格因素问卷主要目的是确定和测量正常人的基本人格特征，所包含的十六种人格因素各自独立，它们之间的相关度极小，每一种因素的测量都能使被试者某一方面的人格特征有清晰而独特的认识，同时还可进一步评估某些次级人格因素，从而全面评价其整个人格。十六种人格因素分别是：因素 A（乐群性），因素 B（聪慧性），因素 C（稳定性），因素 E（恃强行），因素 F（兴奋性），因素 G（有恒性），因素 H（敢为性），因素 I（敏感性），因素 L（怀疑性），因素 M（幻想性），因素 N（世故性），因素 O（忧虑性），因素 Q1（实验性），因素 Q2（独立性），因素 Q3（自律性），因素 Q4（紧张性）。

（3）明尼苏达多项人格测验（MMPI）

明尼苏达多项人格测验是由美国明尼苏达大学的心理学家哈撒韦（Hathaway）和精神科医生麦金利（Mckinley）于 20 世纪 40 年代编制而成的，可以用于测试正常人的人格类型，也可以用于区分正常人和精神疾病患者。它从多个方面对人的心理进行综合考察，是世界上被使用次数最多的人格测验之一。明尼苏达多项人格测验于 20 世纪 80 年代被引进中国，中国科学院心理研究所组织了标准化修订工作，经过几十年的发展和修正完善，明尼苏达多项人格测验在中国得到了广泛运用。明尼苏达多项人格测验由效度量表、临床量表、内容量表和附加量表构成，见表 1-1。该测验包括 566 个题项（其中有 16 个重复，实际题量为 550 个），适用于年满 16 岁、初中以上文化水平及没有什么影响测验结果的生理缺陷的人群。

表 1-1　明尼苏达多项人格测验细致表

量表	分量表	量表内容
效度量表	疑问量表（Q）	被试者不能回答或未回答的题目数
	掩饰量表（L）	测被试者对该调查的态度
	效度量表（F）	测任意回答倾向
	矫正分量表（K）	测过分防御或不现实倾向
	后 F 量表（Fb）	用于对 370 题以后的题目进行有效性判断
	同向答题矛盾量表（TRIN）	指同向答题不一致的情况
	反向答题矛盾量表（VRIN）	指反向答题不一致的情况
临床量表	疑病量表（Hs）	测被试者疑病倾向及对身体健康的不正常关心
	抑郁量表（D）	测情绪低落、焦虑问题
	癔症量表（Hy）	测被试者对心身症状的关注和敏感、自我中心等特点
	精神病态性偏倚量表（Pd）	测被试者的社会行为偏离特点
	男子气或女子气量表（Mf）	测男子女性化、女子男性化倾向
	偏执狂或妄想量表（Pa）	测被试者是否具有病理性思维
	精神衰弱量表（Pt）	测精神衰弱、强迫、恐怖或焦虑等神经症特点
临床量表	精神分裂量表（Sc）	项目来自于思维异常和古怪行为、有幻觉的精神分裂患者的一些临床特点
	轻躁狂量表（Ma）	项目来自于具有过于兴奋、思维奔逸、易怒的躁狂症患者的一些临床特点
	社会内向量表（Si）	测社会化倾向
内容量表	反映内在症状的内容量表	包括焦虑量表、恐惧担心量表、强迫量表、抑郁量表、关注健康量表和古怪意念量表
	反映外部的或攻击性倾向的内容量表	包括愤怒失控量表、愤世嫉俗量表、逆反社会量表和 A 型行为量表
	反映消极自我观的内容量表	即自我低估量表
	反映一般心理问题的内容量表	包括社会不适应量表、家庭问题量表、工作障碍量表和反感治疗量表
附加量表	包括原有的焦虑量表、压抑量表、自我力量表和社会责任量表，另增加了性别角色（男性 GM 及女性 GF）、创伤后应激障碍量表（PK 及 PS）、控制敌意量表（O-H）和支配性量表（Do）以及 MAC-R 酒中毒量表等	

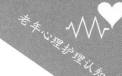

2. 情绪情感评估

对老年人进行情绪情感评估时常用如下量表：

（1）90项症状自评量表（Symptom CheckList 90，SCL-90）

90项症状自评量表由L.R.Derogatis于1975年编制，是进行心理健康状况鉴别及团体心理卫生普查时实用、简便而有价值的量表。该量表包括90个项目，包括躯体感觉不适、情绪、情感、思维、人际关系等10个方面的内容。可以评定一段特定的时间，通常是评定一周以来的心理健康状况。该量表分为五级评分（从0-4级）：0表示从无，1表示轻度，2表示中度，3表示相当重，4表示严重。该量表包括躯体性、强迫症状、人际关系敏感、抑郁、焦虑、敌对、恐怖、偏执、精神病性9个症状因子。

（2）抑郁自评量表（Self-rating Depression Scale，SDS）

抑郁自评量表是由Zung于1965年编制而成，是美国教育卫生部推荐用于精神药理学研究的量表之一，能全面、准确、迅速地反映被试者抑郁状态的有关症状及其严重程度和变化。该表为短程自评量表，操作方便，容易掌握，不受年龄、性别、经济状况等因素影响，应用范围颇广，适用于各种职业、文化阶层及年龄段的正常人或各类精神病人，包括青少年病人、老年病人和神经症病人，也特别适用于综合医院以尽早发现抑郁症病人。

（3）焦虑自评量表（Self-rating Anxiety Scale，SAS）

焦虑自评量表由Zung于1971年编制，从量表构成形式到具体评定方法，其都与抑郁自评量表十分相似，用于评定焦虑病人的主观感受。焦虑自评量表是一种分析病人主观症状的相当简便的临床工具，它能够较为准确地反映有焦虑倾向的精神病患和普通人的主观感受。焦虑自评量表适用于具有焦虑症状的成年人。近年来，焦虑自评量表已作为咨询门诊中了解焦虑症状的一种自评工具，同时，它与抑郁自评量表一样，具有较广泛的适用性。

三、老年心理护理认知

（一）心理护理的概念

心理护理真正作为一种护理方式，是伴随着"以患者为中心"的现代护理观念变化和新型护理模式的建立，在临床护理中明确提出并广泛应用的。多年来，心理护理在我国取得了较大进展，在实践中也日益显出了独特的地位和重要作用。心理护理原指护理人员根据心理学的理论，在护理过程中通过人际交往，以行为来影响和改变患者的心理状态和行为，促进其康复的方法和手段。现今，由于社会的发展，人们对于心理护理有了更深的理解，心理护理的实施者已不限于专业的护理人员、医务人员，也不限于具体的心理护理措施，医生、护士、医院其他的各类工作人员以及病人的家属、朋友等都可以进行心理护理。心理护理的对象也不仅只是临床各科的病人，还包括疗养院的休养人员、养老院的孤寡老人，甚至包括健康的人。因此，本书对心理护理的定义是：心理护理是运用心理学的理论和技术，针对护理对象现存的和潜在的心理问题、心理需要及心理状态，通过语言和非语言的沟通，给予他们关怀、支持和帮助，以解决其心理问题，满足其心理需要，改变其不良的心理状态和行为，提高其适应能力，促进其康复或保持其最佳健康状态的护理过程。

（二）老年心理护理的依据

现代科学证明，神经系统是产生心理活动的物质基础，脑是心理活动最重要的器官，一切心理活动都是在客观现实的影响下，通过神经系统特别是大脑的活动而实现的。除了神经系统直接参与

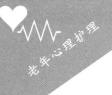

调节人们的心理活动外，内分泌系统也与人的心理活动有很大关系。生理保健使机体健康，为心理保健提供了物质基础。

反过来，心理保健对生理保健也有重大的促进作用。首先，健康的心理会指导人建立科学的生活方式，使机体的活动更加符合规律，整体促进生理健康水平的提高。第二，健康的心态会促使机体的内分泌正常，激素水平正常，兴奋和抑制协调平衡，使肌电、皮电、心率、呼吸更适宜，有利于生理健康的发展。第三，健康的心态和良好的心理素质提供了良好的心理感知力、心理抵抗力、心理耐受力和心理康复力，从而提高了应付急性心理刺激和慢性心理刺激的能力，避免应激不良对机体的伤害。第四，心身疾病是由社会心理因素引起的，以躯体症状为表现的一种疾病，这类疾病的治疗主要通过心理治疗。总之，心理保健对生理保健的促进作用是巨大的，这一点正在被越来越多的人认识。

（三）老年心理护理的内容

1. 信息支持

信息支持内容包括信息的内容和数量、提供信息的时间安排、提供方式和对不同个体区别对待等因素，同时要考虑这些因素之间的相互作用。例如，一位需要做外科手术的老年人，如果他是内向性格，则需要在术前一段较长的时间内提供与手术有关的详尽信息；相反，如果他是外向性格，则其对信息支持需要不多，仅需在术前提供一些简单信息。因此，进行心理护理应首先评估老年人的个性特征，再进行有针对性的个性化心理护理。

2. 情绪护理

情绪护理是心理护理的重要组成部分，包括情绪表达、情感宣泄与情绪调控。美国心理学家马斯洛指出，患者与治疗者之间建立良好的人际关系是最好的心理药物。因此，护理人员通过与老年人建立良好的关系，促进老年人情绪表达，从而实现对其情绪状态的主观评价和恶劣情绪的缓解。对情绪过于激动的老年人，可让其以合理的方式宣泄愤怒等不良情绪，或以忏悔的方式来宣泄情感。

3. 心理评估

对老年人心理问题进行评估是心理护理的基本内容之一，心理问题的准确评估是优选心理护理对策的前提。评估包括监控和检测老年人心理状态、老年人的心理演变过程等内容。评估方法包括观察法、晤谈法和量表法等。

4. 咨询或其他干预方法运用

在对老年人心理进行评估的基础上，需要应用一些专业的心理干预技术对症治疗，如放松术、认知疗法、行为矫正和催眠术等。心理学上的这些理论、技术和方法是心理护理的基本要素，是科学实施心理护理的指南。

5. 提供支持和安全感

学者们认为，支持就是帮助老年患者减轻因疾病和治疗所产生的心理负担，支持的核心就是为患者提供安全感。护理人员应使用一切可能手段，或与老年人建立良好的护理关系，或促使老年人之间的相互交流，尤其是病友间的交流沟通等，为老年人提供支持与安全感。

综上所述，心理护理涵盖以上 5 个方面，这 5 个方面贯穿整个护理活动的始终，各方面均有自己的特性和作用，互相联系，互相依赖，不能独立存在于心理护理活动中。在实施心理护理过程中，只有有机地运用以上各方面，双方设立共同的目标，老年护理工作才能获得最佳的效果。

（四）老年心理护理的原则

老年心理护理工作有其特殊的规律和专业的要求，为了实现护理目标，在心理护理实践中还应

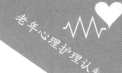

遵循相关的原则。

1. 交往原则

心理护理是以良好的人际关系与人际交往为基础的，通过交往可以协调关系，满足需要，减少孤独，增进感情。交往有利于护理工作的顺利进行，有助于老年人保持良好的心理状态。心理护理人员要在日常护理过程中注意个人的仪容仪表，经常与老年人交流，多关心老年人，尊重他们，多方了解他们的需要、动机、个性和行为习惯，有针对性地避难求易，搞好关系。

2. 服务性原则

心理护理具有服务性，护理人员应以服务的观点为老年人提供技术服务和生活服务，以满足其心理需要。如为老年人改善住房环境，尽量美化环境，布置好房间内设施，保持清洁安静，调整老年人之间的关系，促其友好交往，相互关照。

3. 针对性原则

护理人员应当根据每个老年人在年龄或疾病的不同阶段所出现的不同心理状态，分别有针对性地采取各种对策，做到因人而异。为此，护理人员在与老年人交往中要善于观察，常与其交谈，必要时还可以使用心理测验等手段，及时掌握其心理状态与个性特点。据此，向老年人说明其个性的优缺点及当前心理状态与当前（未来）疾病发生之间的关系，帮其逐步改变不良习惯和行为。

4. 启迪性原则

护理人员在给老年人进行心理护理时，应当运用相关学科的知识，尤其是心理学的知识向其进行健康教育，给其以启迪，以改变其认知水平，消除他们对疾病、对死亡、对当前的生活状况持有的错误观念，使他们的态度由消极变为积极。教会老年人适应当前角色，放松心情；教会其冥想等放松方法，使其保持精神活动的平衡和稳定。

5. 自我护理的原则

自我心理护理是一种老年人为了让自己心理健康及舒适所进行的自我实践活动，包括自我心理评估、自我预防、自我保健等工作。良好的自我护理是心理健康的表现，有助于维持老年人的自尊、自信和满足其心理需求。因此，护理人员应启发、帮助和指导老年人尽可能地进行自我护理。

6. 早期预防的原则

个体的个性、情绪与所患疾病之间关系紧密，故在与老年人的沟通交流中，应注意观察老年人的行为表现与语言，运用信效度较高的心理量表推测老年人的个性特点，并预测其可能会患某种疾病，从而在生活中指导其加以注意与改变。另外，由于老年人随着年龄的增长，可能会出现生理疾病，如高血压、心脏病、糖尿病等，这些疾病的产生伴随着其人格与主导情绪的改变，如高血压导致的脑卒中患者会过多地产生焦虑，并具有性格内向、情绪不稳定的个性特征。因此，在疾病的早期，应尽早干预。

7. 持之以恒原则

随着衰老，老年人的生理和心理问题会加重，如感知觉的异常、记忆能力的下降、认知能力的退化、人格的改变等，因此，对老年人需要连续性照顾，开展长期的心理护理。对各年龄段健康老人、患病老人均应做好细致、耐心、持之以恒的护理，减轻老年人因衰老、疾病所遭受的痛苦，为他们生命的最后阶段提供系统的心理护理和社会支持。

8. 全社会参与心理护理原则

老年心理护理对象不仅包括老年病人，还包括健康的老人、老人家庭的成员。因此，老年护理必须兼顾到医院、家庭和社会人群。心理护理工作不仅仅是在病房、在医院，而且也应包括社区和全社会。从某种意义上讲，家庭和社会护理更具有重要性，因为这样可使老年人得到更全面的护理，还可增加家庭与社会对老年人的理解与关爱度，让更多的人了解心理知识，并对自我的行为与观念加入修正。

（五）老年心理护理的注意事项

1）心理护理的实施必须根据老年人的具体情况而定，选择合适的护理措施，一般每项护理措施的实施应经过老年人本人或家属的知情和同意。

2）在实施心理护理过程中，应该注意自己的立场，即不要以护理人员个人的价值观评判他人，而要将每个老人看作一个独特的个体。

3）在实施心理护理时，必须注意挖掘老人自身的潜力，因为给其过多的心理支持易造成其对护理人员过分依赖的心理，延缓其康复。

4）护理人员在选择心理护理措施时，以科学的心理学知识为指导，而不是只给老人一般说教式的安慰。

5）对自己不能单独解决或不属于自己专业范围内的老年人心理问题，建议护理人员去寻求其他专业人员的帮助，切不可大包大揽。

（六）老年心理护理的基本策略

要进行有效的心理护理，必须有良好的护理策略。

1. 广泛收集和分析老年人的心理信息

护理人员在与老年人的接触过程中应尽快掌握其身体状况、生活环境、社会经历和个性特点等信息，还可以通过心理测查手段来收集老年人的行为表现、个性特征、情绪体验和思想状况等有关的心理信息。分析老年人的心理状态并做出判断，可从三个方面收集信息，进行分析判断。一是通过自我报告的信息。即通过老年人自我描述来进行分析，听其表达了什么。但由于老年人的自我表达能力不同，故对老年人的自我报告进行分析时，护理人员不仅要重视其说了些什么，还要了解其为什么这样说。二是通过老年人的生理变化信息进行分析。如老年人有睡眠障碍、饮食减退、肢体震颤等，就可能存在焦虑、抑郁情绪；如其有血压、脉搏、呼吸节奏等的改变，就可能是情绪紧张和激动的表现。三是通过老年人的行为改变信息进行分析。如老年人出现双手握拳、表情沮丧就可能有严重的抑郁；如老年人拒绝进食，拒绝治疗就有可能是因病情严重或其他事情而有绝望情绪等。

2. 老年心理护理的目标设定

老年心理护理目标分为三种类型：长期目标、中期目标、短期目标。长期目标是需要长期采取相应的护理措施才能达到的目标，是中期及短期目标的最终结果，一般 6 个月以上才能达到。中期目标是需要一定的努力才能达到的目标，是长期目标的分目标，一般 3～6 个月才能达到。短期目标是 3 个月内能达到的目标，是老人在短期内所能达到的心理改变的具体目标描述。心理护理目标设定时的注意事项：一是心理护理目标的确定必须以老年个体或群体为中心，即描述其行为、情绪、认知等方面的改变而不是描述护理人员有什么样的改变。二是内容必须是病人心理状况及心理需要，必须有确切、可衡量的行为动词，不能使用无法测量的行为动词。三是应当有确切的时间安排，时间安排越早越好。例如，一个月之内改变老年人当前负性的主导情绪，出现正性情绪为主。

3. 帮助老年人建立各种良好的人际关系

一是建立护理人员与老年人（被护理人员）的良好关系。护理人员和老年人之间应有相互信任、相互尊重、相互爱护的良好关系，这是做好护理工作的基础，也是进行有效心理护理的必要条件。老年人需要得到护理人员的帮助、治疗和护理；护理人员的工作需要老年人的信赖、支持和配合。虽然在护理关系中，护理人员应起主导作用，但也不能忽视老年人，尤其是健康老人的能动性，所以，护理人员与被护理老人应建立起"共同参与型"或"指导合作型"的护理关系。二是形成朋友间、病友间的良好人际关系。人们在任何生活环境都要进行社会交往活动，当老年人退休、进入养老院或生病住院时，便会遇到新的环境，可能还会遇到新的人物，老年人可能有陌生感、孤独感。此时，护理人员应该促进老年人与周围的人或同室的人员进行交流，以便大家尽快熟悉起来，并引导老年人之间建立互相鼓励、互相关心和互相帮助。

4. 创造良好的居住环境

无论是家里、养老院或是医院，心理护理人员都应为老人准备一个幽静清新的环境。室内外的颜色选择要适宜，天花板应为乳白色或白色，室内墙壁、过道的墙裙为淡蓝色或淡绿色；要保持居室的安静，噪声应严加控制。室内还可适当播放优美轻快的音乐，以给老人愉快舒适的感觉。居室布置应简朴、清洁、整齐，使老人从心理上感到舒适，有利于健康。

5. 加强心理健康教育

心理护理人员应经常对老年人进行个别或集体的心理健康教育活动，宣传有关的心理健康知识。宣讲的知识内容包括个性、认知、情绪与健康、疾病的关系，心理咨询与治疗方面的知识，以及如何克服不良的卫生习惯，确立健康生活方式等方面的知识，从而使其深刻认识到人的行为与心理社会因素同疾病的因果关系。护理人员除了亲自讲授外，还可通过录像、录音、阅读报刊等方式进行心理健康教育，以此调动老人的主观能动性，用乐观的态度、愉快的情绪、坚定的信心和坚强的意志去克服各种困难，积极生活、配合治疗，提高生活质量。

6. 做好家属的心理工作

老年人由于感知觉的退行、疾病的发生等，可能会出现情绪与人格的异常，这些会引起家属的不理解、不满甚至出现抑郁烦躁情绪等，因此，护理人员在对老年人进行心理护理时也相应地对其家属进行心理学知识的宣传，帮助家属理解老年人，并学会调适自己的心理状态。

四、老年心理咨询与治疗

"心理咨询"（Psychological Counseling）又称"心理辅导"，与"心理治疗"（Psychotherapy）极为相似。一般来说，精神医学家使用"心理治疗"的名称，意味着由治疗者来医治求治者的心理疾病，较适用于已发生心理问题的病患者；而临床心理学家或其他辅导者，较适于使用"心理辅导"或"心理咨询"的名称，其主要工作是辅导或咨询，包括预防及促进成长，较适用于辅导正常人的日常心理问题。虽然两者称呼不同，治疗者的背景、工作的方法与任务略有差异，但其治疗或辅导的原理大同小异，可一起讨论。简单来说，二者都是心理护理人员运用心理学的知识、理论、方法与技术，对老年求助者（来访者）进行帮助的过程，以消除或缓解老年求助者的问题或障碍，促进其人格向健康、协调的方向发展。心理咨询与治疗要解决的问题仅是心理问题，或是由心理问题引发的行为问题，而不是老年人生活中的其他问题。非心理因素引起的心理疾病，如脑器质性精神障碍、患病中的精神分裂症等，不适合做心理治疗。因此，心理护理人员在进行心理咨询与治疗前，要先评估老年求助者的整体状况。

（一）老年心理咨询与治疗的原则

1. 保密原则

该原则要求咨询人员妥善保管老年来访者的心理测验等资料，除非征得其同意，不在任何场合、向任何人谈论其隐私。当然，也有例外情况，如老年人在咨询的过程中谈及自杀或表露出对别人的憎恨，有犯罪倾向时，要及时通知相关人员，一起做好老年人的心理疏导和行为矫正工作。

2. 理解与支持原则

咨询人员对老年来访者的语言、行为和情绪等要充分理解，不能以自己的标准或道德眼光批判对错，要帮助来访者分析原因并寻找出路。因为每个人的观念、行为等都与他所处的环境和所经历的事件有关，所以，咨询师不能用自己的想法来规范来访者的行为与观念。咨询师要做的是对来访问者进行无条件的积极关注，帮助来访者走出心灵的雨季。

3. 相互信任原则

在对老年来访者进行咨询的过程中，咨询师应从尊重信任的立场出发，努力和咨询对象建立起良好的信任关系，以确保咨询工作的顺利进行。但需要注意的是，与来访者的良好关系不能过分亲密，否则会造成来访者对咨询师的依赖心理，影响咨询的后续发展。

4. 整体看问题原则

与老年来访者交流沟通过程中，对其心理问题要做到全面考察。对其问题进行分析时，要考虑到来访者的心理、生理和社会因素的相互制约和影响。尤其是因老年人疾病缠身，而且多是慢性病，退休在家人际交往发生改变，或家中孩子长大离开自己等原因，都会使其产生心理问题，故在对其进行心理辅导时需全面考虑问题。

（二）老年心理咨询与治疗的方法和技术

1. 常用方法

（1）共情

共情也叫同理心、移情、同感，即心理护理人员能感受老年来访者的内心世界，设身处地地体会他们的处境和心情，将心比心。共情包括共情的态度和共情的能力两个方面，其核心是理解。共情的态度，是指护理者愿意把自己的信念、价值观和经验参照体系搁置在一边，站在对方的立场，深入对方的内心，从对方的角度去体察、感受和思考一切的一种心理倾向，达到近乎"感同身受"的理解境界。其关键是站在对方的立场上，去除护理者本人的偏见和主观判断。共情的能力，是指护理者深入老年人的内心世界，把握其体验、经历、行为以及它们之间的关系，并运用有关技巧将自己准确的理解传递给对方。共情的能力包括两个方面，一是要确有所感，二是要让对方明白。

心理咨询师提高共情能力有三方面非常重要：一是知悉内容，即对老年来访者所陈述的事实、观点、情况等有准确了解。二是理解老年来访者的感受，即来访者的情绪或情感体验，它们可通过语言如"我很难过""我好悲伤"来表达，但更多的是通过表情、语调、姿态等非语言来表现。三是咨询师对感受体认识的程度，即全面、准确地把握老年来访者的感受。高水平的共情反应往往比来访者表达出来的还全面、准确。

（2）倾听

俗话说"树老根多，人老话多。"老年人爱说爱念叨，所以对老年人进行心理护理，倾听技术的使用尤显重要。良好的倾听能引导老年来访者讲述自己的故事、发泄自己的情绪，因而护理人员的倾听本身就具有一定治疗作用。护理人员要认真、有兴趣、设身处地倾听，并适当地表示理解，不要带偏见和条框，更不能因为老年人讲了多次而表现出不耐烦、厌恶、气愤等。倾听老年人讲话，要用耳朵更要用心，不仅要听懂老年来访者通过言语、表情、动作所表达出来的内容，还要听出其在交谈为中没有表达出来的意思，甚至去挖掘来访者都没有意识到的内容。因此，心理护理人员重点听三个方面内容：一是老年人的经历；二是老年人的情绪；三是老年人的行为。

（3）解释

解释指心理护理人员运用某种心理理论来对老年来访者的思想、情感和行为的原因实质进行描述的过程。解释为老年来访者提供一种新的认识其问题和自身的方式，使他们借助护理者提供的帮助从一个新角度去了解和认识自己及周围事物，并借助于新的观念和思想来加深了解自身的行为、思想和情感，产生领悟，提高认识，促进变化。

解释需要注意根据老年人的文化水平、人格特点等进行，而且必须在掌握了足够的信息，把握住了来访者的心理问题后进行，解释不应该强加给来访者。另外，虽然解释的目的是让老年人从一个与自己有所差异的方式重新审视自己的问题，但操作时要注意循序渐进。老年人由于长期的生活习惯等形成了固定僵化的思维模式，一时可能难以改变，因此，护理人员的解释内容不要与老年人的信念、文化背景存在过大差异或产生严重的冲突。解释时的措辞须得当，解释时注意观察他们的反应，尤其是非言语行为，如沉默、微笑等，避免抵抗和防御出现；即使解释合理，但如果对方一时不能接受，护理人员应分析其中的原因，不能强迫他们接受。

（4）自我表露

自我表露又称自我开放，是护理人员在和老年来访者交流时，表达出自己的情感、思想、经验等，与老年人分享。通过这个过程，可拉近护理者与老年人的距离，建立协调信任关系，从而获得老年来访者更多的信息。自我表露一般有两种形式：一种是护理者直接把自己对来访者的体验告诉他本人，表明对来访者言行问题的体验，如"我很高兴和您聊天，您这么信任我""您这么健谈，我很开心"；另一种是将自己过去有关的经历和情绪体验告诉老年来访者，如"你说的这种情况，其实我也遇到过的，当时……"。自我表露技术的应用需建立在一定的辅导关系上，而且要适度，如果护理人员过多地自我开放，不仅会占用老年来访者的大量时间，而且会让他们觉得护理人员本来心理也不太健康，反而降低信任感。同时，过度表露可能给来访者的心理带来负面影响。

2. 常用技术

（1）行为治疗（Behavior Therapy）

行为治疗的概念最早由美国的斯金纳和利得斯莱于20世纪50年代提出。行为治疗的核心思想是人的问题行为、症状是由错误认知与学习所导致的，主张将心理治疗或心理咨询的着眼点放在来访者当前的行为问题上，以促使问题行为的改变、消失或新的行为的获得。行为治疗的具体技术包括：放松疗法（Relaxation Training）、系统脱敏法（Systematic Desensitization）、暴露疗法（Flooding Therapy）、厌恶疗法（Aversion Therapy）、阳性强化法（Positive Reinforcement Procedures）等。

（2）认知疗法（Congnitive Therapy）

认知疗法具体有以下两种方法：合理情绪行为疗法（Rational Emotive Behavior Therapy，REBT）和Beck认知治疗（简称CT）。

（3）支持性心理疗法（Supportive Play Chotherapy）

（4）人际关系疗法

（5）艺术疗法

后面项目中将做详细介绍。

➡️ 项目实施

▶▶ 步骤一：准备工作

（一）环境准备：要求教室清洁卫生，宽敞明亮，配有活动桌椅，设备能正常使用。

（二）材料准备：准备一些与本项目内容相关的项目情境资料、学生预习使用的相关资料，资料来源可以是教材，也可以是网上资料。

（三）人员准备：根据项目情境，将全班学生分为几个小组，选出小组长，负责领导团队完成项目任务。

▶▶ 步骤二：在教师指导下，师生共同完成项目任务

（一）教师引导学生了解项目情境，分析项目任务，结合项目所给资料及相关知识，思考完成项目任务一。

问题一：项目情境中提及的老年人健康吗？为什么？

参考答案：不健康。她不符合健康人群的标准，她心理存在问题，需要调适。

问题二：你认为现今老年人的心理状况如何呢？心理不健康的人群多吗？除了以上情境中提到的老年人外，你是否可以举例说明呢？

参考答案：老年人的心理健康状况不佳，值得人们重视，有研究发现 85% 的老年人或多或少存在着不同程度的心理问题。学生自主举例。

通过以上问题，让学生对老年人心理现状与心理健康状况有个初步的认识。

问题三：如何鉴别一个老年人心理是否健康呢？是否有把"尺子"可以测量一下呢？

参考答案：充分的安全感；充分地了解自己；生活目标切合实际；与外界环境保持接触；保持个性的完整与和谐；具有一定的学习能力；保持良好的人际关系；能适度地表达与控制自己的情绪；有限度地发挥自己的才能与兴趣爱好；在不违背社会道德规范的情况下，个人的基本需要应得到一定程度的满足。

问题四：如果你面对情境中的老年人，你会运用什么方法提高他们的心理健康水平呢？

参考答案：正确评估老年人的心理状况，了解老年人的主要需求，帮助老年人改变一些不良观念，帮助其与外界保持良好的接触，促进其脑体适度活动，通过调适老年人本身与其家属的关系，帮助其建立和睦的家族；利用一些机会开展心理知识宣传活动，推动社区居民对心理健康的认识和重视。

（二）在学生思考的基础上，教师简单介绍心理评估的原则和方法，并结合情境完成任务二。

问题一： 本项目情境中，是否重视了老年人的心理评估？为什么？

> **参考答案：** 是的，老年心理评估对老年心理健康具有重要作用。

问题二： 本项目情境中，护理人员使用了哪些评估手段？这些手段你会用吗？

> **参考答案：** 采用了明尼苏达多项人格调查表，测验结果：疑病症状，神经衰弱，抑郁性人格，同时采用了 90 项症状清单，测验结果：焦虑、人际关系敏感、抑郁倾向。

问题三： 常用的心理测量与评估方法有哪些？这些方法你会用吗？请举例说明。

> **参考答案：** 观察法，调查法，心理测验法，作品分析法等。学生举例，老师评述。

（三）在学生思考的基础上，教师讲授老年心理护理的概念、内容、目标设定原则及注意事项、心理护理的实施范围、对象、注意事项、方法等。学生结合教师的介绍与分析，在完成项目任务二的基础上，完成项目任务三，并呈现任务完成的结果。

问题一： 情境中除了对老年人的生理疾病进行及时治疗外，还对其进行了什么样的帮助？为什么？

> **参考答案：** 还对其进行了心理护理，因为老年患者有明显的心理问题，进行心理护理，才能更好地帮助其治疗生理疾病。

问题二： 情境中，对老年人进行心理护理需要一定的步骤，简单概括为哪几步？

> **参考答案：** 首先要对患者的心理状况进行评估；其次根据评估的内容制订心理护理目标；再次设计心理护理方案；最后实施心理护理方案。

问题三： 情境中的老年人除了进行生理疾病的治疗外，还进行了心理护理，那么什么是老年心理护理呢？

> **参考答案：** 老年心理护理就是以老年人作为心理护理的对象，而且运用心理学尤其是老年心理学的相关内容，对其进行心理调适，使其心理健康水平提高的过程。

问题四： 情境中老年人心理护理的主要内容有哪些？

> **参考答案：** 信息支持、情绪护理、共情、评估老年人心理问题、提供支持、安慰与安全感、采用相应的心理干预方法、护理人员的价值取向。

问题五： 在确定老年患者的心理护理目标时应该注意什么？

> **参考答案：** 心理护理目标的确定必须以老年个体或群体为中心；内容必须是病人心理状况及心理需要，必须有确切、可衡量的行为动词；应当有确切的时间安排，时间安排越早越好。

问题六： 如果你是一位心理护理人员，在对情境中的老年人进行心理护理时，你还会运用到哪些有效的护理对策、方法？

> **参考答案：** 建立护理人员与老年人的良好关系；帮助老年人与其周围人形成良好的人际关系，

帮助他寻求更多的社会支持；与其他人，包括老年人的家人一起为其创造良好的居住环境；对老年人和其家属普及心理健康知识；运用一些言语的技巧与针对性的心理干预方法，如运用正强化法（具体可见"老年人常见心理问题与护理"项目）。在她生理性疾病得到控制后，运用该方法，设计一些活动机会，让其走出去，与外界接触，参与活动，并选择适合老年人的强化物，让其在活动中受到强化，找到自我、找到信心。也可运用系统脱敏疗法，找到让其恐惧焦虑的事件，然后据此设定焦虑等级，结合放松疗法降低其恐惧焦虑情绪。

（四）分小组完成任务，并选择一人进行汇报。

▶▶ 步骤三：在教师引导下，各小组互评（优点与不足），教师做总结性评价

➡️ 项目实训

【情境一】2015年春节长假刚过完没几天，南京秦淮警方就接到了不少老人发生意外的警情，甚至还有两位老人不约而同选择了轻生。民警了解到，这些老人大多是空巢老人，随着假期结束，儿女们各奔东西，他们的意外就是在这个阶段发生的。

"才走两天，没想到我妈就想不开了……"2月27日，南京大光路派出所接到一位市民报警。原来，这位市民的母亲88岁了，春节期间，一家人回来过年还乐呵呵的，但当天上午她再回母亲家中时，却发现老人上吊自杀了。

无独有偶，就在此事发生前三天，南京洪武路派出所也接到了类似的警情。同样是80多岁的老太太，选择了跳楼轻生。民警发现，2月24日上午，老太太就曾试图自杀，被邻居拦下。之后，邻居通知了老人的子女。老人平时独居，春节时儿女回来住了几天后相继离开了。

春节后，为什么这么多空巢老人发生意外？"其实并不奇怪，主要原因是不少老年人患上了先焦虑、后抑郁的'分离综合征'。"有专家分析认为，现在很多年轻人在外读书、工作，父母成了"留守老人"。好不容易等到过年一家人团聚，这时候的老人往往会因为孩子"过几天又走了"而产生很强的焦虑心理。当孩子真的再次离开，家里一下子又变得冷冷清清，这种巨大落差会导致老人产生抑郁心理。因此，专家建议：子女过完节离家后，多给老人打电话，随时关注老人的情绪变化，通过交流来缓解"分离综合征"。

实训任务

1. 判断在上述情景中，老年人出现了怎样的心理问题。
2. 分析判断老人产生这些问题的根源。
3. 帮助老人解决目前的心理状况。

【情境二】汪某，男，76岁，退休党员干部，高中文化程度，于2016年8月住进上海市某社会福院。他结婚已有55年，一直与老伴两人居住在一起，两人感情十分深厚，5个子女都不与二老同住。老伴在5个月前由于胃癌做手术失败，在短短十几天的时间内没有留下一句话就撒手人寰，子女便请了一个保姆来照顾他，但老人觉得保姆对自己态度不好，很不耐烦，所以没多久就辞退了她。

子女一来恐他一人在家无人照顾，二来怕他在家中睹物思人，心情过度伤悲便将他送到福利院。汪某刚来的时候与另一个新来的老人同住一间房，这个老人耳朵不好，没办法交流，反应有些迟钝，总是把汪的东西放到自己那里，而且凌晨一点左右就起床，吵得汪某没办法正常睡觉，又在陌生的环境没人能诉说，所以刚进福利院的日子对他而言是很难熬的。好在没多久就换了房间，和另两个老人共住一间，相处下来关系还比较和谐。虽说表面上相安无事，但实际生活中还是有许多隐藏的矛盾与不适应。这两个老人每天晚上七点就要睡了，早上三点半左右就要起床，下楼锻炼身体，而汪某则习惯每天晚上要看会儿电视到九点左右才能睡着，但现在只能靠服用安眠药才能正常入睡。而且另两个老人的兴趣和他也不尽相同，平时看的电视节目无法很好的协调。他喜欢绍兴戏，但其他人喜欢京剧，往往他就会为了避免关系紧张而谦让别人，想看却不能看总觉得心里是不太开心的。

汪某虽然腿脚不便，却很喜欢出去走走，老伴在世的时候一直会和老伴到处逛逛，但现在院方不放心，怕他外出时出事，所以不允许他随便单独出去，一定要有家人陪着并请好假才能出去，为此他觉得十分不自由，很不习惯。渐渐地，汪某的情绪低落了，沉默不语，时不时地会对护理人员大发脾气，也不与他们合作等。

实训任务

1. 分析判断汪某出现的心理问题。
2. 掌握对汪某进行心理护理时需要遵循的原则。
3. 作为护理人员，请你对汪某进行合理的心理护理服务。

【情境三】李伯今年65岁，是一名农民，身体一直很硬朗。2015年，他去医院探视中风的表兄后，心情一直处于低落状况。表兄无法说话、不能自理的痛苦情形，深深地印在他的脑海中。

2016年新年后，李伯经常感到胸闷、喘不上气，严重时甚至窒息，他怀疑自己的心、肺等内脏出了问题，总认为自己随时都会有生命危险。李伯整天忧心忡忡，子女陪着他到处求医，在此期间他先后去了内科、神经科、脑科看过病，做过B超、脑电图、磁力共振以及其他多项化验，结果均正常。医生认为李伯身体很健康，但他始终不肯相信，强烈要求住院，三个月后花了1万多元，胸闷等情况还是没消除。后来，李伯甚至离开中山，到北京、上海、广州等地求医。他还经常对号入座，甚至认为自己活不了多久，还向家人交代后事。

实训任务

1. 判断李伯出现了什么心理问题，具体表现在哪些地方。
2. 掌握对李伯进行心理护理时需要遵循的原则。
3. 作为李伯的护理人员，请你有效地做好他的心理护理。

【情境四】汪女士，58岁，儿女不在身边，与爱人生活在一起。汪女士原有自己的工作，并且是个中层领导，在工作中取得了很好的成绩并得到周围人的认同。她觉得这份工作是对她价值的肯定。退休后生活发生急剧变化，她一时间不知道自己该干什么，生活似乎失去了意义。于是汪女士变得很苦闷，日不能食，夜不能寐，渐渐地人都瘦了不少，脾气也变得古怪起来。

心理护理人员对汪女士进行观察后，发现其有抑郁与焦虑情绪，人际关系不畅，于是对其症状进行心理评估，并采用行为治疗、家庭治疗等方法对其进行心理干预。组织汪女士与子女进行一次交心的会谈，让子女明白母亲的处境和困难，增进子女与她之间的关系。同时建议子女平时多打电话给汪女士，增进其与子女的交流，减少她的孤独感，为营造融洽的家庭氛围提供条件，继而用家庭的温暖来感化她，逐步改变汪女士消极的生存观。在社区开展老年人活动项目，增进汪女士与社区同龄人的交流，广交朋友。建议汪女士多走出家门，多参加各种文体活动和社会活动，培养兴趣爱好。通过跳舞、唱歌、种花等来填补生活上的空白，增添生活的情趣，使自己精神有所寄托。

实训任务

1. 判断汪女士出现的心理问题。
2. 分析情境中护理人员采取的心理护理措施或心理干预方法。
3. 作为护理人员，请你为汪女士设计一套合理的心理护理方案。

➡ 项目总结

　　本项目通过项目描述——学习目标——项目情境——情境分析——项目任务——知识准备——项目实施——项目实训——项目总结环节，在前期教师引领、学生示范参与下，后期通过学生分组活动，自主学习，解决问题，完成项目任务等一系列过程，让学生初步掌握老年人心理健康现状、评价标准及提升老年人心理健康的方法；熟悉老年心理评估的原则与方法，并能够有针对性地使用各种心理量表；掌握老年心理护理的实施策略、方法及过程等，提升学生对老年心理护理的认知能力。

项目二　老年社会适应心理与护理

项目总述

　　人到老年之后，生理和心理上会出现一系列的变化，工作和生活环境都发生了很大的转折，容易在思想、生活、情绪、习惯和人际关系等方面出现不适应。只有科学地认识老年人的心理问题，了解其行为背后的心理防御机制，深刻理解老年人心理问题的实质，才能正确地分析、看待老年人的常见心理问题及异常行为，才能有针对性地维护好老年人的心理健康。通过本项目的学习，能够帮助学习者掌握空巢老人、离退休老人、受婚姻家庭问题困扰的老人以及失独老人在适应社会过程中存在的种种心理问题及其特征，认识老年人常用的心理防御机制及其行为表现，并采用支持性心理疗法等方法帮助老年人进行社会适应心理的调适。因此，本项目又分为四个子项目，分别是：空巢老人的心理问题与护理、离退休老人的心理问题与护理、老年人婚姻家庭中的心理问题与护理以及失独老人的心理问题与护理。

子项目一　空巢老人的心理问题与护理

子项目描述

　　随着人口老龄化的加剧和家庭结构的变化，我国空巢老人的数量越来越多，由此衍生出了一系列的社会问题。空巢老人的身心健康问题不容乐观，了解与掌握空巢老人的社会适应心理状况，对于促进他们的生活幸福具有重要意义，并直接影响到他们的晚年生活质量。通过本子项目的实施，力求使学生掌握不同情境中空巢老人的现状，学会分析并找出他们的心理防御机制及其心理问题背后的深层原因，进而帮助他们进行社会适应心理调适，以提高空巢老人晚年的生活质量和生活满意度。

学习目标

能力目标：

1. 能够根据老年人的心理防御机制，判断空巢老人常见的心理问题。
2. 能够熟练运用支持性心理疗法，帮助空巢老人进行社会适应性问题的心理护理。
3. 能够举一反三、灵活运用所学的心理治疗技术，针对空巢老人的心理状况制订出切实可行的心理护理方案。

知识目标：

1. 了解老年人常见的心理防御机制及其行为表现。
2. 掌握支持性心理疗法的原理及运用技术知识。
3. 掌握空巢老人常见的心理问题、特征及其心理护理方案。

素质目标：

1. 培养学生树立为老人服务光荣的服务理念和爱心、细心、耐心的服务态度。
2. 培养学生良好的观察能力和换位思考能力，积极关注空巢老人的心理健康。
3. 培养学生的迁移能力，灵活处理空巢老人的心理问题，做好心理预防工作。

➡️ 项目情境

"说'一个人习惯了'，那只是为了安慰孩子们，不愿影响她们的工作和生活。"这位自称姓马的老先生说，他的爱人5年前去世了，两个女儿也早已各自成家。

"空巢老人的生活有多孤寂，没有经历过的人根本难以想象。每天自己买菜做饭，做好以后瞅着孤零零的一副碗筷，基本上就没有胃口吃了。身体不舒服时，两三天不出一趟门儿、不说一句话是常有的事儿。有一回我正在拖地，忽然电话响了。我猜是闺女打来的，就激动地去接，结果脚下一滑摔在地上，疼得骨头架子跟摔散了似的，半天站不起来……"

"最难熬的是夜晚，"马老先生说，自从他老伴儿去世后，他就常常失眠，已经很久没有睡过一个好觉了。"夜里静得简直可怕。连个说话的人都没有，一个人守着空荡荡的房子，翻来覆去睡不着觉，只能睁眼熬着，盼着时间一分一秒地快点溜走……"

"转眼又快过年了，我最怕过年那几天。孩子们来陪我的时间有限，短暂的热闹过后，孩子们一走就又恢复寂寞了。"马先生说，"相信所有的空巢老人都有同感。14年前，大年三十晚上就发生过一件老人因为孤独上吊自杀的事，当时人们还编了两句顺口溜'三十放炮，孤老人上吊'。逢年过节对于孤独的老人来说，可想而知是什么滋味了……"

马先生坦言，他也曾经动过自杀的念头。"尤其是老伴儿刚去世那年，我经常绝食，满脑子就想跟着去算了。结果让孩子们整天提心吊胆，不得不耽误工作来陪我。我心里很过意不去，非常矛盾，非常痛苦。"

➡️ 情境分析

随着我国人口老龄化的加速发展，以及几十年计划生育政策的影响和年轻劳动力跨地域社会流动现象的加剧，我国的空巢老人也越来越多，空巢老人正逐渐成为一个越来越引人关注的社会群体。与之相对应的社会问题有很多，如空巢老人的日常生活缺少照料，有的地方甚至出现了空巢老人独自在家死亡多日才被发现的悲剧；空巢老人的精神需求被忽视，很多人觉得老人不缺吃穿就是幸福，忽视了他们的精神需求；空巢老人的心理健康问题非常突出，近年来老年人自杀的现象较为普遍。

上述项目情境反映了空巢老人的社会问题，特别是对空巢老人精神生活的忽视。面对越来越多的空巢老人，若不健全、完善养老服务体系，注重老人的精神慰藉，类似事件还会不可避免地发生。空巢老人作为我国此次人口老龄化浪潮中最突出的表现和最严峻的挑战之一，应引起政府及社会各界人士的高度重视。因此，了解空巢老人的现实心理困境，有针对地性进行心理护理，将成为养老服务行业亟待解决的问题之一。因此，学生需要了解：上述项目情境反映了空巢老人的哪些现实困境和心理危机，他们有哪些具体表现，我们应该如何判断并帮助空巢老人摆脱这些困境。

➡️ 项目任务

任务一：能够分析判断空巢老人存在的现实困境和心理危机。

任务二：能够判断空巢老人的异常行为，并找出他们行为背后的心理防御机制。

任务三：能够针对空巢老人的具体情况，运用心理防御机制和支持性心理疗法进行心理护理。

➡️ 知识准备

一、空巢老人的定义及现状

2009 年有一部电视剧《空巢》给人们留下了深刻的印象，它讲述了三个生活水平不同、人生阅历迥异的老人同样孤独、寂寞的空巢生活故事。那么，什么是空巢？什么样的老人被称为空巢老人？

相关链接

空巢的来源

据说，"空巢"一说最初起源于一则童话：在一片茂密的山林里，栖息着很多小鸟，它们有的在翩翩起舞，有的在欢声歌唱。然而在这片山林里有一对老鸟趴在窝中，它们心中感叹着：孩子们的翅膀硬了，都飞走了，剩下我们两个老的好凄凉、好孤单。单从字义上讲，空巢就是"空寂的巢穴"，比喻小鸟离巢后的情景，现在被引申为子女离开家庭后空虚、寂寞的状态。换句话说，空巢家庭即是指无子女共处，只剩下老年人独自生活的家庭。

"空巢"是指无子女或子女成人后相继离开，只剩老年一代人独自生活的家庭。传统中国文化重视天伦之乐，然而随着中国的社会文化变迁，人们的家庭观念淡薄及工作调动、人口流动、住房紧张、年轻人追求自己的自由与生活方式变化等原因，造成不能或不愿与父母住在一起的现象。

空巢老人是指没有子女照顾、单居或夫妻双居的老人。一般我们会把空巢老人分为三种情况：一是无儿无女无老伴的孤寡老人；二是有子女但与其分开单住的老人；三是子女远在外地，不得已独守空巢的老人。

目前，我国空巢老人的数量极速增加，那么他们普遍的生活境况是什么样的呢？一般，空巢老人都存在以下情况：

1. 失去寄托，无事可做

子女未离家之前，父母除了忙于自己的工作之外，还要在生活、教育等多方面悉心照顾子女，如此持续的生活状态虽然忙碌但却充实丰富。然而，如果老年人相继办理了离退休手续，彻底脱离了原来的工作状态，转而进入轻闲无事的居家生活状态。骤然的变化本身就极易产生严重的适应困难，而在这个时间前后，若子女因为就业、成家等原因也离开了原来的家庭，特别是到其他城市、地区甚至是其他国家生活，那么老年人一方面失去了能为社会做事的机会，另一方面失去了为子女做事的机会，空巢现象就不可避免地产生了。空巢老人大多无法立即适应这种新的生活，进而会出现悲观失落、心情低沉、烦躁不安等消极情绪。

2. 交际变窄，无处倾诉

处于空巢期的老年人，如果婚姻结构完整、夫妻感情稳固且共同生活经验良好，那么他们一起抵御子女离巢造成的心理损伤的能力就会较好；反之，丧偶而独居、夫妻关系长期不良、身患多种慢性疾病、精神或躯体功能残疾等类型的老年人，非常可能会面临社会交往完全或大部分中断的窘境。虽然生活照料方面可以通过一定的方式来解决，如请保姆、钟点工等，但是雇佣关系不可能替代亲子关系，短时间内又不能有效地建立与同龄人之间的人际关系，所以这些老年人会有找不到人说心里话的痛苦感受。久而久之，也就真的习惯了不主动表达内心需求的方式，变得沉默寡言、闷闷不乐。

3. 无法排解、摆脱精神压力

子女离家造成的空巢现象，对老年人构成了较重的精神压力，这在心理学中称为"应激"。应激状态下的老年人，受情绪状态和思维模式的影响必然产生多种消极情绪，多以抑郁、焦虑、失望、愤怒等为主要表现。消极情绪持续的时间越久，对心理健康状况的影响就越深，进而还可能引发各种心理障碍。除对精神心理方面的影响之外，老年人内心与子女生活在一起的愿望一直得不到实现，在情绪、认知及心理防御机制的作用下，可能会通过一系列的躯体症状表现出来。例如，入睡困难、早醒、睡眠感缺失、易惊醒、精力不足等与睡眠相关的问题，以及头晕、头痛、高血压、心慌气短、心率失常等循环系统疾病，或食欲不佳、腹痛腹泻、胃酸胃胀等消化系统问题。

二、空巢老人面临的挑战和心理危机

（一）空巢老人面临的现实挑战

随着年龄增长、身体机能日益衰退，而子女又由于种种原因不能在身边养老尽孝，很多空巢老人的晚年生活面临着很大的挑战，主要表现在以下几个方面：

1. 日常照护服务

很多空巢老人都面临着一个同样的问题：不缺吃穿，但是每天的洗衣、做饭、打扫卫生等日常行为对他们而言颇为困难。有的老人腿脚不方便，下楼买菜是一大难题，他们往往要么一次多买点，减少下楼次数；要么等着子女买回来，或是麻烦邻居与社工。有一位在他乡打拼的人在谈及父母时说："我不在家了，爸妈菜都少吃了，炒一次菜要吃上一天。"由这个小细节可以看出，空巢老人的日常生活照料对他们的晚年生活质量来说是很重要的。然而，我国目前从事养老服务的工作人员远远达不到实际需求，例如，当下需要养老护理人员近千万，但实际上从事这一行业的却只有十几万人，而持证上岗的则仅有三四万人。客观地讲，除了从业人员严重不足之外，我国养老服务业的总体服务水平也不高，尚不能满足老年人日新月异的养老需求。

2. 经济生活保障

虽然近九成的空巢老人有离退休金，但是很多老年人的退休金非常少，难以维持正常的生活，因此，有不少老人继续参加劳动，自力更生。然而在农村偏远地区，空巢老人的生活更为艰苦，解决农村地区老人的养老问题将是今后很长一段时期的任务。目前我国新农保水平很低，一个月只有几十块钱，远不够生活所用。而且偏远地区交通不方便，有的空巢老人到银行代发点去领取养老金，所领资金还不够往来车费。因此，从经济生活保障角度，我们应更多关注广大农村的空巢老人，切实提高他们的经济生活水平。

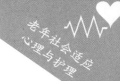

3. 心理慰藉

除了物质需求外，精神上的空虚更为可怕。曾有一位老父亲写给在海外留学春节未归的孩子的家书在网上迅速流传，引起了社会对空巢老人问题的进一步热烈讨论。"……除了遥远的回忆，我和你妈妈似乎已经没有什么更温馨的谈资了。家中的一切，还如同 14 年前。我的床头，还摆放着你儿时的黑白照片，那是你小时候我们一次次带你上玄武湖留下的印迹……"在我国养老问题中受到冲击最大、最严重的正是作为养老最基础的家庭层面。很多子女只关心父母的吃穿问题，认为只要让父母吃饱穿暖就是孝顺，而忽略了老人的心理需求；有的子女即使想关心一下父母的情绪，但怎奈离家太远，或是有心无力，不知如何劝慰。此外，从事养老服务工作的人员，包括家政服务人员在内，了解老年人心理且具备老年人心理护理能力的人员非常少，很多养老机构根本就没有心理咨询员岗位或是形同虚设，未能充分发挥他们应有的作用。

4. 安全问题

老年人在独居状态下，缺乏子女、亲人时常上门走访，会给不法分子带来可乘之机，造成很多危险，因此很多空巢老人会担心自身的生命安全和财产安全问题。老人普遍存在肢体运动机能下降，在空巢状态下，老人因跌倒、撞伤、烧伤、烫伤等原因导致躯体损害几乎成了空巢老年群体中的常见现象。空巢老人最为担心的是自己独自在家时突然发病或离世却无人知晓，而类似事件经常见诸报端，这更加剧了空巢老人对生命安全的担心。在面对地震、暴雨、火灾等突发灾难时，空巢老人所受的伤害要远远大于有子女或亲友照顾的其他老人。此外，空巢老人还会担心自己的财产安全。近年来，针对空巢老人的盗窃、诈骗、入室抢劫等侵害行为时有发生。这些现象的存在，无一不在警示着我们空巢老人的安全问题非常重要，应引起有关部门和社会人士的积极关注，并加以妥善解决。

（二）空巢老人的心理危机

1. 失落感

失落感是指原来属于自己的某种重要的东西，被一种有形或无形的力量剥夺后产生的一种情感体验，或是某件事情失败或无法办成的感觉。失落感是一种是由多种消极情绪组成的情绪体验。空巢老人的失落感主要是由失去生活目标引起的，因为很多老人将精力放在了子女身上，一旦子女离开，由于失去了服务对象和生活目标，空巢老人原本忙碌而充实的生活规律被打破了。"女儿在外地工作、结婚、生子，一年只能回家一次。我们天天在家无所事事，话题总离不开在外地的女儿和没见过几次的外孙，心里感到特别失落。"这就是空巢老人失落感的真实写照。

2. 孤独感

独孤感是一种与世隔绝、无依无靠、孤单寂寞的情绪体验。人类是群居动物，很少有人喜欢孤独。当子女离家之后，面对"出门一把锁，进门一盏灯"的单调生活，每天除了吃饭、睡觉、看电视，几乎无事可做，自然会产生孤独感。特别是独居的丧偶空巢老人，孤独感尤为明显。"自从去年老伴去世之后，我每天都是一个人对着这空空的屋子，觉得生活真是没有什么意思。"这就是孤独感的真实写照。严重的孤独感还会产生挫折感、寂寞感和狂躁感，若再加上身体疾病的长期折磨，甚至会产生轻生厌世的心理及行为。

3. 无用感

无用感是指认为自己未来的人生没有前途、没有希望，感觉自己没有社会价值的心理。李白的诗"天生我材必有用"，强调每个人来到这个世上都有其价值。然而，生活中很多人由于种种原因找不到自己的定位和方向，甚至觉得自己特别没用，进而产生消极度日、破罐破摔的现象。研究指出，觉得自己没用会严重伤害身心健康，无用感常见于离退休后的老人和内源性抑郁症患者。空巢老人的无用感主要是伴随其年龄增长、身体机能衰退、社会角色变化而产生的。很多老人年轻时身强力壮，想做什么就能做什么，但现在"心有余而力不足"，因此老人在受到挫折之后极易产生无用感。例如，有一位老人买菜回家时因为着急而摔倒了，他一边扶着自己的腿，一边抱怨："老了没用了，连走路都会摔倒，还能干什么？"这就是无用感的一种典型表现。

4. 衰老感

衰老感是指自我感觉体力和精力迅速衰退，做事力不从心的心理感受。人生进入老年期之后，身体各个器官及机能都会随着年龄的增长而逐渐衰退，如腿脚不灵便、视力听力下降、记忆力减退、牙齿脱落、头发花白、皱纹增多等。衰老是一种进行性的、不可逆转的变化，但与身体上的衰老相比，心理上的衰老对空巢老人的影响更为深远。衰老感是一种主观感受，它以老年人本人在主观上判断自己老了为标准。很多空巢老人会由于子女成家立业、第三代出生、离退休、被人称为老爷爷、老奶奶等而感慨自己变老了，并由此而产生一些消极的情绪和行为。

5. 抑郁情绪

抑郁情绪是一种过度忧愁和伤感的情绪体验，一般表现为情绪低落、心境悲观、郁郁寡欢、思维迟缓、意志减退、行动迟钝等，严重的还会发展为抑郁症。老年抑郁症在老年群体中是一种较为常见的心理疾病之一。有一位老人说："我也知道这样天天消沉是不好的，可是儿女不在家，我怎么高兴得起来？"最后经过医院诊断，这位老人患上了抑郁症。空巢老人的抑郁症患病率明显高于非空巢老人，而且老年抑郁症也是引起老年人自杀的最主要原因。

6. 焦虑情绪

焦虑是指当一个人预测将会有某种不良后果产生或模糊的威胁出现时产生的一种不愉快的情绪体验，通常由紧张、忧虑、不安、担心等感受交织在一起。焦虑总是与精神打击以及即将到来、可能会造成危害的刺激相关，严重的会发展为焦虑症。焦虑症是老年人常见的心理疾病之一。有一位老人说："自从最小的孩子也成家独立出去之后，我的脾气就变得越来越古怪、暴躁，经常为了一点鸡毛蒜皮的事情和老伴吵架。有时还会整天唉声叹气，晚上经常失眠、做噩梦。"其实这就是焦虑症的表现。

三、空巢综合征的含义及表现、产生原因及心理应对方法

（一）空巢综合征的含义及表现

子女因工作、学习、结婚等原因离开家庭以后，独守空巢状态下的老年人容易产生被忽略、嫌弃或抛弃的感觉，并因此产生一系列的诸如孤独、寂寞、空虚、悲伤、低落、无力感等心理失调症状，这些消极情绪状态及其相应的认知、行为等，多被称为空巢综合征。空巢综合征是一种由社会心理因素主导的、严重影响老年人身心健康和晚年生活质量的心理问题。

那么，如何判断一位老人是否患上了空巢综合征？空巢综合征都有哪些具体表现呢？一般而言，空巢综合征的症状主要表现在情绪、认知、行为三个方面。

在情绪方面，空巢老人常会感到心情郁闷、孤寂、凄凉、沮丧和悲哀，有时还会出现失落感与成就感交织在一起的复杂情绪情感，表现为心神不宁、烦躁不安、无所适从等。例如，一位空巢老人说："心情不好的时候，两三天不出一趟门儿，做什么都没有兴趣，整天觉得烦躁、没意思。"可见，空巢使得他们的情绪受到了很大的影响。

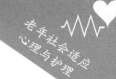

在认知方面，多数空巢老人在子女离家后会出现自责倾向，认为自己过去有许多做得不够的地方，对子女的关心、照顾和疼爱不够，没有完全尽到做父母的责任和义务等。有时也会产生埋怨子女的倾向，觉得子女对父母的关心、回报不够，只顾个人生活和工作，而居然狠心让父母独守"空巢"等。还有一些空巢老人不想给子女添麻烦，坚持自食其力，例如，本应轮流在三个儿子家颐养天年的老两口却不愿给儿女添麻烦，来到一家砖厂看大门。

在行为方面，主要表现为闷闷不乐、愁容不展、经常唉声叹气，甚至哭泣流泪，常伴有食欲不振、失眠等躯体症状。就像项目情境中马先生说的，"自从老伴儿去世后，我就常常失眠，已经很久没有睡过一个好觉了"。在子女离开家庭之后，短期内父母的生活规律发生紊乱，因此需要他们能够及时做出调适。

（二）空巢综合征的产生原因

一般来说，空巢老人的心理问题，特别是空巢综合征的产生原因主要有两点：

1. 心理衰老是父母出现空巢综合征的重要原因

一般而言，人过了四五十岁之后就会进入心理上的衰老期。随着自我生存能力和自我价值感的不断降低，他们自我感觉世界变化太快，赶不上时代潮流，有一种被超越、优势丧失的恐慌感，担心被抛弃、被淘汰，逐渐沦落为社会的弱者。这种自我衰老感使得他们很容易产生对人际关系疏远的恐惧。而在所有的人际关系中，亲子关系是建立在最直接的血缘关系基础上的亲情关系，也是最为特殊的关系。一旦子女因工作、学习的需要而远离父母，或者结婚买房搬出去住，父母自然就会产生一种被疏远、舍弃的感觉。例如，项目情境中马先生"每天自己买菜做饭，做好以后，瞅着孤零零的一副碗筷，基本上就没有胃口吃了"。即便是子女结婚后能够经常回来看望父母，父母也会觉得自己的孩子不再只属于自己了，变成别人的丈夫、妻子，变成了别人家的女婿、儿媳，于是内心不免忧伤、痛苦。

2. 角色丧失是造成空巢综合征的另一原因

许多已婚者把教养子女当作他们人生的重要内容，甚至是唯一内容，因此父亲角色或母亲角色对他们而言是至关重要的，是他们自我认同感、自我价值感的重要来源。一旦子女长大了离家求学、就业或是结婚，父母亲的角色便开始出现丧失，给他们造成严重的心理压力，生活变得混乱无序。除非他们可以从工作、亲友交往等活动中找到新的角色，以代替原来的父亲角色或母亲角色，否则极易产生空巢综合征。

（三）空巢综合征的心理应对方法

1. 提前做好"空巢"的心理准备

为应对空巢综合征对老年人身心健康的影响，他们需要未雨绸缪，正视空巢，因此，老年人应在子女生活独立之前就有意识地注意调整日常生活的模式和规律，以便适应即将临近的"空巢"家庭生活。有些家庭对"空巢"心理准备不足，不愿面对，误以为空巢综合征是过渡性的，很快就会过去，但事实上忽视它反而带来的负面作用将会更大。只有积极正视空巢，才能有效防止空巢所带来的家庭情感危机。

2. 建立新型家庭关系，减轻对子女的依赖

由于受我国传统文化思想的影响和独生子女家庭结构的制约，与西方一些国家相比，当今中国的父母们更加看重子女的养育，子女对父母的影响及其在家庭中的作用格外突出。从某种程度上说，子女是"2+1"核心家庭的唯一支点，亲子关系都集中在子女身上。在这种情况下，父母会对子女

产生一种特殊的依恋心理，更多受子女的影响和支配，其结果就是为自己在日后因子女离家而产生空巢综合征埋下了种子。因此，为了避免空巢综合征的出现，父母应建立新型家庭关系，尽早地将家庭关系的重心由纵向关系（亲子关系）向横向关系（夫妻关系）转移，适当地减少对子女的感情投入，降低对子女回报父母的期望水平，尤其是当子女快要到了"离巢"年龄时，要逐渐减少对子女的心理依恋，做好充足的心理准备。另外，父母要尽量与子女保持宽松、平等、民主的关系，民主型的教养方式、亲子关系会促使子女在情感和理智上关心、体贴父母，增加亲子间交流的频次。

3. 充实生活内容，寻找子女"离巢"后的替代角色

许多父母亲在子女未离家时，为子女的衣食住行不停操劳，为子女求学、求职、择偶不断奔波，虽然辛苦但却充实。而一旦子女由于求学、工作或结婚而离家后，父母的生活虽然清闲了，但却变得冷清、难熬。所以，要克服或减缓家庭空巢综合征，就必须及时地充实新的生活内容，尽快找到新的替代角色。例如，可以培养新的兴趣爱好，建立新的人际关系，创造新的生活方式，参与丰富多彩的闲暇活动。只有让自己充实、忙碌起来，使自己的生活变得有意义，才不会有"闲情"去自怨自艾空巢后的孤寂生活。

四、心理防御机制

（一）心理防御机制的含义

心理防御机制是由弗洛伊德首先提出的，是指个体面临挫折或冲突的紧张情境时，在其内部心理活动中具有的自觉或不自觉的解脱烦恼，减轻内心不安，以恢复心理平衡与稳定的一种适应性倾向。心理防御机制是自我受到超我、本我和外部世界的压力时，自我发展出的一种机能，即用一定方式调解、缓和冲突对自身的威胁，使得现实允许、超我接受、本我满足的一种适应方式。也可以说，心理防御机制是一种全然潜意识的自我防御功能。

相关链接

弗洛伊德的人格结构

弗洛伊德将人格结构分为三个层次：本我、自我、超我。

本我位于人格结构的最底层，是由先天的本能、欲望所组成的能量系统，包括各种生理需要。本我具有很强的原始冲动力量，弗洛伊德称其为力必多。本我是无意识、非理性、非社会化和混乱无序的。它遵循快乐原则。

自我是从本我中逐渐分化出来的，位于人格结构的中间层。其作用主要是调节本我与超我之间的矛盾，它一方面调节着本我，一方面又受制于超我。它遵循现实原则，以合理的方式来满足本我的需求。

超我位于人格结构的最高层次，是道德化了的自我，由社会规范、伦理道德、价值观念内化而来，其形成是社会化的结果。超我遵循道德原则，它具有三个作用：一是抑制本我的冲动，二是对自我进行监控，三是追求完善的境界。

在人格结构里，本我、自我和超我三者相互交织在一起，构成人格的整体。它们各自代表了人格的某一方面，本我是生物本能我，自我是心理社会我，超我是道德理想我。它们各自追求不同的目标，本我追求快乐，自我追求现实，超我追求完美。当三者处于协调状态时，人格表现出一种健康状况；当三者互不相让，产生敌对关系时，就会产生心理疾病。

心理防御机制的作用具有双重性。有的心理防御机制能保护空巢老人，使他们在遭受困难与挫

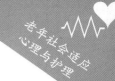

折后，减轻或免除其精神压力，恢复心理平衡，甚至激发他们的主观能动性，激励老人以顽强的毅力克服空巢后的困难，战胜挫折。但也有的心理防御机制会损害空巢老人的身心健康，使他们因为压力的缓解而自我满足或出现退缩、恐惧，从而导致心理疾病。因此，我们应该帮助空巢老人在生活中建立起积极健康的心理防御机制，创造出属于他们自己的美好晚年生活。

（二）心理防御机制的分类

大体上可以把心理防御机制的类型分为五大类十六种。

1. 建设性机制

建设性机制属于心理防御机制中较好的一类，它是向好的方面去做补偿，属于建设性的，可以分为认同和升华两种。

（1）认同

在人生中，每个人都有一些重要的事情需要去完成，而其中主要的一项就是完成"认同"的历程。例如，儿童通过认同来学习社会态度和习惯，青少年通过认同来找寻自我、肯定自我。但认同如果使用不当的话，也可能成为一种防卫反应。认同机制是指个体通过向比自己地位或成就高的人进行认同，来消除个体在现实生活中遇到的挫折而带来的焦虑。认同机制可借由在心理上分享他人的成功，为个人带来不易得到的满足或增强个人的自信。如成语中的"狐假虎威""东施效颦"就是认同的例子。在现实生活中，老人需要认同自己现在的角色、身体状态等。

（2）升华

将一些本能的行动，如饥饿、攻击的内驱力，转移到自己或社会所能接纳的范围，就是"升华"。例如，一生命运多舛的西汉文史学家司马迁，因仗义执言得罪了汉武帝，被判处官刑后忍辱负重撰写了流传千古的《史记》；德国思想家、文学家歌德在失恋之后创作了著名的书信体小说《少年维特的烦恼》。他们都是战胜悲痛的坚强者，将自己的痛苦、忧伤升华，为后世开创了壮丽的文史境界。升华是一种很有建设性的心理作用，也是维护心理健康的必需品，如果没有它将一些本能冲动或生活挫折中的不满、怨愤转化为有益世人的行动，这世界将会增加许多不幸的人。在老人的日常生活中也可见到升华的作用，如老人受到挫折后将自己的遭遇和体验写成文章，警醒他人。

2. 代替性机制

代替性防御机制是指用另一样事物去代替自己的缺陷，以减轻缺陷带来的痛苦。这种代替物有时是一种幻想，因为现实上得不到实体的满足，个体便以幻想在想象的世界里得到满足；有时是用另一种事物去补偿个体因缺陷而受到的挫折。一般来说，这类防御机制可以分幻想型和补偿型两种。

（1）幻想

当人无法处理现实生活中的困难，或是无法忍受一些情绪的困扰时，将自己暂时带离现实，在幻想的世界中得到内心的平静和达到在现实生活中无法经历的满足，称为"幻想"。幻想可以是一种使生活愉快的活动（很多文学、艺术创作都源自幻想中），也可能有破坏性的力量（当幻想取代了实际行动时）。幻想可以说是一种思维上的退化，幻想使人暂时脱离现实，使个人情绪获得缓和，但幻想并不能解决现实问题，个体必须鼓起勇气面对现实并克服困难，才能解决问题。

（2）补偿

当个体因本身生理或心理上的缺陷致使目的不能达成时，改以其他方式来弥补这些缺陷，借此减轻焦虑，建立自尊心，称为"补偿"。就作用而言，补偿可分为消极补偿与积极补偿。消极补偿是指个体所使用弥补缺陷的方法，对个体本身并没有带来帮助，有时甚至带来更大的伤害。例如，

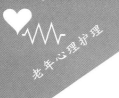

一位老年丧子的老人，整日沉溺于酒精中而无法自拔；一个想养生的老人，一遇到不如意的事就暴饮暴食来减轻挫折。积极补偿是指以适宜的方法来弥补其缺陷，人们常说的"失之东隅，收之桑榆"就属于积极补偿。积极补偿若运用得当，会给空巢老人的生活带来一些好的转变。例如，空巢之后致力于学问上的追求，以赢得他人的尊重。

3. 逃避性机制

逃避性机制是一种消极性的心理防御，以逃避性和消极性的方法来减轻自己在遇到挫折或冲突时感受到的痛苦，就像鸵鸟把头埋在沙堆里当作看不见一样。这类防御机制有三种主要形式。

（1）压抑

压抑是各种心理防御机制中最基本的方法，是指个体将一些自我所不能接受或具有威胁性、痛苦的经验及冲动，在不知不觉中从个体的意识中排除压抑到潜意识里去。例如，空巢老人常说的"我真希望孩子还小""我不要再想它了"，都是这种压抑的结果。压抑作用表面上看起来老人已把事情忘记了，但实际上它仍然存在于他们的潜意识中，在某些时候会影响他们的行为，还可能会以做梦、口误、笔误等形式表现出来。

（2）否定

否定是一种比较原始而简单的防卫机制。其方法是将不愉快的事件否定，当作它根本没有发生，来获取心理上暂时的安慰。否定与压抑极为相似，但否定并非没有目的的忘却，而只是把不愉快的事情加以否定。例如，许多人在罹患绝症或亲人死亡时，通常会说"这不是真的"，这就是用否定来逃避巨大的伤痛。其他如人们常说的"眼不见为净""掩耳盗铃"等，都是否定作用的表现。

（3）退化

退化是指个体在遭遇到挫折时，表现出与其年龄不符的幼稚行为反应，是一种反成熟的倒退现象。根据勒温等人的研究发现，2～5岁的儿童遭遇挫折时易表现出退化行为，但退化行为不只见于小孩，成人身上有时也会出现这种退化行为。例如，平常有重大事件发生会下意识地大叫一声"妈呀"，夫妻吵架妻子跑回娘家向母亲哭诉等，都是退化行为。空巢老人由于子女长大离家而表现得像小孩子一样，极度依赖，动不动就发脾气，还像孩子一样爱"告状"等行为，也是一种退化行为。

4. 自骗性机制

自骗性机制含有自欺欺人的成分，是一种消极性的行为反应。它含有反向的作用，走向另一极端，例如，坏人平时会表现得极为正派，以瞒过自己和别人。自骗性机制也是人们常运用的防御方法，了解之后可以协助我们了解自己或他人行为的背后动机。

（1）反向

当个体的欲望和动机不为自己的意识或社会所接受时，将其压抑至潜意识，并再以相反的行为表现在外显行为上称为"反向"。在性质上，反向行为是一种压抑过程。如"此地无银三百两""以退为进"等都属于反向的表现。当然，反向行为若使用适当，可以帮助老人适应空巢后的生活；但若过度使用，轻者不敢面对自己，重者将形成严重的心理困扰。在很多精神病患者身上，常可见此种防卫机制被过度使用。

（2）合理化

合理化又称文饰作用，是个体无意识地用似乎合理的解释来为难以接受的情感、行为、动机辩护，以使其可以接受。其中最著名的表现是酸葡萄心理（丑化失败的动机）和甜柠檬心理（美化被满足的动机）。事实上，当空巢老人遇到无法接受的挫折时，短暂采用这种方法以减除他们内心的痛苦，

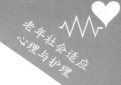

避免心灵的崩溃，这是无可厚非的。如"得意时是儒家，失意时是道家"就属于合理化的表现。但不可经常使用此机制，因为借各种托词来维护自尊，终非解决问题之道。

（3）推诿

推诿是指将个人的缺点或失败，推诿于其他理由，找他人或事物来承担其过错，寻求个人心灵上的平静。例如，老人下棋被"将军"时不愿承认是因自己棋艺不精、策略运用错误，而说是"今天太热，影响发挥"或是"都怪别人在边上瞎指挥"等。就像有一句民间俗语"不会划船说溪窄"，就很传神地表现出了推诿作用。

（4）仪式

无论人们有意或无意犯错，令他人无辜受伤害时都会感到不安、内疚和自责。如果我们用象征性的事情和行动来抵消已然发生的不愉快事件，并借此减轻心理上的罪恶感，这种方式就称为"仪式"。例如一位工作繁忙、无暇陪孩子的父亲，会给孩子提供最好的物质来消除其内心的愧疚感，并以这一行动来证明他是照顾孩子的；春节打破东西时要说"碎碎（岁岁）平安"等，都属于仪式的防卫机制。

（5）隔离

隔离是把部分事实从意识层面中加以隔离，不让自己意识到，以免引起精神上的不愉快。最常被隔离的是与事实相关的个人感觉部分，因为这些感觉易引起焦虑与不安。隔离其实就是把"观念"与"感觉"分开。例如，有人去世不能直言说死掉，而要用"归天""长眠""驾鹤西归"等形象说法，这样就不会那么悲伤或有不祥的感觉。尤其是老人，一般都非常忌讳"死"字。又如，谈恋爱的男女为减少肉麻的感觉，不说"我爱你"，而改用"I love you"代替，就是一种隔离。

（6）理想化

在理想化过程中，当事人往往对某些人、事、物做了过高的评价。这种高估的态度，很容易将事实的真相扭曲和美化，以致脱离了现实。例如，某老人常在朋友面前称赞自己的女儿如何貌若天仙、乖巧可爱，以致大家都渴望早日可以见到他口中的"贴心小棉袄"，但是当某一天他向众人介绍一位相貌普通的女孩就是他女儿时，大家都失望了。在这一事件中，这位老人就是将自己的女儿理想化了。

（7）分裂

有些人在生活中的行为表现，时常会出现矛盾与不协调的情况，即他们采用了分裂防御机制。例如，某人富甲一方，不但事业有成，家庭幸福，还是一位社会知名的慈善家，他的妻子、儿女、受她帮助的人都夸他品德高尚、令人景仰。但是在工作中，他对下属却十分苛刻，冷酷无情，为此人人批评他刻薄、没有人情味。其实他并非虚伪，只是他在生活和工作中采取了分裂防御机制。

5. 攻击性机制

当人们心里产生不愉快，但又不能直接发泄时，便会利用转移作用，向其他对象以直接或间接的攻击方式来发泄，或把自己的错误转嫁到别人身上，并判断他人的对错。这类攻击机制有两种方式：转移、投射。

（1）转移

转移是指原先对某些对象的情感、欲望或态度，因某种原因无法向其对象直接表现，而把它转移到一个较安全、较为大家所接受的对象身上，以减轻自己心理上的焦虑。例如，有位被上司责备的先生回家后因情绪不佳，就借题发挥骂了太太一顿，而做太太的莫名其妙挨了丈夫骂，心里不愉快，刚好儿子在旁边吵闹，就顺手给了他一巴掌，儿子平白无故挨了巴掌，满腔怒火地走开，正好遇上家中小猫向他走来，就顺势踢了小猫一脚，这些都是转移的例子。转移使用得当，将对社会和个人都有益，如中年丧子的妇人将其心力转移于照顾孤儿院的孤儿。

（2）投射

投射是指把自己的性格、态度、动机或欲望投射到别人身上。例如，"我见青山多妩媚，料青山见我应如是""临渊羡鱼"的故事，都属于投射的表现。在日常生活中，使用投射的情形也很普遍，投射亦是人际交往的一种方法。

五、支持性心理疗法

支持性心理疗法是以支持为主的特殊性的心理治疗方法，其特点是运用和来访者较好的关系和良性影响，积极应用一切如权威、知识、关心等方法来支持来访者，帮助来访者分析和认识他们所面临的问题，维护或提高其自尊感，尽可能减少症状反复，最大限度地提高他们的适应能力，使其度过心理危机，避免精神崩溃。支持性心理疗法的核心是支持。

（一）支持性心理疗法的理论基础

人们在遭受挫折或接受环境所加予的严重压力或灾难后，就会产生紧张状态。这是一种特殊的心理生理状态，它不仅表现为焦虑、紧张、知觉过敏、表情不自然、注意力难集中、小动作增多等心理改变，还可能产生一系列的生理表现，如尿频尿急、头痛头昏、手颤、食欲不振、血压增高、月经不调等。在心理紧张状态下，人们常通过心理平衡调节系统，采取一系列的摆脱方法。这些方法有的是正确的，有的可能是病理性的、不正确的。有时心理紧张状态特别严重，超出了心理调节平衡系统调整的能力，就会产生疾病。产生疾病后，病人毫无例外地一方面焦虑、担心、害怕，一方面又希望疾病能很快治好。

这时通过为来访者提供支持，增强个体的心理平衡调节系统的机能，增强其对心理紧张状态的承受力，支持他们采取正确的摆脱心理紧张状态的方法，以克服病理性的、不正确的观念或行为；支持他们要求迅速治好疾病的心理，指导其克服那些悲观、焦虑、恐惧、失望的心理，以取得更好的疗效。这就是支持性心理治疗的理论基础。

（二）支持性心理疗法的基本原则

支持性心理治疗是二元治疗，即一方面直接改善症状，另一方面维持、重建自尊或提高自信、自我功能和适应技能。为了达到目标，需检查来访者的现实人际关系及其过去和当前的情绪、行为模式，再通过观察其心理防御机制，有针对性地帮助其减轻焦虑，增加社会适应能力。在具体实施中，应遵循以下五项原则。

1. 提供适当支持的原则

当来访者心理受挫时，最需要的帮助是安慰、同情与关心。支持性心理疗法的第一原则就是提供来访者所需的心理支持，包括表扬、保证、鼓励、同情、体贴、关心、安慰等；向来访者提供处理问题的方法与要诀，以协助来访者能渡过困境，处理问题。

需要注意的是，采用支持性心理疗法帮助来访者，并非要一心一意且全身心地去爱护他们，而是要适当、选择性地提供"支持"。这就好比健康且成熟的父母不宜盲目地去疼爱或袒护自己的孩子，而应根据孩子的年龄、所遭遇的境况及问题的性质等，提供适当的保护和教导，帮助孩子用自己的能力去解决问题和克服困难；否则，孩子一味地被父母宠爱，永远都不会长大。同样，当老人需要帮助时，咨询者要根据来访者所面临心理挫折的严重性、他们本身的性格、自我成熟度、适应问题的方式及应付困难的经历等，做出适当的支持。

总之，支持要适度、有选择性，不可包办一切。尤其是初学者，对来访者的支持应学会适可而止，尽量避免因过度关心，而使来访者产生依赖心理。有时，咨询者自己本身有心理需要，借帮助别人来满足自己的心理缺憾，因此这一类人也容易患上过分关心与帮忙他人的倾向，应尽力避免这类现象的发生。

2. 助其提高挫折承受力的原则

挫折是人人都不可避免的，人到老年之后由于生理和心理的变化，更容易体验到挫折。支持性心理疗法的另一要领是协助来访者端正对困难或挫折的看法，提高其挫折承受能力，进而改善其处境。通过合理化、重构、建议、预期性指导等方式，拓展来访者的思路与视角，减轻和预防焦虑情绪，使其能够运用适当的方式去面对挫折，走出困境。

总之，检讨自己对问题或困难的看法，调整对挫折的感受，常能改变自己对困难的态度，并能以较合适的方式去处理困难，即应用认知疗法的原则作用于支持性心理治疗。严格意义上讲，认知疗法也是支持性疗法的一种技术。

3. 助其建立社会支持系统的原则

支持性心理疗法的另一特性是帮助来访者检讨自己内在或外在的资源，看看是否充分运用了可用的"资源"来对付所面临的困难。在老人的心理护理中，老人自身的社会支持系统起着重要的作用。社会环境里常有邻居朋友可帮忙，也有些慈善机构或康复机构可提供特别的服务或支持，这些都可减轻老人的负担。

如何恰当地运用各种帮助资源，是支持性心理疗法发挥作用的重要手段。因此，应首先对来访老人可利用的社会支持系统进行分析，看他们是否运用了这些资源、还有哪些资源可用来应对当前所面临的困境与挫折。一般来说，老人可以利用的社会支持性资源包括家人朋友的关心支持、家庭的优势和背景、生活环境及社会可提供的支持条件等。因此，当老人在社会适应中遇到困难时，应重新评估、发掘他们自身的潜力，使其乐于接受别人的帮助，这样就能很好地适应晚年生活。

4. 排除外在干扰的原则

有时候老人所面临的问题与其外在的环境因素有关，包括其家庭、子女、原工作单位或一般社会环境。假如这些外在因素是非健康性的，而且是可以排除或减少的，那么我们就要协助老人去处理这些外界干扰。如老人的家人间不和睦、老年夫妻关系不好、亲子关系不融洽等都会影响到来访老人的情绪。这时，可以考虑如何去排除这些外在干扰因素，改善其家庭心理环境。如果养老护理人员能协助老人消除这些外在因素的干扰，那么相应地就可帮助老人适应当下的问题了。

5. 鼓励功能性适应的原则

支持性心理疗法的另一要点，就是跟来访者一起去探讨他们应付困难或处理问题的方式，并鼓励他们去采取较有效且成熟的适应方式。如有的老人因对自己没有信心而终日怀疑配偶不贞，因而常与配偶吵架，破坏了夫妻感情，这是一种不健康的处理办法。如果能与配偶多沟通，把自己的疑虑都告诉配偶，定能获得配偶的谅解，保持良好的夫妻感情，这不但可维持夫妻关系，还可提高自己的信心。支持性心理疗法的焦点也可放在检查来访者采用何种方式去处理心理上的困难，并考虑如何使用功能性的适应方法。

（三）支持性心理疗法常用技术

在支持性心理疗法中，常用的技术主要有以下六种。

1. 支持与鼓励

支持性心理疗法的核心是支持，最为常用的技术是支持和鼓励。所谓支持就是让来访的老人感受到来自医生、家人和社会的关心，有人在帮助他共同应付困境。鼓励则是治疗者对来访老人的发现、赏识，是揭示他自己都不知道的优点、长处和优势。例如，有一位空巢老人因身体原因很少外出，认为自己孤苦无依、没人关心，因此变得情绪低落、消极避世。对这位老人首先要让他感受到来自家人、朋友、养老服务人员的关心，让他体会到他没有被社会所抛弃，有了他人的陪伴与支持，可以为他增加克服困境的信心与力量。其次，应鼓励他、赞美他，帮助他发掘自身长处，并鼓励他尽量多走出家门，多与他人接触。但在使用支持和鼓励技术时，要注意言之有物、具体而积极，不可随意开玩笑、说大话等。

2. 倾听和积极关注

在支持性心理疗法中，倾听是一项非常重要的技术，甚至"听"比"说"还重要。但倾听并非是单纯的来访者说，治疗者听，其基本要求是治疗者能够在同情的水平上进行倾听，倾听需要听懂对方所讲的事实、所持的观念、所体验的情感。面对阅历丰富的老年人，或许他们讲的很多事情，年轻的养老服务人员并没有经历过或听说过，但也应认真倾听、及时给予回应。在倾听过程中，可以采取恰当的提问方式、鼓励与重复对方的语句、针对某个问题进行说明、会谈总结、表达感受等方式，来提高倾听的效果。

积极关注是指对来访者的言语和行为的积极面予以关注，从而使其能够拥有正向价值观。具体的要求有：

1）同情心和同理心，即真的关心并愿意帮助来访者。

2）用心倾听，即在交谈过程中要用心去体会、感受来访者的内心世界，努力走进他的内心世界。

3）以语言准确地表达对来访者内心世界的理解。

4）引导来访者对其感受做进一步的思考。

3. 说明与指导

说明是治疗者针对来访者的相关问题进行解释；指导则是治疗者对来访者提出行动建议，采取适当的方法解决问题。说明与指导是支持性心理疗法中常用的技术。老年人一般都很关注自身健康，敏感多疑，因此，与之相关的问题应主动进行解释，针对他们的疑问要及时沟通、说明，以免他们担心顾虑。在进行行为指导时，既要注意权威性和科学性，还应注意说话的方式、语气等，要时刻体现对老人的尊重，对他们身心健康的关心，不可恐吓、强迫老人去做。

4. 控制与训练

这主要是针对来访者行为方面的问题而采取的方法，它是一种自我约束，主要针对自我控制能力不强的青少年采用，也可以是强制力约束，主要是针对有明显行为问题的患者。在对老人使用该技术时，要事先和他们说清楚意义所在和具体内容、要求、进度等，征得老人的同意。一旦进行，要鼓励老人坚持下来。

5. 改善处事态度

很多空巢老人的消极情绪源于他们的性格特征和一贯的处事态度，该技术的目的就是帮助来访老人认识自己的性格特点，树立正确对待自己、他人和社会的价值观念与态度。例如，有一位老太太人称"常有理"，她经常批评、指责别人，哪怕是她自己做错了，都能"无理搅三分"，因此经常和别人产生矛盾。心理护理人员应当在弄清楚事情的来龙去脉之后，帮助她改变原有的不合理的

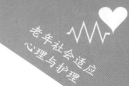

处事态度。

6. 改变外在环境

改变外在环境其实改变的不单单是活动的场所，更重要的是要改变来访者所面临的人际环境，即人际关系的融洽程度。这对老年人建立积极的社会支持系统是很重要的。因此，我们应帮助老年人发掘自身可利用的社会资源，改善他们的人际关系环境，帮助其提高自信心和价值观。

（四）使用支持性心理疗法的注意事项

支持性心理疗法的使用范围很广，主要适用于来访者遭遇严重心理创伤，面临精神崩溃，急需他人支持以渡过难关，以及自我能力脆弱或不成熟，需要他人予以心理支持的人。在具体实施中应注意以下几点：

1. 事先进行详细的医学与心理学检查

在使用支持性心理疗法之前，首先应进行详细的检查，以排查不适用该疗法的生理疾病和严重的精神疾病患者。其次，对于心身疾病患者应采取心理和躯体双重治疗，单纯躯体疾病引发的心理问题也可以进行心理治疗。

2. 以来访者当前的疑虑为重点，重点解决当下实际困境

支持性心理疗法不去探究来访者的潜意识，也不去追溯其童年经历对其现在困境的深层影响，而是注重当下，重点解决他们当前最为担心的事情，解决他们现实中的困境，以缓解或消除其症状。

3. 不能随意保证，应先接受再保证，且保证的内容要适当

保证是治疗者为来访者提供的一种承诺，即向当事人说明病情并没有像来访者想象的那样有严重的危害，或通过治疗者和来访者的共同努力在较短的时间内完全恢复正常。充分的接受是保证的前提，否则会令来访者会感到不负责任；而且保证的内容应该适当，不可夸大治疗效果，否则过犹不及。

4. 安慰与支持要适度

在支持性心理疗法中，安慰和支持是非常重要的技术，但不能盲目滥用，否则会导致来访者产生依赖性，不利于其心理问题的真正解决。

六、空巢老人心理护理的其他方法

1. 认知疗法

认知疗法是根据人的认知过程影响情感和行为的理论假设，通过认知和行为技术来改变患者的不良认知的一类心理治疗方法的总称。认知疗法的基本观点是：认知过程及其导致的错误观念是行为和情感的中介，适应不良行为和情感与适应不良认知有关。认知疗法常采用认知重建、心理应付、问题解决等技术进行心理辅导和治疗，其中认知重建最为关键。在空巢老人的心理护理中运用认知疗法，可以帮助空巢老人正确认识子女离家后可能面对的生活，积极调整孤独、寂寞、失落等消极情绪。

实施要点为引导老人认识到子女离巢是家庭发展的必然趋势。子女成家立业，哺育自己的后代，是成熟、自立的标志。老年人认识到这一点之后，会为子女的离巢感到高兴，而不是消极、沮丧，并在此基础上帮助老人形成积极的行为方式。

2. 生活疗法

老人的重心由工作回归家庭，生活中的点滴都有可能成为他们应对挫折与困境的力量，当然也可能使得他们更加消沉、低落。常见的生活疗法包括幽默、音乐、书法、绘画、养花等。

实施要点为帮助老人在子女离家后积极建立新的生活方式，充实他们的空巢生活。这样既可以

使老人充分发挥余热，实现再就业或再创业，也可关心教育、健康等公共事业，还可以重拾昔日爱好，养鱼、种花、抚琴、跳舞等，抑或是和同龄人在一起聊天、旅游，打发休闲时光等。

当然，更重要的是，要让空巢老人意识到子女虽然离家了，但亲情是割舍不断的。帮助老人继续加强和子女间的联系，增强两代人之间的相互理解，彼此给予对方适当的帮助。若是条件许可，还可以鼓励空巢老人在子女家小住，以融洽、加深亲子交往，避免独守空房。即使不在一起，也可通过其他方式沟通情感，快乐生活。

3. 行为疗法

行为治疗是以减轻或改善患者的症状或不良行为为目标的一类心理治疗技术的总称。它具有针对性强、易操作、疗程短、见效快等特点，是一种非常实用且常用的方法。常见的行为疗法技术有系统脱敏、厌恶疗法、行为塑造法、代币制疗法、暴露疗法、放松行为训练、生物反馈训练等。行为疗法可以帮助空巢老人摆脱孤独困境，走出家门，建立积极的社会支持系统。对老人而言，有三两个老友相互交流、支持帮助是非常重要的。

实施时可为孤独老人布置不同难度的交往任务，以减轻或消除其孤独寂寞之感。布置任务时应注意，开始时的交往任务要简单些，然后逐渐加强交往的难度。在交往过程中，要引导老年人学会尊重他人的生活习惯，善于帮助他人。同时，也要引导老人放下思想包袱，善于向他人求助。通过行为训练，使空巢老人在助人和被帮助的活动中，情绪变得开朗、愉悦。

4. 婚姻疗法

人常说，少年夫妻老来伴，婚姻对于老年人的晚年生活幸福是非常重要的。所谓婚姻疗法就是注重夫妻关系的和谐健康，彼此之间互相鼓励、支持，共同面对生活中的喜怒哀乐。子女离家后，夫妻双方可以做一些自己感兴趣的事情，将注意点转移到老伴身上，多关心爱人的生活，以填补子女离家后的情感空缺。如果是丧偶老人，在条件允许的情况下，还可以考虑再婚的问题，使自己的情感得到寄托、生活得到陪伴与照料。

➡ 技能准备

一、老年人常用心理防御机制及其护理

（一）消极的心理防御机制

在现实生活中，老年人常常使用一些消极的防御机制，如压抑、否定、退化、投射等。

1. 压抑的运用及其护理

压抑是自我用以阻止激起焦虑的那些思想，以免他们进入意识的机制。压抑的作用有积极和消极之分，空巢老人为了不让孩子担心，时常会控制自己的消极情绪。在护理工作中，护理人员应注意观察并认识到，老人被压抑的痛苦经验或冲突，并未真正消失，只是由意识领域转入到潜意识领域，且以伪装的方式表现出来，以求得暂时的满足。

2. 否定的运用及其护理

否定作用是最原始、最简单的防御机制，是一种否定存在或已发生的事实的潜意识心理防御机制。例如，有的老人明知道子女之间有矛盾，但只要不当着自己的面争执就当做什么事都没有发生，这种"眼不见为净"的表现即为否定的表现。因此，护理人员和老人交流时不能只看老人的表面言辞，而应关注

其真正想法。

3. 退化的运用及其护理

退化也称倒退、退行。有些老人当遇到困难无法应对时，便会觉得自己身上的"病"加重了，需要休息，以此退回到儿童期被人照顾的生活中去，这就是无意识地使用精神防御的退行机制。因此，在护理老人时，护理人员应分辨是真的"病"了，还是心理作用的"病"了，并做出合适的应对方式。

4. 投射的运用及其护理

投射作用在老人的生活中是客观存在的，它通常是无意识的。例如，个体常会将自己的某种罪恶念头，投射在他人身上，将他人作为自己的"代罪羔羊"。投射作用会使老人逃避本该自己面对的责任，如"五十步笑百步""疑神疑鬼"都是生活中的大忌。在护理中，护理人员应尽量避免他们采用这些消极的机制来进行自我防御，以免加重他们的心理困扰。

（二）积极的心理防御机制

老年人理想的心理防御机制是升华，当空巢老人遇到挫折后，将自己内心的痛苦通过合乎社会伦理道德的方式表现出来，例如，通过艺术创作，将思念子女的孤独、寂寞之感尽情、合理地表达出来。

良好的心理防御机制还有包括补偿和幽默。例如，空巢老人可以将精力和情感寄托到孙辈身上，通过关爱下一代，补偿自己的无力感和空虚感。幽默很容易缩短与周围人的距离，而且能够帮助自己有效地寻求社会支持。有时候，合理化也可以很好地解决心理困扰，但不可长期使用，否则不利于问题的真正解决。

二、支持性心理疗法的运用

（一）如何进行支持与鼓励

（二）如何进行倾听和积极关注

（三）如何进行说明与指导

（四）如何控制与训练

（五）怎样改善处事态度

（六）如何改变外在环境

三、空巢老人心理护理的其他方法运用

（一）认知疗法

（二）生活疗法

（三）行为疗法

（四）婚姻疗法

➡️ 项目实施

▶▶ 步骤一：准备工作

（一）环境准备：要求教室清洁卫生，宽敞明亮，配有活动桌椅，设备能正常使用。

（二）材料准备：一是项目情境资料及学生预习准备的相关资料，资料来源可以是教材，也可

以是网上资料。二是白纸、彩笔、胶带、剪刀等。

（三）人员准备：根据项目情境，将全班学生分为几个小组，选出小组长，负责领导团队完成项目任务。

▶▶ **步骤二：在教师指导下，师生共同完成项目任务**

（一）教师引导学生了解项目情境，分析项目任务，结合项目所给资料及相关知识和技能，思考完成项目任务一。

问题：项目情境中空巢老人存在的现实困境和心理危机是什么？

> 参考答案：情境中马老先生独自鳏居在家，无人照顾，生活不规律，不思饮食，失眠，孤独寂寞，情绪低落等。

通过以上分析判断，让学生理解空巢老人的困境，并完成项目任务中的任务一，获得对空巢老人心理的全面认识和分析能力。

（二）在学生思考的基础上，教师简单介绍老年人常见的心理防御机制、支持性心理疗法的理论基础、基本原则、常用技术等，并结合项目情境完成任务二。

问题：讨论空巢老人的异常行为有哪些？找出他们行为背后的心理防御机制。

> 参考答案：项目情境中马老先生"每天自己买菜做饭，做好以后，瞅着孤零零的一副碗筷，基本上就没有胃口吃了"；"身体不舒服时，两三天不出一趟门儿，不说一句话是常有的事儿"；"最难熬的是夜晚"，他常常失眠，已经很久没有睡过一个好觉了；怕过节，也曾经动过自杀的念头……
> 根据老年人常用的心理防御机制得知，马老先生异常行为背后的心理防御机制有压抑、退化等。

（三）学生结合教师的介绍与分析，在项目任务二的基础上，完成项目任务三的工作，并呈现项目任务完成的结果。

问题：针对空巢老人的具体情况，应该怎样对其进行心理护理？

> 参考答案：可侧重采用支持性心理疗法，改变马老先生的认知，丰富他的晚年生活；建立空巢老人心理联防网络和社会支持系统，鼓励子女应常回家看看；社区、街坊邻居等也应多关注这些空巢老人。

（四）按分组写出汇报提纲，并进行优缺点分析和可行性分析。

针对各小组的汇报，应鼓励学生从多个角度去思考、分析和解决问题，注重方案的切实可操作性。

➡▶ 项目实训

【情境一】某位老人的求助

我和老伴都是退休职工。去年，我们的儿子和女儿先后结婚，大女儿出嫁到另一个城市，小儿子结婚后搬到单位分的新房另住。按理说完成了社会工作和养育子女的义务，我和老伴应该轻松愉快地安享晚年，可自从女儿儿子离开家后，老伴便思维迟钝，郁郁寡欢，成天闭门发呆，愁眉不展，不同亲友往来，连我找她说话，她也不太理我，拉她出去参加老年人的活动，她也不去，时常自己唠叨说别人对她冷淡，这个世界上人情淡漠，孤苦伶仃地活着没有什么意思。我心里很着急，我老伴是不是得了什么病？

实训任务

1. 判断这位老人老伴的症状，解答其困惑。
2. 针对他们的情况，制订一份切实可行的心理护理方案。

【情境二】农村空巢老人陈某的辛酸

安徽省固镇县陈某，81岁，男，没有读过书，老伴几年前就去世了，现有3个闺女和1个儿子。大闺女已经出嫁，"家庭条件还可以，但是比较小气"。大闺女一年回来几次，但平均下来一年就只给老人60～70元钱。老人的主要经济来源来自二闺女。二闺女在许县（固镇县邻近的一个县）教高中，只要学校放假就会来看望老人，一提到二闺女，老人流露出自豪的神情。二闺女从来没有空着手来看望老人的，总是会买一些食品、肉类、衣服等，过年也会给一些现金。据老人推算，二闺女一年要在老人身上花费800～1000元。三闺女的儿子和媳妇都在深圳打工，所以三闺女也过去帮助照顾孙子，有几年没有回来了。逢年过节会寄300～400元钱给老人。老人在经济来源上主要依赖于三个女儿。老人原来有2个儿子，大儿子因病去世，小儿子住在另外一个自然村。小儿子经常利用农闲时候去县城打短工。虽然离得近，但一年到头很难得过来看老人，都是老人等到弹尽粮绝时去找儿子要粮食吃。邻居们说："他儿子害怕老人找他要钱，所以干脆就不见面。"

实训任务

1. 分析判断造成陈某困扰的心理原因，找出其背后深层的心理防御机制。
2. 针对陈某的情况，制订一份切实可行的心理护理方案。

【情境三】一向强势的她这回怎么了

王女士中年离异之后，一直独自带孩子。长期相依为命，使她和女儿的关系特别好，母女之间几乎没有秘密，什么话都交流，关系特别亲密。女儿高考时，她坚持女儿考当地的大学，只因可以经常回家，女儿也同意了，如愿上了当地一所高校的外贸类专业，毕业后留在当地工作。

转眼间，女儿大学毕业五六年了，虽然在一个城市，但女儿结婚之后没有与王女士同住，而是在临近小区买的房子。前些年，王女士还觉得这样很好，女儿长大了，独立了，她很欣慰。然而近几年随着女儿工作越来越忙，回家次数减少，王女士的情绪也越来越低落。经常会会抱怨女儿不关心她，女儿接她常住，又因作息时间不一致而不习惯。因此，王女士经常心烦，胸闷气短，以身体不舒服要求女儿来看她。

可是去医院检查之后药也吃了，效果却不怎么好。王女士依然如故，经常不管女儿是不是在忙，是不是在出差或是开会，就打电话要求这要求那的。最近女儿开始躲着她了，她很生气和烦恼，而对此，她的女儿也是一肚子委屈……

实训任务

1. 分析王女士的心理状态及其原因。
2. 制订一份合适可行的方案，对王女士进行心理护理。

【情境四】12 名"兵儿子"牵手空巢老人

"爸、妈，从今天开始，我就是您二老的亲儿子，以后我要像亲生儿子一样孝顺您二老……"铿锵的承诺、贴心的话语，使李仕合老两口双双流下了感动的泪水。这一动人的场景，是怀柔区九渡河镇"亲情牵手送温暖，关注民生促和谐"为空巢家庭送温暖活动的现场。

为使空巢老人尽享天伦之乐，怀柔区九渡河镇计生办以"生育关怀行动"为载体，组织驻地部队与空巢老人牵手结对活动。活动主要以空巢家庭为服务对象，以武警战士志愿者与"空巢"家庭爱心牵手为主要形式，通过情感慰藉、精神安抚和生活扶助等方式，为空巢家庭送去党和政府的关心和温暖，同时提升武警战士志愿者感恩社会、感恩家庭、孝敬老人的责任意识和奉献精神，进而营造出军民牵手、共建和谐的美好氛围。

此次活动过程中，12 名"兵儿子"成功与 6 对空巢老人亲情牵手，与"父母"互赠了"亲情牵手卡"，并为他们送上了精心挑选的礼物。

据活动相关工作人员介绍，"兵儿子"亲情牵手活动，不会因为武警战士服役期满而结束，他们将会在部队内部挑选出合适的人继续接力，使这份宝贵的亲情一直延续下去。

实训任务

1. 根据所学知识分析空巢老人的心理需求。
2. 结合"兵儿子"的做法，制订一份空巢老人的心理护理方案。

➡ 拓展链接

测试你父母的孤单指数。

1. 你多久打一次电话回家?
   A. 每天 1 次（3 分）
   B. 每个星期 1 次（5 分）
   C. 不定时，想起来就打（8 分）
   D. 从来不打，都是他们打来（10 分）

2. 你能记得你父母的生日吗？

    A. 记得（3分）

    B. 模糊，但会问爸（妈）（5分）

    C. 不记得，也不问（8分）

3. 你多久没有陪父母逛街（公园）了？

    A. 一个礼拜（3分）

    B. 一个月（5分）

    C. 半年（8分）

    D. 记不清了（10分）

4. 你知道父母都有哪些爱好吗？

    A. 知道两个以上（3分）

    B. 知道1个（5分）

    C. 不知道（8分）

    D. 从来不过问来（10分）

5. 你何时帮他们买过最爱吃的东西？

    A. 一个礼拜内（3分）

    B. 一个月内（5分）

    C. 半年内（8分）

    D. 从来没买过（10分）

6. 你是否会瞧不起父母的做法，对他们指手画脚吗？

    A. 不会（3分）

    B. 有时会（5分）

    C. 经常会（8分）

7. 你多久没有和父母一块儿吃过饭？

    A. 一周之内（3分）

    B. 一月以内（5分）

    C. 一年以内（8分）

8. 成家后你是否愿意和父母住在一起？

    A. 愿意（3分）

    B. 看情况（5分）

    C. 不愿意（8分）

测试做完了，你的父母孤单吗？

60分及以上：高度孤单

50～59分：孤单

30～49分：一般孤单

30 分以下：不孤单

过去，已无法弥补；未来，至少还可以好好陪护。

子项目二　离退休老人的心理问题与护理

➡️ 子项目描述

　　随着我国人口老龄化进程的加剧，离退休老人越来越多，并出现了一系列的心理和社会适应问题。对离退休老人的社会适应心理状况的了解与掌握，可以促进离退休老人的生活幸福，直接影响他们的晚年生活质量。通过本子项目的学习，学生能够掌握对不同情境中离退休老人现实状况的分析判断能力，找出他们心理问题背后的深层原因，并熟练运用支持性心理疗法等方法帮助离退休老人进行社会适应心理的调适，提高其生活满意度。

➡️ 学习目标

能力目标：

1. 能够根据老年人的社会适应理论，分析离退休老人常见的心理问题。
2. 能够熟练运用支持性心理疗法帮助离退休老人进行适应性心理问题的护理。
3. 能够举一反三、灵活运用所学知识，并针对离退休老人的心理状况提出切实可行的心理护理方案。

知识目标：

1. 掌握老年人常见的社会适应方式。
2. 掌握离退休老人的常见心理问题及其行为背后的深层原因。
3. 掌握离退休老人的常见心理问题的心理护理方法。

素质目标：

1. 培养学生自觉地尊重离退休老人，关注他们的心理世界。
2. 培养学生良好的观察能力和换位思考能力，真正地理解、体谅老人。
3. 培养学生的迁移意识，灵活处理离退休老人的心理问题。

➡️ 项目情境

退休后的刘老怎么了？

　　刘老个头不高，但身体健康，耳聪目明，精神矍铄，领导着一个近千人的大厂子，一点也不逊色于战场上统率千军万马的将军，上上下下没有一个人不服他，不敬他。

　　两年前厂领导换届，刘老的厂长职务被年轻人取代，但厂方考虑到他的年龄和工作经验，返聘他为厂里的技术顾问，但也只是一个虚衔。可刘老当领导当惯了，总是爱管事，爱操心，看什么不顺眼就想说几句。别人考虑到他的面子问题，当面不说什么，但是照样该怎么做还怎么做，刘老只能干着急，回到家仍然闷闷不乐。更让刘老不能接受的是，很多人看见他连招呼都不打了，还在背

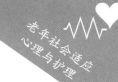

后说长道短。刘老实在不能忍受，一赌气提前一年退休了。

刘老就这么一年多的光景，完全变了个人——目光呆滞、脸色灰暗，腰也挺不直了，背也驼了，过去的精神头一点也没有了，天天待在家里足不出户。特别是最近，刘老的举止越来越奇怪，情绪低落到了极点，动不动就大发脾气，后来干脆一个人跑到阁楼上住了。一天夜里，老伴半夜醒来发现阁楼上的灯还亮着，好像听见老头子在和谁说话，老伴觉得很奇怪，半夜三更的谁会跑到阁楼上与他说话？于是上去一看，结果发现老头子把孙女的几个布娃娃一会儿摆成这样，一会儿摆成那样，嘴里还在念念有词，跟在指挥工人们生产一样。就这样闹了大半夜，白天自然就萎靡不振了。

这下可把他老伴吓坏了，赶紧带他去医院检查，心理专家诊断为离退休综合征。

▶ 情境分析

年龄到了，退休是很正常的事情。但是一样是退休，有的老人可以把退休生活安排得很好，做自己所喜欢的事情，养花、钓鱼、画画、练毛笔字等，生活得丰富多彩，有滋有味；而有些老人则不同，他们常为一些不值一提的小事烦心，或者是因为担心自己的身体状况而整日愁眉不展，以至于"身体本无病，一疑百病生"。佛曰："一念天堂，一念地狱。"其实，幸福快乐与否，很大程度上在于我们的一念之间。同样的道理，老年人离退休之后生活的幸福与否，关键在于他们是怎么看待自己离退休的，是如何适应离退休后的生活的。

上述情境反映了离退休老人的心理和社会适应问题，这些问题在离退休老人身上普遍存在。对即将成为养老服务人员的学生来说，了解离退休老人的心理困扰及其深层原因，有针对性地进行心理护理，将有助于他们尽快适应工作环境、积极开展工作。因此，学生需要了解：上述情境反映了离退休老人的哪些心理问题，都有哪些表现，应该如何分析判断，如何帮助离退休老人进行心理调适等。

▶ 项目任务

任务一：能够分析离退休老人心理问题的深层原因。

任务二：能够分析判断离退休综合征的表现和诊断依据。

任务三：能够针对离退休老人的具体情况，进行有针对性的心理护理。

▶ 知识准备

一、离退休老人的社会适应问题

老年人离退休之后，社会角色发生了重大变化。这种改变不仅意味着失去某种权力，更为重要的是丧失了原来所担当的那个角色的情感，丢掉了几十年来形成的行为方式。社会角色的变化，新旧角色之间会发生矛盾。老年人离退休之后，要想进入一个全新的角色，就必须要经历一个过程，甚至要经历激烈的思想斗争，去重新寻找新角色的价值、意义，建立新的感情，才能适应。对于离退休的老年人而言，能够按新的角色来待人处事，才会心情愉快，生活充实。

（一）老年人的社会适应理论

老年人如何才能更好地适应离退休后的养老生活，这在老年学中存在两种对立的理论，即活动理论和自由化理论。这两种理论既针锋相对，又各能自圆其说，不无道理。

1. 活动理论

活动理论就是老年人要在精神上和心理上与社会保持密切接触，要有活跃的社交生活，这样才能获得幸福的晚年和积极的心境。一般来说，参与社会活动多、在各方面能顺利完成自己社会角色的老年人，要比那些脱离了工作和社会角色的老年人，对自己的生活满意度更高，心理健康状况也更好。若老年人在离退休后很少参加社交活动或体育锻炼，终日无所事事，逐渐丧失了自己以往的角色，又没能在其他地方找到替代角色或建立新的角色，那么他们就会在"没有角色的角色"下继续生活了。因此，只能孤单而漫无目的地度过余生，这样的生活会使他们的身份、社会价值及自我形象变得模糊起来。

活动理论认为，老年人在离退休后保持适度的社会交往，可以促进他们的身心健康，使生活更有意义。因此，老年人一定要积极参与社会事务，即使因离退休失去了职业上的角色，也要多参与其他社会活动，建立新的替代角色。最好能保持以往的活动密度或能积极开辟新的活动形式，并且在身体健康允许的范围内尽量增加活动次数，与外界保持密切联系，保持一个积极的、适当的、活跃的生活方式。

2. 自由化理论

社会中很多人往往会以工作成绩来衡量一个人的价值，因此个体为了获得更多的自我价值感，倾向于参加更多的活动。但人的价值还可以体现在悠然自得、自我满足中，心理上的平衡才是幸福。但随着年龄的增长，人们的生活圈子逐渐缩小，这是毋庸置疑的事实。自由化理论认为，老年人这种逐渐脱离社会的过程，使老年人获得了更多的自由，这其实是最好不过的事情。离退休后住进养老院，老年人可以更主动地、更自由地选择对自己生活有意义的活动，充分发挥个人的潜力和创造力。老年人可以在闲暇时间里种花、养鸟、钓鱼、下棋、画画儿，生活得怡然自得。以前工作时，忙忙碌碌的那些人没有时间做自己想做的事，现在则可以自己安排时间，学习书法、绘画、养花、缝纫、烹调等，生活得充实而快乐。

对于老年人如何才能更好地适应晚年生活这一问题的解答，既有主张老年人应尽量多活动的活动理论，也有主张老年人享受悠闲的自由化理论。无论如何选择都应把握一条原则——适合自己的就是最好的。因此，对离退休老人而言，应积极发挥老人自身的心理优势，找到适合自己的适应方式。

不同性格、不同生活阅历的老年人可以有不同的选择。现实生活中，可能有很多途径来获得一个快乐的晚年。老年人并不需要完全从社会分离出来，他们可以减少自己不感兴趣的社交活动，把较多的时间投入到自己喜爱和感兴趣的活动中去。因此，从某种意义上来说，良好的适应应该由老年人自己根据个人意愿和实际情况来确定，不需要有统一的、现成的固定模式。

相关链接

老年人不可忽视自身的心理优势

人到老年之后需要面对经济、地位和价值上的弱势，其实老年人也是有优势的，老年人不应忽视自身的这些优势。有一位美国学者就提出"人老更妙"的看法，值得很多老年朋友借鉴。

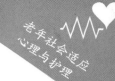

1. 人老愈加聪明

花白的头发绝非是敏锐思想的墓志铭。《女人怎样变老》一书的作者亨尼格说："如果你坚持不懈地阅读、思考、创造生活，你所获得的知识无疑会增长你的才智。倘若时间够用，每长一岁，你都会在智力测验中取得优秀的成绩。"随着年龄的增长，人的推理和记忆速度会有所减慢，但其质量不会因此退步。

随着年龄增长，虽然会失掉一些脑细胞，但与脑细胞的总量比是微乎其微的。而且，随着大脑的使用，在大脑细胞中间又会生出更多的联系分支——体现了思维的活力，如果人始终过着积极活跃的生活，脑组织的这种活力可以延续到七八十岁，甚至更久远。

2. 人老愈加坚韧

达特麻丝医学院的神经病学教授乔治．E．威尔伦特博士研究指出："我们用于心理防御的手段会随着年龄的增长而更趋于健康。年轻人凭借一味的克制或是外露的冲动来保护自我；而中年人则更多地依仗诸如幽默、利他主义（谦让）和创造力等防御技巧。对于同一件事，年长者不似青年人那样将它看得那样了不得。"《这未来——50岁之后该如何过活》的作者、心理学家珍妮特．K．贝尔斯基说："随着年岁的增长，我们确实能够更冷静地看待生活中的失望。"

《衰老的勇气》一书作者菲利浦．L.伯曼说，那是因为"你曾遭到过解雇，或经历过离婚，失去过爱人——而你毕竟挺过来了。在心理上，你更加坚强"。

"你也更能容忍生活中的无聊琐事，"伯曼说，"我们很少会看到一大把年纪的老者在缓慢、拥挤的电梯里挤来挤去。匆匆忙忙更像是年轻人的作为。"

3. 人老愈加旺盛有力

"大多数人在中年达到事业的顶峰。"纽约的精神分析学家伊丽莎白．L．奥琴克劳斯认为，"老年这个时期，人们因事业有成而感到极大的满足和自信。"

4. 人老爱之愈深

人的年纪越大，夫妻关系就越牢靠。亨尼格认为："你结婚的时间越长，婚姻也就越稳定。""如果你有一个美满的婚姻，"心理学家贝尔斯基补充道，"在孩子们成人离家以后，两人生活很可能会更融洽。"

5. 人老愈具个性

卡迪斯·伯根在其自传《撞木》中写道："十年树木，百年树人。"神学院的心理学家马蒂·哲什菲尔德认为："人上了年纪，你更加清楚自己在想什么，喜欢什么，不喜欢什么。你真正知道自己是谁。"

6. 人老愈加珍惜时光

"老年人可以依自己的意志自由支配时间的时候，他们也明白可供支配的时间已经为数不多了。"伯根说，"这使他们更加意识到时间是多么的宝贵，该如何珍惜这每一寸光阴。"

7. 人老愈加"看破人生"

伯根说："你不能像从前跑得那样快，但是你的精神会更加坚强。你有时间思考和回味自己的生活经历，使内心世界更加丰富。结果会加深你的信仰，即'精神的升华'，那就是大彻大悟的智慧。"

8. 人老愈加享受到天伦之乐

人到老年，生活的重心移向家庭，人们陶醉于含饴弄孙的天伦之乐。哲什菲尔德认为："新的一代人会给我们的生活增添新的情趣。"

9. 人老愈加视野开阔

我们惧怕衰老的一个重要原因是害怕与世隔绝的感觉会与日俱增。如果付出努力，老年也会成为人拓展交际面的黄金时期。纽约西奈山医学院的老年病医生罗伯特．N．巴特勒博士认为："如果你着意培养关系，人到老年就会拥有一个庞大的关系网——莫逆之交、熟人、同事和一个大家庭。"这会大大丰富老年人的精神生活。

（二）离退休后老年人的心理变化阶段

离退休是人一生中的一次重大的转折。有些老年人突然面对离退休，一时难以适应，甚至认为离退休有损于老年人的身体健康，有损于老年人的社会价值和社会地位，有的人甚至错误地认为离退休是致命的，是被社会所抛弃了。然而，事实并非如此，在离退休和死亡之间没有必然的联系，离退休不直接损害老年人的身体健康，但是"老而无用""老而无能"的感受对老人的心理活动有着非常不利的影响。心理学工作者对此进行了许多研究，结果发现离退休会使老年人的心理产生阶段性的变化，主要体现在以下几方面：

1. 离退休前准备阶段

离退休给老年人的心理带来的影响在一个人离退休之前就已经开始了。即将离退休的人常常会认为，未来的离退休是人生中不可避免的，人人都要面对，并在离退休前就开始规划离退休后的生活。但此时，个体对真正离退休后自己将要面临的新的社会环境、将要担当的新的社会角色，以及自己的心理活动的变化和调适，却往往考虑得不够周到，只是偶尔想到这些问题。当然，周围的亲朋好友，以及周围已经离退休的老年人对离退休后生活的积极或消极的态度、观念和行为，也会影响到即将离退休的人。因此，作为即将离退休的个体，对自己将离开工作岗位的状况应有充分的思想准备，在感情上、行动上尽量坦然接受，以积极乐观的态度对待将要到来的离退休生活。

2. 欣然接受阶段

刚刚离退休后的一段时期，老人们从平时紧张繁忙的工作中解脱了出来，所有时间都可以由自己来自由支配。此时，老人们往往会以一种异常欣慰的心情去从事自己感兴趣的活动，学习新知识、走亲访友、养花种草、游山玩水等，尤其在从事自己过去想做又没有时间做的活动时，老人们更是快乐无比。一般处于这一阶段的离退休老人是兴奋、满足的，生活中充满了乐趣。

3. 清醒低谷阶段

老人们在按自己的意愿、计划行事时，突然发现离退休前的许多幻想并不能顺利实现。由于年老体弱，精力下降，有的计划甚至不得不永远搁浅，而且几十年形成的生活习惯又有着强大的惯性，使老人们一下子难以适应突然放慢的生活节奏。兴奋过后的老人们开始对自己的年老感到失望、痛苦、沮丧。因此，在这一阶段，老人们需要从幻想中回到现实世界，还要根据自己的实际情况，随时调整自己的目标和计划，最终确立最适合自己状况的离退休生活和社会活动，使自己重新树立生活的信心。在这一阶段，离退休老人最重要的是要增进人际交往，通过和他人的交流、互动，尽快从失望、痛苦中走出来。

4. 定向阶段

在这个阶段，离退休老人从幻想中回到现实中来了。他们开始调整自己的计划和目标，小心翼翼地进行人生的第二次选择。例如，有的继续发挥专长，力求造福社会；有的积极参加各种社会活动，成为积极分子；有的在家庭中承担起照顾、教育第三代的责任，在家庭生活中开启新的征程；也有的在老年大学继续学习进修，拓展自己的兴趣爱好。无论如何选择，他们的内心世界又开始感到充实，情绪逐步稳定，心理活动也趋向协调。在这个阶段，亲朋好友固然可以充当参谋，但最后的选择还应由离退休老人本人来决定。

5. 稳定阶段

这时候老人的稳定不是没有变化或缺少变化，而是老人已经建立起与自己的文化背景、经济条件、个性特点以及知识水平相适应的一套养老生活模式，老人们清楚了自己在现实条件下能期望什么、能做什么、又该如何做，接受了老年生活的有所能为和有所不能为的现实，扬长避短，轻松愉快地应对老年生活，此时可以说，老人已经成功地适应了离退休生活。

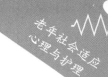
当然，由于老年人在生理、心理方面的差异以及社会条件的千差万别，不是每一个离退休后的老年人都一定要经历上述五个适应阶段，而且经历这些阶段变化的每一个老年人在各个阶段所需要的时间长短也不尽相同。事实上，有一些老年人可能没有如此清晰地经历过这五个适应阶段，而有的老年人可能是几个阶段混合地经历着，甚至有的老年人某些阶段根本就没有经历过。

（三）离退休老人常见的适应方式

一个人是否能很好地适应离退休生活，并顺利地度过晚年，与老年人的经济条件和社会经历有关，但也会受到老年人性格类型、生活经历的影响。心理学家提出了五种老年人的性格类型。

1. 成熟型

这种类型的老年人离退休后，仍然觉得心情愉悦、心理平衡，对过去的成就毫不留恋，对未来生活也不盲目悲观。他们对于自己的离退休生活很满意，经常参加一些积极有益的活动，生活很充实，人际关系也很融洽，认为离退休是人生的又一个崭新的阶段，并能以积极的心态去面对现实生活。

2. 安乐型

这种类型的老年人在离退休后安于现状，对离退休以后的生活没有过高的期望，随遇而安、潇洒自由。他们的生活大多随性而为，远离工作环境，离退休之后便彻底放下工作的烦恼，不喜欢被束缚，不喜欢一切劳心劳力的事情，只求生活安逸、悠然自得。

3. 掩饰型

这种类型的老年人离退休后，表面看似乎能够很好地适应离退休后的生活，而实际上，他们采取的是一种"障眼法"。就像装甲车一样将自己层层包裹起来，试图通过不断的活动，逃避自己年老的事实，以掩饰自己因肌体功能下降而产生的不安。因此，他们生怕自己闲下来，试图通过忙碌的工作来证明自己的价值。这种人往往容易对别人产生嫉妒心理，对自己的要求又过高，希望自己有和年轻时一样的精力、体力，因此他们特别容易体验到挫折感和失落感。

4. 易怒型

这种类型的老年人离退休后不能适应离退休后的生活。一方面，对于自己未能达到的人生目标，不认为是自己年老，力所不能及，而是将原因归罪于别人，责怪他人。总觉得别人和自己作对，因而对别人的言行充满了偏见。常常不满周围的人，觉得他们妨碍了自己，低估了自己，不能理解自己，因而时常与别人争吵，人际关系不佳。另一方面，他们对死亡有着强烈的恐怖感，担心"未竟"的事业，经常处于忧郁的精神状态。

5. 自我厌恶型

这种类型的老年人在离退休后，对于人生的看法比较消极、被动，总觉得自己的一生是失败的一生，不能很好地进行归因，常常把失败的原因归咎于自己，时常责备、抱怨自己，经常唉声叹气，沉浸在对过去失败的回忆和自责之中不能自拔。这类老人从不关心他人，对外面的世界也是漠然视之，他们把自己封闭在一个极其狭小的自我世界里，觉得死亡并不是一种威胁，而是一种解脱。

上述五种性格特征，"成熟型""安乐型""掩饰型"都能适应离退休后的老年生活，只是适应的方式有所不同。这表明，不应对所有的老年人强求某种唯一的适应模式。至于"易怒型"和"自我厌恶型"，则属于离退休后适应不良，他们需要适时地对自己进行调整。作为家人或朋友，更需要为这些老年人提供适时的帮助和支持，使他们同样能享受到晚年生活的乐趣。

必须强调的是，离退休后，无论社会或家庭为老年人提供了多么好的养老环境，如果老年人自己不注意调适自己的心理，不及时转换社会角色，不学会正确的养生方式，也不可能达到健康长寿的目的。心理问题以及由心理问题所导致的生理问题说到底，都是因为人们对事物抱着不恰当的观念、不正确的理念所致。如同俗话说的，"就是想不通和想不开，其实快乐也好，幸福也罢，关键在于自己的理解和体会"。因此，老年人应多了解心理学，并运用相关的知识尽快适应离退休生活。

（四）影响老年人离退休社会适应的因素

人的一生其实就是一个适应过程，是学习新的社会角色、掌握新的行为模式以适应新生活的过程。老年期更是如此。影响老年人离退休生活适应的因素很多，下面主要从主客观两方面加以分析。

1. 主观方面

（1）离退休前缺乏足够的心理准备

离退休人员的心理变化虽然早在离退休之前就已经开始萌动，但是有一些人对离退休之后将要面临的环境、生活内容的变化、角色的转变以及心理活动的变化和调节等问题考虑不周。也就是说，他们只是偶尔想到这些问题，并非正式地、系统地考虑离退休后的生活。还有一些人尽管在思想上有了比较充分的准备，但老年人的心理特点往往会导致他们在思维上、情感上、行动上明显滞后，因而仍然会出现心理上的不适，尤其是容易出现消极不良的情感反应。

（2）离退休后缺乏"个人支撑点"

每个人在社会中都扮演着一系列的社会角色，每一种角色活动又构成了他独特的生活内容。在这众多的角色及角色活动中，有一种或几种角色及角色活动对他本人来说是至关重要的。因为这些角色及角色活动构成了他们赖以生存和发展并维持最基本的心理平衡的"个人支撑点"。一旦丧失了这些"个人支撑点"，则会造成心理失调，甚至是心理崩溃。有些人，尤其是一些领导干部在离退休之前一心扑在工作上，职业角色和职业活动构成了他的"个人支撑点"，个人的一切尊严、价值及其喜怒哀乐都维系于此。而离退休之后，原先的"个人支撑点"不复存在了，又没有及时构筑新的"个人支撑点"，于是原先的心理平衡被破坏，出现了前所未有的失落、空虚、压抑、忧郁、懊丧、焦虑、痛苦等一系列心理反应。

（3）离退休前后生活境遇反差过大

不同的人在离退休前后所发生的生活境遇变化是有差异的，有的甚至差异很大。一般来说，普通老百姓离退休前后所发生的生活境遇变化不是很大，因而比较安于离退休后的生活，不容易产生不适应症状。而离退休前身居要职的各级领导干部则不同，在离退休前他们有较高的社会地位和较大的职业权力，其生活重心是工作和事业；而离退休后不可避免地出现社会地位的下降和职业权力的丧失，生活重心也被迫转移到家庭和生活琐事上。离退休前后生活境遇的变化如此之大，使得他们一时难以适应，因而易产生严重的心理失调，并可能出现上述某些症状。

（4）适应能力差或有性格缺陷

个人适应能力差是导致离退休老人出现心理问题的一个重要原因。有些离退休人员由于个性上的原因难以适应离退休带来的生活变化。一般来说，性格固执、刚愎自用、急躁、怪僻、过度内向、智力水平低下以及具有黏液质和抑郁质等气质类型的人适应能力相对较差一些，所以他们在环境发生剧烈变化的情况下容易出现心理失调。增进离退休人员的社会适应能力，有助于老年人尽快适应离退休生活，提高其主观幸福感，也会缓解人口老龄化给社会造成的压力。同时，还应优化离退休老人的性格，尽量克服其性格缺陷。

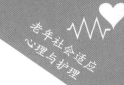
2. 客观方面

客观方面的因素主要表现为离退休老年人社会支持的缺乏。社会支持是一个心理学概念，是指一个人出现心理问题时，一切有利于个人解决心理问题的社会因素，主要来自家庭成员、亲友、同事和团体组织。例如，亲朋好友的主动关心、单位领导和同事的继续关怀、志愿团体的亲切慰问等，都有利于离退休人员解决心理问题。

研究发现，老年人社会适应的难易程度与其经济收入、生活满意度和身体健康状况存在显著性相关，即经济收入越高、生活越满意、身体越健康的老年人，越容易适应离退休后的老年生活。老年人对社会最迫切的希望是提供医疗保健支持、社会活动设施和改善居住环境；对家人、亲友最迫切的希望是亲情交流、医疗保险和旅游帮助。受老年人自身认知和社会普遍对老年群体认识的影响，大多数老人会把提高自身社会适应能力的途径，归结于社会支持而非自我调适。因此，我们应发自内心地关爱老人，倡导尊老、敬老的社会风尚，为他们建立完善的社会支持系统，提高老人的自信心和社会适应能力。

二、离退休老人的心理需求及问题

（一）离退休老人的心理需求

美国人本主义心理学家马斯洛提出的需求层次理论，按照从低级到高级的顺序将人类的心理需求划分为五个等级，分别是生理需求、安全需求、归属与爱的需求、尊重的需求和自我实现的需求。人的心理需求是在身心成长过程中不断发展变化的，而离退休老人的需求也无外乎这五种层次，但却有其老年期的独特性。

1. 生理需求

随着社会发展和人们生活水平的提高，老年人的生活已得到基本保障，但并非所有老人的生活水平都很高。离退休老人的生理需求呈上升趋势，他们最在意的是生活保障和对健康的需求。相比依靠子女赡养的农村老人而言，有固定养老保险的离退休老人的生活水平和生活满意度都要高一些。离退休老人非常关注健康问题，不仅关注自己所患疾病的信息，还关注自己的身心健康程度，关注养生和保健品。

2. 安全需求

随着年龄增长和身体机能的下降，老年人的安全需求呈现出上升趋势。很多老人会担心自己因腿脚不便、视听能力下降而摔倒、碰撞等。例如，有一位老人就因视力不好没及时看清红绿灯，再加上耳背没听见后面的喇叭声，被抢行的汽车刮倒在地，造成左腿骨折，身上多处擦伤。这类事件可谓是司空见惯、比比皆是。此外，社会上有一些不法分子将罪恶的黑手伸向离退休老人，所以离退休老人普遍担心自己的人身安全和财产安全。

3. 归属与爱的需求

老年人离退休后回归家庭，家人的关爱能有效缓解老人的心理孤独感，他们最高兴的事情就是子女能"常回家看看"，获得子女的关心与照护。同时，离退休老人也希望能得到社会的关爱与认可。有研究发现，入住养老机构老人的心理健康水平低于居家养老的老年人，就是因为入住养老机构的老年人的亲情需求得不到很好的满足，人际交往较少易导致消极情绪。因此，在养老机构中，不仅要做好老人的生活照料，还应关注老人的精神慰藉。

4. 尊重的需求

老年人离退休之后，由于其社会角色的转变和社会地位的降低，他们会变得敏感、多疑，渴望被理解和关怀，尊重的需求更为强烈些。随着社会发展和人们养老观念的变化，老年人追求高品质的养老方式，注重尊严、有体面的养老生活，希望能真正实现老有所养、老有所乐、老有所为。

5. 自我实现的需求

随着社会发展和年龄增加，老年人的自我实现需求呈现下降趋势。受传统文化影响，很多老人离退休之后就远离了工作和社会竞争，一心一意回家承担照顾孙子女的责任。他们虽然无法感受到来自事业上的成就与满足，但回归家庭为子女操劳，这也是通过自己的力量减轻子女的负担，以实现自己的价值。

（二）离退休老人常见心理问题及原因分析

1. 离退休老人的常见心理问题

人在一生中不断地产生各种心理问题，老年人常见的心理问题是指具有明显老年人特点的心理问题。但是并不是所有的老年人都具有常见的心理问题，适应能力强的老年人可能不存在这类问题，而且不同职业、不同地位的老年人对于角色变化的心理反应也有差异。下面主要介绍的是具有普遍意义的一些问题。

（1）去势焦虑

焦虑是一种心理上的紧张状态。去势焦虑指的是随着老年人即将或已经从工作岗位上退下来，之前的优势不复存在，由此而产生的各种不能适应的心理紧张状态。去势焦虑会使人产生无力、无用、无助的感觉，甚至会产生绝望感。原本意气风发、大权在握的人退休之后容易产生去势焦虑，认为"人走茶凉""人情似纸"，受不了退休后"门前冷落车马稀"的萧索落寞。

（2）不健康的补偿

人到老年，常常喜欢追忆过去，总爱提"想当年如何如何"，但如果这种回忆的结果只是对他人有埋怨、对自己有悔恨，那就会起到困扰未来生活的消极作用，使人无法积极地适应老年生活。有的老年人没有改变观念，没有调整好看问题的角度，而一味地企盼通过某种形式的补偿来使自己恢复心理平衡，往往会导致各种不良后果。因此，离退休老人要慎用"补偿"原则。

（3）消极的人格变化

老年人的人格发展往往呈两极性变化。许多老年人随着年龄的增长、阅历的丰富，人格日益走向成熟，如稳重、深思熟虑、宽厚、豁达等。而有的老年人则因为不能很好地适应老年期的一系列变化，导致人格发生消极的变化，体现为以自我为中心、脱离现实生活等不健康倾向。这些人格缺陷也许在过去的生活中表现得并不突出，没有对自身发展构成明显的影响。随着自身社会角色、身体状况等方面的变化，有些老年人不能顺利地适应生活的变化，导致原有的人格问题向消极方向发展，影响了其老年生活的质量。

老年人人格的消极变化和不健康心态有许多不同的表现。如疑心重重，总怀疑别人在背后捣鬼；自私自利，以自我为中心，对他人他事漠不关心；封闭自己，拒绝与他人交往，我行我素，倚老卖老，说话办事从不考虑他人的感受；牢骚满腹，怨天尤人；自制力差，情绪易激惹，喜怒哀乐，一触即发；嫉妒心强，多疑猜忌，不希望别人比自己好；自卑压抑，悲观失望，情绪抑郁，生活中没有乐趣和希望；斤斤计较，常因区区小事而与他人争执等。

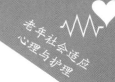

相关链接

老年人离退休后容易出现的七大心理误区

误区一：人老了，没用了

换位思考：花有开有谢，树有荣有枯，春有来有去，这是自然规律，人亦如此。生老病死是人生的自然规律，但并非人老了就没用了。老年人可以这样想，"长江后浪推前浪，我退下来了，不就给年轻人机会了吗？社会的发展需要年轻有为的下一代"。老年人还可以这样想，"退休了，社会对自己的要求降低了，自己就可以有更多的闲暇时间好好地享受一下退休生活，不必再为工作的事烦心，不再为肩上的重任而感到压抑，可以利用这段时间好好地干自己一直想干但因为没有时间而搁置的事情"。所以，老年人应该对自己说："不错，我是老了，但我的心不老，我依旧能够老有所为。"因此，老年人不必叹老，更不必讳老。

误区二：人走茶凉，人心可欺

换位思考：老年人应这样想，"以前门庭若市不是因为我的权力，而是因为我的职位性质。大家找我是因为工作上的需要，我接待他们是我的责任；现在我退休了，所谓不在其位不谋其政，我已经不再负责那些工作了，大家自然也就不会来找我了"。要明白人走茶凉是规律，门庭冷落是必然，但大可不必因此而产生人心不古、不可相信的悲凉感。

误区三：年轻时的理想没有实现，现在老了，退休了，心有余而力不足，深感遗憾

换位思考：老年人可以这样想，"年轻时自己很有理想抱负，给自己制订了远大的目标，并为之不断地努力拼搏。虽然没有实现，但在追求我的理想的过程中，我也有不少意外的收获，取得了一定的成就。而事实也证明，我年轻时制订的目标太高了。现在退休了，过去的就让它过去吧，实在没必要活在过去的悔恨中。俗话说'一年之计在于春'，在我人生的第二个春天将要来临之际，我应给自己重新制订一个新的切合实际、能够实现的目标"。

误区四：一生毫无建树，感觉白活一世

换位思考：老年人可以这样想，"和那些成功人士相比，我也许显得碌碌无为，但是我在人生的各个阶段都扮演好了自己的角色，在学校时是个好学生，在单位是个好员工，在家庭生活中亦是好儿女、好父母，也有着很好的人缘，安分、勤恳。虽然平淡，但胜在真实，要知道平平淡淡才是真"。因此老年人无须自怨自艾、羡慕他人，自己拥有的才是真正的生活。

误区五：工作没有了，活着也没有意义了

换位思考：不用问，有这种想法的老年人，年轻时一定是个工作狂，全部精力都用在了工作上。如果真的是这样，那他一定很少有时间陪伴他的妻子和子女，也很少会朋友，忽略了很多在他生命中应该很重视和重要的东西。那么现在退休了，不用工作了，何不好好享受一下与老伴子女在一起的幸福美好时光，不仅能享受到天伦之乐，说不定还能找到当年恋爱时的感觉呢。

误区六：退休了，别无它长，人生很无聊

换位思考：平时工作繁忙，也没有时间去学与自己的工作联系不大的东西，更没有时间去发展自己的兴趣爱好，现在退休了，自由支配的时间多了，不正可以利用这个机会，好好弄点新鲜玩意吗？无聊的时候，联系联系因为工作忙好久不联系的老朋友，叙叙旧，聊聊天，回忆一下过去，畅想一下未来，或者是出去旅游，游览一下祖国的大好河山，既放松了身心，又增长了见闻，何乐而不为？因此，退休是人生的又一起点！

误区七：我是不是有病啊？这要是真的得了什么病，医药费找谁承担啊？

换位思考：首先要弄清自己到底是不是有病，要相信医生，相信科学，医生经过科学的诊断说你没病，你就没病，千万不要自己吓自己。即使真的生病了，也要积极配合医生进行治疗。将来的事谁也不能预料，所以担心也没有用。怕生病，就要从现在开始好好锻炼身体，保持身体健康，要知道预防比治疗更重要。千万不要随便怀疑自己有病，要知道"身体本无病，一疑百病生"。

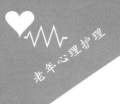

2. 离退休老人的常见心理问题的原因分析

就个人因素而言，离退休老人出现心理问题、心理障碍的主要原因包括以下几个方面：

（1）个性特点

个性因素会影响到老年人的离退休生活。例如，平时工作繁忙、事业心强、好胜且善于争辩、严谨和固执的人在离退休后容易出现心理问题。因为他们过去每天都生活得很紧张忙碌，突然之间变得无所事事，这种心理适应会比较困难。相反，那些平时工作比较清闲、个性比较散漫的人，反而不容易出现心理异常反应，正是因为他们离退休前后的生活节奏变化不大，很容易就适应了。

（2）个人爱好

个人爱好对老人而言是很好的疗伤药。离退休之前除了工作毫无特殊爱好的人容易发生心理障碍，这些人离退休后失去了精神寄托，生活变得枯燥乏味、缺乏情趣、阴暗抑郁。而那些离退休前就有广泛爱好的老年人则不同，他们在工作重担卸下之后，反而可以充分享受闲暇时光，享受兴趣爱好所带来的生活乐趣，晚年生活过得有滋有味，不亦乐乎，自然就不易出现心理异常。

（3）人际关系

人际交往不良，不善交际，朋友少或者没有朋友的人容易引发离退休障碍，这些老年人经常感到孤独、苦闷，烦恼无处倾诉，情感需要得不到满足；相反，老年人如果人际交往广，又善于结交新朋友，心境就会变得比较开阔，心情开朗，消极情绪就不易出现。

（4）职业性质

离退休前如果是拥有实权的领导干部，那么他们离退休后出现心理障碍的概率要高一些，因为这些人要经历从前呼后拥到形单影只、从门庭若市到门可罗雀、从指点江山到隐退江湖的巨大心理落差，容易出现一时难以适应的现象。另外，离退休前没有一技之长的人也容易出现心理问题，因为他们如果想再就业，往往不如那些有技术的人容易。

（5）性别因素

通常，男性比女性更难适应离退休的各种变化，因为按照中国传统的家庭模式"男主外，女主内"，男性退休后，活动范围由"外"转向"内"，这种转换会比女性更加明显，因此其心理平衡也较难维持。

三、离退休综合征

离退休是人生的一个重大转折，然而有一些老人面对生活和工作中的这些变化时，出现了焦虑、愤怒、精神不振、做事提不起兴趣等消极变化，极易患上离退休综合征。

（一）离退休综合征的含义

离退休综合征是老年人在离退休之后对环境适应不良引起的多种心理障碍和身心功能失调的一组综合征候群，它是一种心理社会适应不良的心理病症。具体指离退休老人在告别工作岗位离开原先的工作环境，回到家庭小环境后的一段时间内，由于工作习惯、生活规律、周围环境、人际交往、社会地位、工资福利、权力范围等发生变化，产生较为强烈的不适应感和去势焦虑，从而出现的身体及心理，特别是情绪上的变化。这种心理变化和自身躯体环境变化两方面的不适应交织在一起，直接损害离退休老人的身心健康，加速其衰老过程。

（二）离退休综合征的主要表现

一般而言，离退休综合征主要表现在心理和身体两方面的变化。

1. 在心理方面主要表现为抑郁症状和焦虑症状

（1）抑郁症状

离退休综合征患者的心情忧伤、郁闷、沮丧，精神消沉、萎靡不振，有强烈的失落感、孤独感、衰老无用感，对未来生活感到悲观失望，自信心下降，茫然不知所措，不愿主动与人交往，害怕见陌生人，有时连亲朋好友也疏于联系。行为退缩，兴趣减退，对过去很感兴趣的业余活动也感到索然无味。懒于做事，严重时连力所能及的家务事也不愿意做。

（2）焦虑症状

患者感到惶惶不安、心烦意乱，做事缺乏耐心、急躁冲动，容易发怒，有时自己也感到莫名其妙，自己想控制但控制不住。患者难以长时间静坐，总忍不住要做些小动作，来回走动，坐立不安等。严重者还会产生紧张、恐惧感，并伴有出汗、心慌等躯体症状，但最主要表现为无力感、无助感、无用感和无望感。

2. 在躯体方面主要表现为躯体不适

患者常常出现头痛、头晕、失眠、多梦、胸闷、气短、腹部不适、周身疲乏、阵发性燥热、四肢无力等症状，但去医院做相应检查又无明显的躯体疾病，或者即使存在某种躯体疾病也不能解释上述症状。此外，一些患者还可能会出现其他的不适症状。

四、离退休老人的心理护理

离退休是个体生命发展的自然规律，因为这时个体的生理机能开始逐渐衰退，体力和智力都明显不及过去，许多疾病也已经或正在产生，故到了法定年龄，理当高高兴兴地退休，但有一部分人由于离退休前后境遇相差大，再加上自身心理素质差，极易产生悲观失望、愤怒不平，甚至对生活失去信心。因此，作为一名养老服务人员，需要掌握他们的离退休心理，只有这样才能帮助他们早日调整心态，战胜心理疾病，好好享乐晚年。

1. 调整心态，顺应规律，提前做好心理准备

衰老是不以人的意志为转移的客观规律，离退休也是不可避免的。这既是老年人应有的权利，是国家赋予老年人安度晚年的一项社会保障制度，同时也是老年人应尽的义务，是促进职工队伍新陈代谢的必要手段。老年人必须在心理上认识和接受这个事实，提前做好离退休的心理准备，制订好合适可行的活动计划。而且离退休后，老人应消除"树老根枯""人老珠黄""老而无用"等悲观思想和消极情绪，坚定美好的生活信念，将离退休生活视为另一种绚丽人生的开始，重新安排自己的工作、学习和生活，做到老有所为、老有所学、老有所乐。

2. 发挥余热，重归社会，丰富离退休后的生活

离退休老人如果体格壮健、精力旺盛又有一技之长的，可以积极寻找机会，做一些力所能及的工作。一方面可以发挥余热，为社会继续做贡献，实现自我价值；另一方面也可以使自己精神上有所寄托，使生活充实起来，增进身体健康。当然，在工作中必须量力而为，不可勉强，应讲求实效，不图虚名。

如果身体条件不允许或是只想好好休养、不再继续工作的老人，应根据自身身体和经济条件，丰富自己的离退休生活。既可以做一些安静的活动，如读书看报、养鱼养花、写字画画、手工制作，也可以视身体健康状况做一些动的活动，如跑步健身、旅游爬山、参与竞技活动，还可在小区和朋友一起聊聊天、下下棋。

总之，离退休之后不能总是待在家里无所事事，应积极参加社会活动，充实自己的晚年生活。

3. 善于学习，科学用脑，与社会保持同步

西汉经学家刘向曾说过："少而好学，如日出之阳；壮而好学，如日出之光；老而好学，如秉烛之明。"因此，老人也应不断学习，切不可因离退休就放弃学习，与社会脱轨。一方面，学习可以促进大脑的使用，使大脑越用越灵活，延缓智力的衰退；另一方面，学习可以帮助老人适应当前风云变幻的社会，跟上时代的步伐。即使人老了，也不能故步自封，应积极关注社会动态，做一个时尚、乐观的老人。

4. 培养爱好，扩大社交，排解寂寞

许多老年人在退休前已有业余爱好，只是工作繁忙无暇顾及，退休后正可利用闲暇时间充分享受这一乐趣。即便先前没有特殊爱好的老人，退休后也应该有意识地培养一些，以丰富和充实自己的生活。例如，写字作画既陶冶情操，也可锻炼身体；种花养鸟也是一种有益活动，鸟语花香别有一番情趣；另外，跳舞、气功、打球、下棋、垂钓等活动都能使参加者益智怡情，增进身心健康。

良好的人际关系可以开拓生活领域，排解孤独寂寞，增添生活情趣。因此，离退休老人不仅要努力保持与旧友的关系，还应积极主动地建立新的人际网络。在家庭中，与家庭成员间要建立协调的人际关系，营造和睦的家庭气氛。

5. 拥抱现在，珍惜眼前，学会遗忘

"世间最珍贵的不是'得不到'和'已失去'，而是现在拥有的幸福。"老年人也是如此，应活在当下，珍惜现在拥有的幸福、珍惜眼前人。一位日本老人的长寿经验是三个"忘记"：忘记死亡，可摆脱恐惧死亡的困扰；忘记钱财，可从钱财的桎梏中解放出来；忘记子孙，可卸去为子孙操劳的精神负担。

老年人要学会忘记，忘掉那些不愉快的事。做好当前的事，从现在的生活中寻找快乐，来弥补旧日的创伤。有许多老年人坎坷地生活了几十年，工作又到了退休年龄，但他们退而不休，继续发挥他们的作用，并取得了一定的成就。这种强烈关注现在的态度是值得老人们学习的。对于力所不能及的事，老年人不要纠缠在心，非强求自己干好不可；对生活中意想不到的困难也不必着急，实在战胜不了时，还是尽早忘却为好，不要老挂在心头，也不要勉强自己去办。

生活本身是如此丰富和精彩，当老人用积极主动的眼光来重新看待它，就不会觉得老年生活枯燥无味。离退休老人应主动地去发现、寻找生活中的乐趣，虽然年老了，但一样可以拥有灿烂、愉快的生活。

6. 生活自律，注意休息，保健身体

老年人的生活起居要有规律，离退休后也可以给自己制订切实可行的作息时间表，早睡早起，按时休息，适时活动，建立、适应一种新的生活节奏。尤其是老年人尽量不要熬夜，晚上不要喝浓茶、咖啡等刺激性饮料，中午适当午休，时间以半小时到一小时为宜。帮助老人养成良好的饮食卫生习惯，戒除有害健康的不良嗜好。鼓励老人采取适合自己的休息、运动和娱乐的形式，建立起以保健为目的的、健康的生活方式。

7. 必要的药物和心理治疗

离退休老人若出现身体不适、心情不佳、情绪低落时，应该主动寻求帮助，切忌讳疾忌医。对于患有严重的焦躁不安和失眠的老人，必要时可在医生的指导下适当服用药物，以及接受心理治疗。尽量多向他们介绍有关离退休心理适应和离退休综合征的知识和预后信息，鼓励他们增强战胜疾病

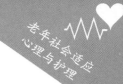
的信心，减少心理压力，做到心情平稳，合理、正确地对待离退休综合征。

总之，离退休老人必须要在心理上认识、接受和迎接退休这个事实，不要因为离开大大小小的历史舞台而产生内心的痛苦，也不要浪费太多时间来埋怨生活。要知道生活品质的优劣完全取决于自己的心态。老人不应过于眷恋过去，而应活在当下，珍惜眼前。要明白地位、财富远不如"三五知己坐，淡茶话家常"来得开心。老人应该将退休生活视为新的精彩人生的开始，重新安排自己的工作、学习和生活，做到老有所为、老有所学、老有所乐。

作为养老服务人员，应主动了解离退休老人的生活习惯，尊重他们的感情，在工作中视其为长辈，处处尊重他们，使其感受到理解和温暖。要每天和老人进行交谈，了解他们的心理要求，让他们在心理上得到安慰，缩短工作人员与老人之间的距离感。针对老人不同的心理要求，应注意保护，合理的心理需求应尽力去满足，即使一时满足不了，也要解释原因，避免产生误解、使老人病情加重。尽力为老人创造一个舒适、安静的环境，使他们可以少受其他刺激的干扰，争取早日恢复正常生活。

五、语言和非语言技巧在离退休老人心理护理中的作用

离退休是人生的一个重要转折，有的老人能积极应对，有的老人却因不适应而陷入苦恼当中，甚至患上了离退休综合征。俗话说："心病还须心药医。"良好的语言和情绪情感是治愈心病的一剂良方。因此，在离退休老人的心理护理中，应掌握好语言和非语言技巧，建立良好的护理关系。

（一）语言沟通技巧的掌握和运用

语言在离退休老人的心理护理中是非常重要的，因此养老护理人员应掌握语言沟通技巧，提高离退休老人的心理护理能力。针对不同老人的心理特点，通过语言交流给他们以启发、开导、劝说和鼓励，解除其精神负担和思想顾虑，使老年人能够乐享人生、安度晚年。

1. 讲究语言的艺术性

"一句话让人笑，一句话令人恼"，这就是语言的艺术。通过情景再现、角色扮演等方式，学会选择最佳的交流环境和时机。

掌握和不同类型老人进行语言交流的方法，如针对性格内向、情感脆弱的老人，应避重就轻，取得老人的信赖后再徐徐劝解，不可直奔主题。在和老人的谈话中，要揣摩老人的心理特征，把握好谈话的节奏，学会倾听，并适时地对老人的话进行恰当反应。还应注意语言的针对性，由于离退休老人在工作经历、生活经验、性格爱好、教育程度等方面存在差异，其思想认识、接受程度也各不相同，因此不能用一种方式来应对所有的情况，应做到"一把钥匙开一把锁"。

2. 多使用美好的语言

俗话说"良言一句三冬暖，恶语伤人六月寒。"语言可以治病，也可以致病，因此在离退休老人的心理护理中应多说积极、美好的语言，使用礼貌性语言、安慰性语言、鼓励性语言、解释性语言和赞美性语言等。

要注意掌握发自内心地安慰老人、赞美老人的方法。如面对心情郁闷、生活无乐趣的老人，应以积极乐观的态度、饱含关心的口吻鼓励老人，"您今天气色看起来很好，昨天休息得不错吧，我们一起出去走一走好不好？很多老人都想你了……"这样便会减轻老人的忧虑，使其心情好转，逐渐乐于走出家门与他人交往。要多赞美老人，而且赞美老人适合在公开场合进行，满足老人的价值感和自尊感。同时，赞美应真诚、具体而新颖，多一些情真意切的感受性赞美，尽量不要评比性赞美。

（二）注意非语言信息的沟通

美国传播学家艾伯特·梅拉比安曾提出一个公式，即信息交流的结果=7%的语言+38%的语调语速+55%的表情和动作。由此可知，在人际交往中，多达93%的信息是通过非语言方式传递的。我们在与老人交流沟通时，即使他们不说话，也可以凭借他们的身体语言来探知其内心的秘密，因此，读懂和使用身体语言具有重要的意义。

1. 注意眼神交流

眼睛是心灵的窗户，眼神交流是人际间最能传神的非语言交流方式。在与老人交往中千万不能忽视眼神的作用，注意掌握眼神交流的技巧。例如，亲切柔和的眼神，使人感到轻松愉悦；坚定的眼神，给人以信心、安慰和鼓励；鄙视的眼神，使人感到屈辱；责备的眼神，使人羞愧不安等。对老人进行心理护理时应多主动地、亲切地注视老人，避免咄咄逼人的盯视、怒视。

2. 利用好面部表情

微笑虽无声，但是它却可以表达出许多意思，如高兴、喜悦、同情、赞赏、尊敬等。英国的天文学家弗拉姆斯提德曾说过："微笑无须成本，却能创造许多价值。"微笑能缩短养老护理员与老人之间的距离，给老人以温暖，为其带来愉悦、安慰和希望，促进老人的身心健康。老人经常看到护理员发自内心的微笑就会感到亲切，能有效缓解其紧张、焦虑等心理，有利于提高老人的生活满意度。

3. 训练良好的身体姿势

站姿、手势等可以传递信息，表达思想情感和态度等。我国传统文化中就很重视交往中的姿态，认为这是一个人是否有教养的表现，因此有"站如松、坐如钟、行如风"的说法。在老人的心理护理中，要注意身体姿势所表达的含义。随着感知觉退化，一般老人都会有一定程度的皮肤饥渴症状，应掌握抚触的技巧，如身体前倾并用一种合适的、投入感情的方式抚摸老人的手、手臂等非敏感部位，必要时还可给予他们拥抱。当然，在这么做之前最好能够征得老人的同意。

4. 注意语调语速

自然恰当地运用语调语速是顺利交往的条件。一般情况下，柔和的声调表示坦率和友善，在激动时自然会有颤抖，表示同情时略为低沉。不管说什么话，阴阳怪气就会显得冷嘲热讽；用鼻音哼声往往表现出傲慢、冷漠、恼怒和鄙视，缺乏诚意，会引起他人不快。这些情况在和老年人的交流中都应引起注意。此外，和老人交流时应注意声音要尽量大一些，语速要慢，注意吐字清晰，重点突出关键字词，必要时可借助纸笔和老人交流。同时，还应尽量避免方言俚语、外语和网络语言等。

六、支持性心理疗法的运用

要想帮助离退休老人做好心理调适，首先，需要了解离退休老人到底需要些什么，才能做到"想老人之所想，急老人之所急"；其次，需要了解离退休老人常用的心理防御机制，找出其消极心理和异常行为背后的深层原因；最后，能够熟练运用支持性心理疗法帮助离退休老人进行心理调适，帮助其提高心理健康水平和晚年生活质量。

在上一个子项目中已详细阐释了常见的心理防御机制和支持性心理疗法，在此不再赘述。但如何去挖掘离退休老人言行背后的深层心理机制，如何诊断老人患上了离退休综合征，除了具备相应的知识和技能之外，还需要具备良好的观察力和换位思考能力。

1. 学会观察离退休老人的心理及行为

如何能从离退休老人的言行举止中发现异常呢？这就需要有良好的观察能力。良好的观察力主要体现在观察的敏锐性、全面性和准确性三个方面。我们可以通过观察获得大量离退休老人的感性材料，经过思维活动分析其深层原因，进而有针对性提出心理护理方案，帮助离退休老人解决心理问题。

如果观察力不强，在离退休老年人的心理护理中就会变得很被动。但观察力并非是与生俱来的，而是逐渐培养的，是在实践中锻炼出起来的。面对离退休老人的心理问题，我们首先要明确需要观察什么，怎么观察，离退休老人的哪些行为是正常的，哪些行为是异常的、需要关注的，哪些行为只是表面现象，需要结合情境和过往经历进行分析等。只有这样才能对他们的心理状况做出正确的评判。其次，做好观察记录，养成良好的观察习惯。观察力贵在培养，重要的是能养成良好的观察习惯。

作为养老服务人员，应坚持把观察到的现象和结果写下来，养成积累观察资料的好习惯。另外，可以通过随感法、观察日记法和反思法来及时记录观察到的离退休老人的行为。在观察过程中要善辩多思，忌片面观察、走马观花、不用心思。

2. 学会换位思考，真正体会离退休老人的心理

离退休老人有着丰富的工作和生活经验，其中有成功的喜悦，也有失败的沮丧。或许这些经历与情感，年轻人会觉得不可思议、难以理解。但要想走进离退休老人的内心，需要学会换位思考，这样才能真正去了解他们、帮助他们。

换位思考是人对人的一种心理体验过程，将心比心，设身处地，是达成理解不可缺少的心理机制。换位思考在客观上要求我们将自己的内心世界，如情感体验、思维方式等与离退休老人联系起来，站在他们的立场上体验和思考问题，从而与他们在情感上得到沟通，为增进理解离退休老人奠定基础。学会换位思考，对离退休老人而言，既是一种理解，也是一种关爱。换位思考，还有利于运用支持性心理疗法。

只有做到这些，才能正确分析离退休老人的心理。要学会透过现象看本质，根据心理防御机制，去分析离退休老人哪些言行是其真实想法的体现，哪些言行属于自我欺骗、反向、补偿或是升华。找出离退休老人心理和行为背后的原因之后，才能做到对症下药，解决其心理困扰。

➡️ 技能准备

一、语言和非语言沟通在离退休老人心理护理中的运用

二、支持性心理疗法在离退休老人心理护理中的运用

➡️ 项目实施

▶▶ 步骤一：准备工作

（一）环境准备：要求教室清洁卫生，宽敞明亮，配有活动桌椅，设备能正常使用。

（二）材料准备：一是各项目情境资料及学生预习准备的相关资料，资料来源可以是教材，也可以是网上资料。二是白纸、彩笔、胶带、剪刀等。

（三）人员准备：根据项目情境，将全班学生分为几个小组，选出小组长，负责领导团队完成

项目任务。

▶▶ 步骤二：在教师指导下，师生共同完成项目任务

（一）教师引导学生了解前面的项目情境，分析项目任务，结合项目所给资料及相关知识和技能，思考完成项目任务一。

问题一：分析判断情境中离退休老人的适应方式和心理阶段。

> 参考答案：在项目情境中，根据刘老在退休前后的变化，可以判断他未能积极应对离退休带来的变化，属于易怒型，处于离退休后的清醒低谷阶段。他在短短一年时间内就出现了一系列变化，像变了一个人一样，变得"目光呆滞、脸色灰暗，腰也不直了，背也驼了，过去的精神头一点也没有了，天天待在家里足不出户"。

问题二：根据具体情境，分析离退休老人心理问题的深层原因。

> 参考答案：项目情境中的刘老之所以出现这些症状，是因为刘老在离退休前没有做好充分的心理准备，再加上其个性强、事业心重、固执、好面子，过去每天都生活得很紧张忙碌，突然之间变得无所事事，因此适应起来比较困难。

通过以上分析判断，能够对离退休老人心理进行全面认识，理解他们的适应方式、心理阶段和特点等，并完成项目任务中的任务一。

（二）在学生思考的基础上，教师简单介绍支持性心理疗法的常用技术，并结合情境来完成项目任务二。

问题：分析判断离退休综合征的表现和诊断依据。

> 参考答案：在项目情境中，刘老被诊断为离退休综合征。具体表现为：在情绪上，他的情绪低落到了极点，动不动就大发脾气；在躯体和行为上，目光呆滞、脸色灰暗，腰也不直了，背也驼了，过去的精神头一点也没有了，天天待在家里足不出户，举止越来越奇怪，半夜三更跑到阁楼上以玩具娃娃当工人来指挥生产。
>
> 。诊断依据主要有两点：一是刘老为事业心强，好胜而善争辩，偏激而固执，且处于离休或退休后不久，在生活内容、生活节奏、社会地位、人际交往等各个方面发生了很大变化。二是刘老不能适应环境的突然改变而引起心理和生理上的不适应，出现焦虑、抑郁等不良情绪和失眠等不适表现，以及半夜三更跑到阁楼上以玩具娃娃当工人来指挥生产等偏离常态的行为。此外，还应排除既往抑郁症、精神分裂症等心理或精神疾病。

（三）学生结合教师的介绍与分析，在完成项目任务二的基础上完成项目任务三，并呈现项目任务完成的结果。

问题：针对离退休老人的具体情况，如何对其进行有针对性的心理护理？

> 参考答案：可侧重采用支持性心理疗法，多关注、鼓励他，改变刘老对离退休的不合理认知，建立积极的认知方式；建议其将重心从工作转移到家庭中，重视家庭关系和家人的支持作用；培养兴趣爱好，丰富离退休生活等。

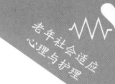

（四）按分组写出汇报提纲，并进行优缺点分析和可行性分析。

针对各小组的汇报，鼓励学生从多个角度去思考、分析和解决问题，注重方案的切实可操作性。

➡ 项目实训

【情境一】

60岁的顾教授退休前是北京某建筑公司的总工程师，凭着其精湛的技术、高度的责任心和对自己事业的热爱，顾教授取得了辉煌的业绩，成为建筑行业的佼佼者。可是突然的退休，令顾教授有些茫然无措了。

开始顾教授认为终于可以好好休息了，但一个星期无所事事的生活使他的兴趣一落千丈。顾教授认为自己除了会画图之外再无他长，真的没有其他用处了。于是他开始把自己封闭在家，也不出去，开始了自己认为的"安逸"生活，每天早起、吃饭、看电视、午饭、午休、看电视、晚饭、看电视、睡觉，这种模式化的生活使得顾教授话越来越少，行动越来越迟缓，思维越来越缓慢，脸上再也没有了昔日的神采，一下子衰老了很多。

家里人看着顾教授的变化觉得很奇怪，于是赶紧带他去医院检查，并找来心理医师进行咨询。在心理医师的指导下，顾教授顺利地走出了现实生活的困惑，开始了积极又丰富多彩的退休生活。

实训任务

1. 能够分析判断造成顾教授退休初期出现适应不良的因素。
2. 能够给顾教授制订一份合理可行的心理护理方案。

【情境二】

60岁的王叔叔当局长8年了，今天终于从岗位上退了下来，他计划着每天到小区散步、打太极拳、练习舞剑。第二天当他拿着宝剑来到街心公园时，遇到了两个原单位的已经退休的老同志，他们不仅没有给他笑脸，还私下议论他霸道、没有人情味儿、死板不灵活等，说他也有今天的下场，气得他收起宝剑回了家，躺在床上就睡觉。第三天他不去街心公园了，而是来到距离较远的公园，可是，在公园门口碰到了曾经经他处理过的一个退休职工，退休职工没有与他打招呼，而是狠狠地瞪了他几眼，他顿时觉得受到了人格侮辱。于是，他愤愤地返回家，继续睡觉。老伴觉得他退休的心理落差还没有调整过来，就没有太在意，任由他睡觉。

可是半个月过去了，王叔叔就是不愿意出门，计划好的锻炼项目一个也没有实施，面容显得苍老很多。平时单位有些娱乐活动请他参加，他也借故委婉地拒绝了。有些朋友来看望他，他不冷不热地应付几句就了事。亲戚邀请他过去做客，他也委婉地回绝了。原单位的一位同事去世了，请他出席遗体告别仪式，他也以身体不好为由拒绝了。就连女儿的终身大事请他拿主意，他无精打采地回答没有意见，气得女儿哭了好几次。以前养成的读书看报的好习惯也不坚持了，每天的主要工作就是睡觉、喝茶、看战争题材的电视剧，几乎不出门了。

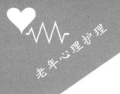

1. 能够分析判断王叔叔退休后都出现了哪些适应问题及原因所在。
2. 能够给王叔叔制订一份合理可行的心理护理方案。

【情境三】

颜先生，61岁，退休干部，大学文化程度，一年前从某中学校长的岗位上退下来。颜先生在副校长及校长职位上一干便是二十年，一直十分敬业，也热爱自己的工作，工作虽忙，但早已习惯了，所以临近退休时便开始失眠，退休手续一办便产生一种强烈的失落感，对退休后闲下来很不适应，因而总是烦躁不安，特别喜欢跟人发牢骚。今天对李老师说现任领导哪件事做得不对，明天又对张老师讲学校里哪件事应该怎样处理，有时甚至愈说愈激动，竟然粗言频出，牢骚一发便是一两个小时，弄得老师们不胜其烦，一见他就躲避。大家都在纳闷：颜校长退休前并非现在这样，那时他做事有魄力，处理事情公平合理，颇受众人尊敬。

不仅如此，颜先生在家里也一天到晚唠叨不停，只要是不顺眼的，他便要好好地数落一顿，且容不得家人辩驳，若跟他斗嘴，他更来劲。

退休一年来，在身体方面，体重减轻了，而且比以前易患感冒，本来就有的慢性支气管炎常常急性发作，因病情严重住院就有四次。

1. 能够判断造成颜先生退休一年来"因病情严重住院就有四次"的原因，并分析其深层心理机制。
2. 能够制订一份针对颜先生的心理护理方案，并分析其可操作性。

【情境四】

一副老花眼镜，一支湖笔，一卷宣纸。午后，老人正伏案习字。

初次见到於建国，绝难相信他是一位83岁高龄的老人。

"身体健健康康，看上去也精神点。"於建国笑道。

於老的这双手，刻过木雕，执过教鞭，退休后，则有纸笔相伴。

老伴儿拿出於老今年的两幅佳作，一幅苏轼的《喜雨亭记》，一幅范仲淹的《岳阳楼记》，都用毛边纸细心地包裹。

"现在他用的纸、墨都是小儿子在网上买的，有什么缺的，在网上买方便很多。"老伴儿在一旁说。

就这样，於老算是间接完成了"触网"。

於老笔下生风，慕名来求墨宝的人自然不少。

"儿子的同事听说我会书法，想要幅字，我一般都会答应。"於老笑称，就像学生在做作业。

人如其字。宣纸上流泻下来的隽永清秀，一如老人对待生活的态度。对于於老来说，习字是生活的一部分。不一定每天都写，但总有惦记的时候。

於老的住处离曾执教过的岱中小学不远，当了一辈子的老师，退休时早已是桃李满天下。

"退休后，学生都没忘记我，有些当了将军，逢年过节的也时常来看看我。"

而今，闲来无事，或写字，或散步，或与邻里下棋、聊天，俨然田舍翁。

实训任务

1. 能够分析判断於老是如何安排退休生活的，这种安排是否合理。
2. 能够分析兴趣爱好在离退休生活中的作用和意义，并制订方案来引导、发掘老人的兴趣爱好。

子项目三　老年人婚姻家庭中的心理问题与护理

➡ 子项目描述

　　对老年人而言，他们已进入生命周期的最后阶段，其家庭规模随着老年人老化过程和社会发展发生着变化。老年人的婚姻关系是老年人家庭的基础，是老年生命过程中的重要支柱。老年人的婚姻关系及其家庭结构对他们的晚年生活质量有着重要的影响。因此，本子项目通过介绍婚姻对老年人身心健康的影响，使学生能够对不同情境中老年人的婚姻家庭状况进行分析和讨论，找出老年婚姻中潜在的危机，并分析心理问题背后的深层原因；掌握老年人丧偶、离异、再婚、婚外情心理及其应对方法，帮助他们进行心理调适，提高其晚年生活质量和生活满意度。

➡ 学习目标

能力目标：
1. 能够分析老年人婚姻家庭中常见心理问题及其深层原因。
2. 能够熟练运用支持性心理疗法等方法帮助老年人进行婚姻家庭问题的心理护理。
3. 能够举一反三，灵活运用所学知识，并针对老年人的心理状况提出切实可行的心理护理方案。

知识目标：
1. 了解婚姻对老年人的意义和老年婚姻潜在的危机。
2. 掌握老年人丧偶心理及心理应对。
3. 掌握老年人离婚心理及心理应对。
4. 掌握老年人再婚心理及心理应对。
5. 掌握老年人婚外情心理及心理应对。

素质目标：
1. 培养学生良好的观察力，积极关注老年人的婚姻家庭状况，树立正确的态度和理念。
2. 培养学生自觉尊重老年人及其婚姻自由，使其感受到支持和关心。
3. 培养学生灵活的思维能力，有效地应对处理老年人婚姻家庭中的心理问题。

➡ 项目情境

【情境一】
章先生，65岁，原本性格开朗，兴趣广泛，在社区里小有名气，很多人都愿意和他一起参加活动，他爽朗的笑声经常回荡在家里和社区活动中心。但自从半年前老伴因脑溢血突然离世后，章先生就像变了个人一样。他的情绪一直很差，做什么都提不起兴趣，从不主动给亲朋好友打电话，即使是接电话也总是唉声叹气、沉默寡言；连楼都懒得下，自然昔日热衷的活动也不参加了，天天在屋里对着老伴的照片、遗物等发呆，子女的劝解听不进去。最近一周，他还出现了胸闷气短等症状，担心自己得了心脏病。后去医院检查，排除了心脏病的可能，医生说这主要是"心病"。

【情境二】

有一对退休不久的老夫妻，原是工厂职工，当年他们是按照父母意愿结为夫妻的。几十年的风雨历程，彼此很少"掏心窝"，相互无所谓，但又因传统观念制约从来没有"闹离婚"，彼此勉强凑合过日子。当他们进入老年时，子女都已长大并且立业成家、独自生活。老两口退休后终日待在一起，感到越发苦闷、难受，矛盾逐渐显露，几十年的痛苦和不快倾心而出，加上两人身体还好，经济条件不错，双方心中都在孕育一个共同的生活话题："这几十年活得又苦又累，太不自在了，应该开始新的生活了。"

于是，经过恳切的交谈，两人毫不惋惜地"协议离婚"了。他们彼此没有怨恨，反而感到"挺好"，日子过得比以前痛快了，互不干涉，各寻乐趣。逢年过节，子女们还请他们一起相聚，该吃就吃，该喝就喝，言谈欢笑，宛若一家，但实际上他们已没有婚约维系了。

虽然引来邻里亲友们颇多贬语微词，但他们并不以为然，而且还赢得了子女们的理解。

【情境三】

秦先生，66岁，早年妻子就去世了，为了拉扯几个孩子长大，秦先生既当爹又当妈非常辛苦。好在孩子们都成家立业了，工作都还不错，但就是离家远。近几年，秦先生的身体状况每况愈下，自己无法打理自己的生活，孩子们也不放心，想接老人一起住，但他又怕给孩子添麻烦。于是子女们商议，一起为老人请一位住家保姆照顾其生活。经过多日的奔波、挑选，终于找到了一位50多岁的下岗职工方大姐。方大姐照顾秦先生很是用心，经常陪他一起聊天、散步。天长日久，两人的感情逐渐升温，秦先生那颗多年未动的"春心"萌动了，而方大姐也是离异多年，于是秦先生打算和方大姐结婚，召集子女商量此事。但他的子女听说后激烈反对，说秦先生都这么大岁数了还结什么婚，他们丢不起这个人；骂方大姐是别有居心，贪图他家钱财。于是好好的一场家庭聚会就这么不欢而散。

【情境四】

王老师今年62岁，退休前是一所中学的音乐老师，老伴早年去世，孩子们也各自独立。退休后王老师参加了社区组织的舞蹈队，和她当舞伴的李大爷退休前是一家研究所的工程师。他和王老师两人年龄相当、经历相似，不久两个人的关系就有了微妙的变化。开始时是活动累了一起吃饭、喝茶，然后李大爷没事就去王老师家里坐坐。李大爷的老伴是普通家庭妇女，天天在家收拾家务、买菜做饭等，不爱抛头露面，这给李大爷和王老师的约会创造了很好的条件。李大爷经常早上打声招呼就出门，中午在王老师家吃饭，晚上才回家。

王老师说："和他（李大爷）在一起精神上有寄托，也有性的满足。"她甚至用了"性伴侣"这个新词儿。当然，王老师也承认不可能和李大爷走到一起，不说别的，单说让李大爷和老伴离婚这事就不可能，他要承受很大的社会压力和家庭压力。现在两个人在一起，既不想结婚，也没有经济上的需求，只图情感上的寄托、精神上的关系和身上的满足。因此明知是婚外情，他们两个还是选择在一起。

情境分析

少年夫妻老来伴，当人生步入晚年，婚姻生活状况对老年人产生的影响尤其明显和重要，对其身心健康也有着不可估量的作用。世界上任何两个人之间的关系都需要经营，老年婚姻关系更是需要细心呵护。经过几十年家庭生活的磨合，老年夫妻之间有着丰富的情感，多数老年人是年龄越大感情越深。但也有少数老年夫妻忽视了爱情的巩固，或由于其他因素的影响，经常吵架，甚至还会大动肝火，造成感情不和，严重影响了老人的身心健康。因此，老年夫妻应继续巩固夫妻感情，才能做到白头偕老。老年夫妻之间既是伴侣，也是亲人，但如何维系这份亲情与爱情，如何向对方表达爱意，的确是一门学问。

上述四种情境都反映了老年人婚姻家庭中可能出现的问题，了解丧偶、离异、再婚、婚外情等老年人家庭婚姻中常见的心理困扰，并能够有针对性地对老人进行心理护理，将成为当下养老服务中亟待解决的问题之一。因此，学生需要了解：上述四种情境都反映了老年人在婚姻家庭中的哪些心理危机，他们有哪些表现，应该如何判断，如何帮助他们摆脱困境、进行心理调适等。

项目任务

> 任务一：能够了解老年人婚姻家庭中常见的心理问题及原因。
> 任务二：能够判断丧偶老人的心理，并进行心理护理。
> 任务三：能够判断老年人的离婚心理，并进行心理护理。
> 任务四：能够判断老年人的再婚心理及可能遇到的困难，并进行心理护理。
> 任务五：能够正确认识、处理老年人的婚外情现象。

知识准备

一、婚姻对老年人的意义

爱情和婚姻是人类永恒的话题，但花前月下、两情相悦并非只是年轻人的专利，老年人同样需要情感的慰藉和爱情的滋润。近年来，老年人的离异、再婚现象逐渐增多，这是一件正常的事情。家家有老人，人人都会老，婚姻和家庭对老年人有着更加不同寻常的意义。对老人而言，并非是天冷了铺个电热毯，天热了买把扇子，闷了养个宠物狗，闲了去跳跳广场舞那么简单，他们也需要心理、精神上的关注与陪伴。

婚姻家庭的关爱既有夫妻相互间的爱，也有父母和子女之间的爱。这种爱可以使夫妻俩携手经历人生的风风雨雨，分享人生路上的成功与失败、欢乐与悲伤，在生活上互相照顾、相互扶持，即使面对挫折与坎坷，也能相互鼓励、增强信心。良好的婚姻对老年人具有重要的特殊意义，可以促进身心健康发展，延年益寿，体现生存价值。

1. 良好的婚姻有助于提高老年人的身心健康水平

现代医学证明，恩爱、和谐的夫妻关系能够使人保持愉悦的心理状态，避免消极情绪的刺激，从而使双方身心健康处于最佳状态，降低罹患身体疾病和心理疾病的概率，如高血压、冠心病、糖尿病、消化道溃疡、癌症、老年抑郁症、老年焦虑症等。心理研究还发现，家庭是治疗疾病，特别是心理疾病的重要调节因素之一，夫妻双方互相关爱、体贴，就能创造出积极、和谐、幸福的生活环境。如果夫妻关系不和，经常吵架，家庭气氛紧张，就会使人烦恼、消沉、失眠、茶饭不思，长期如此会影响身体免疫力，诱发各种疾病，不利于身心健康。

2. 良好的婚姻对于空巢老人具有重要的特殊意义

随着社会发展，目前我国家庭规模不断趋于小型化，"2+1"式的核心家庭越来越多。一般成家立业的子女不会和父母同住，老人独居的现象越来越多，因此被形象地称为"空巢老人"。在独自居住的老年人中，老伴成了老年人生活中最主要的交往对象。老年夫妻之间可以互相照料，提高彼此生活和精神上的自立程度，减轻子女的养老负担，使年轻人可以用饱满的热情、充足的时间投入到紧张的社会工作中，最大限度地提高社会效益。

如果老人没有配偶且长期独居，平常生活中无人与之交往、交流，则往往会缺乏安全感，感到孤独、寂寞。如果他们能有良好的婚姻或是再婚，夫妻恩爱、感情深厚、相处和谐、相互鼓励的话，就可以在很大程度上避免产生以上负性心理问题。甚至有人认为，老年人再婚的根本意义不在于"结婚"，而在于"养老"。这也算是在目前养老制度不够健全情况下的一种新的可行性尝试。

3. 良好的婚姻有助于监护双方的健康与安全

老年夫妻间的夜间健康监护是其他人无法替代的。由于老年人心脑血管疾病的发病时间多在夜深人静的时候，老年人若独自入睡，发病时身边没有人，很可能就会造成救治时机的延误，导致不可挽回的后果。老年夫妻经常一起相互陪伴着买菜、做饭、散步等，若突然出现碰撞、滑倒等意外时，也可以第一时间打电话报警或找人求助。因此，老年夫妻间相互监护健康和安全是非常重要的。有研究显示，当老年夫妻中一方患病时，另一方的安慰和精心照料对于病人的康复有着重要的作用。

二、老年婚姻中的潜在危机

进入老年期后，老人的生理和心理都会出现一系列的变化，这对于夫妻关系是一个严峻的考验。再加上老年人从工作岗位上退下来以后，生活范围缩小，闲暇时间增多，儿女长大离家，朝夕相处的几乎只有老伴，时间一长难免会出现以前不曾有的矛盾和问题。因此，如何过好退休后的夫妻生活，仍是老年夫妻要考虑的问题。

据统计，有将近半数的老年夫妻年轻时感情很好，女方表现得脾气好，有耐心，对丈夫温柔体贴，男方表现得大度，有上进心，但是进入更年期、老年期后都像变了一个人似的，唠唠叨叨，常为一些琐事互不相让，吵得翻天覆地、面红耳赤。日常生活中常会听到有些老太太抱怨："这老头子不知怎么了，就是不说话，问了也不答。"或是听到老爷子抱怨："天天唠唠叨叨的，想清静一会儿都不行，真不想回家。"这些都是由于心理变化引起的欠妥当行为使得夫妻双方产生不满而引发的抱怨。

婚姻需要一辈子去经营、去呵护，虽然老年夫妻已经结婚几十年了，但是到老之后依然需要面对婚姻适应问题。对老年人的婚姻家庭生活而言，需要多理解、多体谅。因为夫妻双双退休后，无形中增加了他们彼此在家相处的机会，而这是好或者不好，要看老年夫妻们的情况而定。有的能朝夕相处，乐于享受在一起的生活，有的却受不了天天在一起，暴露出夫妻相处的困难。而且由于老年夫妻双方在生活态度和方法上存在不同的差距，处理不好极易产生夫妻或家庭矛盾。比如，如何分配财产、要哪个子女来照顾等，都可能引起家庭潜在问题的爆发。因此，老年夫妻除了享受时髦的"二人世界"外，还应随时准备好去应对各种潜在的危机。

相关链接

牵手73载没吵一架，宫家岛百岁老人演绎幸福婚姻

在烟台市芝罘区宫家岛有一对老夫妻非常有名，一提起他们，没有不美慕的。宁洪顺和刘维娟夫妻牵手73年，从来没吵过一架，如今已是四世同堂。刘维娟老人身体硬朗，思维清晰，生活能自理；百岁老人宁洪顺耳朵有些背，反应迟钝，除了老伴，已不认识其他人了。

他们从小青梅竹马，长大后终成伉俪。但丈夫宁洪顺常年在外做工，妻子刘维娟在家照顾老小，只能遥寄相思。婚后经历了兵荒马乱的年代，共生育了10个子女，但5个孩子先后夭折，给他们的生活带来很大痛苦，但他们苦中作乐，彼此扶持。

现如今，丈夫年老体衰，但老妻贴心伺候，不离不弃。刘维娟老人每天早晨起床第一件事，就是先烧好一壶开水，给丈夫冲个鸡蛋，服侍丈夫喝下，再端来洗脸盆，把水温调得正合适，用温毛巾给丈夫擦脸，一遍又一遍，直到把脸擦洗得干干净净才行。每天晚上临睡前，她都要把洗脚水端到床前，给丈夫仔细地把脚洗得干干净净，擦干，再洗自己的。刘维娟天天如此，一丝不苟。

如今宁洪顺已经对自己的儿女、孙子、孙女等亲人都不认识，却从没认错老伴儿。老人的儿女说："如今爸爸只认识妈妈一个人，而且变得像个孩子似的，越来越依恋妈妈，必须整天陪着他，离开一会也不行。"

据老人的儿女们回忆，从来没见过父母吵过架。年轻时，父亲脾气不好，但父亲发脾气只是对小孩子嚷嚷几句，却从没有对母亲大声说过话。而母亲的好脾气在村里是出了名的。村里上了年纪的邻居们也都说，宁洪顺一家人家庭和睦，全村找不出第二家。

两位老人之间也许从来没有说过"我爱你"，从来没有订过什么山盟海誓，但两人却用73年的岁月诠释了世间大爱！"执子之手，与子偕老"，不正是两位老人一生恩爱的见证吗？携手73年来，他们互敬互爱，从来没有吵过一次架，虽然每个人都免不了有缺点，可在他们的心里却只记得对方的好，如今刘维娟老人说起自己的老伴，仍然是非常满足的口气："他虽然脾气不好，但是从来不对我发火，一次也没有。"

随着社会发展和老年人婚姻观念的变化，老年离异的夫妻比比皆是，老年人婚外情也时有发生。总之，老年夫妻关系需要精心呵护，否则维持了几十年的婚姻也有可能出现崩溃的危险。只有夫妻间用心交流，互相理解和帮助，才能在美满的家庭环境下度过幸福、安稳的晚年。

三、解决老年婚姻家庭冲突的基本原则

任何一个想要家庭幸福的人，都应积极面对新式家庭的挑战，采取创造性的方式来扮演好自己的家庭角色，老年人亦是如此。不管是初婚家庭还是再婚家庭，都可能会出现家庭矛盾，从某种程度上讲，这是不可避免的，最重要的是老年人应明确自己的角色，付出努力，学会分析家庭冲突的原因和解决之道。作为养老服务人员，应发自内心地关心老人、尊重老人，通过其婚姻家庭状况分析其心理，安慰、鼓励他积极面对。

在解决老年夫妻之间矛盾的过程中，应当引导老年人遵循以下基本原则：

1. 坚持互相尊重的原则

不管是几十年的老夫老妻，还是才走在一起的夕阳婚姻，遇到矛盾时都要多想一想对方的好处，多看对方的优点，无论大事小事，都要注意尊重对方的意见，不独裁霸道、不固执己见。只有这样，夫妻感情才能融洽。如果不注意尊重对方，什么事都自己说了算，对方难免会觉得自己临到老年还要受气，许多纠纷就由此产生。

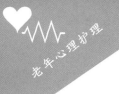

2. 坚持宽容体谅的原则

老年人年纪大了，各方面都不可能像年轻时那么敏锐、那么精力旺盛。特别是进入老年期以后，男性变得容易失眠、健忘、发火，而女性变得爱急躁、情绪不稳定、焦虑不安、忧郁、疑虑重重等。这就需要双方互相体贴、互相谅解。特别是身体较好的一方，对另一方要耐心、体谅；另一方也要控制自己，不要为了小事而喋喋不休。

3. 坚持感情不断培养的原则

老年夫妻在感情培养方面常犯的一个错误是：过分求实，而缺乏想象力，每日被柴米油盐之类的琐事所淹没，过分淳朴而缺乏情趣，常常被呆板和沉闷所窒息。当然，老夫老妻之间的感情与年轻夫妻有所不同，但因此而否认老年夫妻间感情的重要意义是不对的。老年夫妻应该经常坚持不断培养感情。有条件的时候可以老两口出去旅行，呼吸一下新鲜空气，这不仅对身体有利，还可以解除心头的郁闷，使心情豁然开朗，有利于老人感情的培养，这样老两口出现冲突的机会也就少了。

4. 坚持自我批评原则

每对老年夫妻都应珍视自己从年轻时培养起来的爱情。性子急、脾气犟的人要注意克服自己的毛病，想要发火时，不妨想想自己的固执暴躁可能给对方带来的伤害，想想夫妻恩爱时的情景，想想对方往日对自己的关心和体贴。

不要总想着明确谁是谁非，老两口之间没有根本的利害冲突，即使分出谁胜谁负也没有意义。因此，双方都不应斤斤计较，应当在冲突中主动妥协退让，大度一些，宽容一点。事实上，一旦有一方表现出大度，另一方也不会纠缠不休，这样老两口之间的紧张气氛就会烟消云散了。

四、丧偶老人的心理护理

"白头偕老"只是人们的美好愿望，老年夫妻中总会有一个先过世。对于老年人而言最痛苦、影响最大的事件就是配偶的死亡。丧偶对老年人是极其沉重的打击，这种打击如果不能妥善处理、调适，有时会带来不同程度的精神障碍，严重者还会使得丧偶的人身患重病甚至死亡。这是因为老年夫妻感情深，互相需要的程度高。老年夫妻有长期共同的生活经历，生活模式的相互适应持久，并且很巩固，特别是有病相扶持，无事话沧桑，这些都是别人无法替代的。

相关链接

鳏寡效应

夫妻中的一方在配偶去世后 3 年内离世的现象，称为"鳏寡效应（Widowed Effect）"。

苏格兰圣安德鲁斯大学研究人员 1991 年至 2005 年随访大约 5.8 万对夫妻。这 15 年间，8.5% 的男性和 16.5% 的女性丧偶。调查结果显示，40% 男性和 26% 女性在配偶去世后 3 年内辞世。

这项研究首次涉及多种死因，包括癌症、其他疾病、酗酒、吸烟、事故、他杀和自杀。虽然不少鳏夫和寡妇由于上述诸多原因去世，但研究人员仍然找到"足够证据"证明，这些人更多是因为丧偶而去世。可见"心碎到死"的说法也是有一定道理的。

（一）丧偶后的心理变化阶段

心理学家对丧偶后老年人心理活动的一般规律进行了研究，认为丧偶后的心理活动大致经历了以下几个阶段：

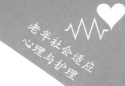
1. 震惊、麻木

在丧偶最初的日子里，老年人还处于震惊之中，他们此时常常并无强烈的情绪反应，反而显得有些麻木不仁，浑浑噩噩，对一切都好像不在乎，无所谓，对任何事情也都不感兴趣。例如，某位老太太在得知相依为命的老伴去世时，目光呆滞，精神恍惚，一滴眼泪都流不出来。其实不是她不伤心，只是还没有从老伴去世的震惊中缓过神来。

2. 思念、痛心疾首

经历了最初的麻木感后，丧偶的老年人会转而全身心地倾注于对死去老伴的思念上，并常常会痛不欲生。整个身心都被绝望感所控制，悲观、沉闷，对任何人、任何事都没有兴趣，心如死灰，度日如年，整天都沉浸在回忆之中。例如，某老人老伴去世后，天天对着两人的相册垂泪，家里的一桌一椅、一草一木，无一不蕴含着老伴的身影，正如白居易在《长恨歌》里写的那样："芙蓉如面柳如眉，对此如何不泪垂。"

3. 愤怒、戒备心增强

为了发泄对死去老伴极度思念的情绪，有些老年人常常会采取迁怒于他人的方式。例如，怨恨参与救治老伴的医护人员没有尽心尽力、埋怨子女不早早帮老伴转入更好的医院或采取更好的治疗方法、责怪亲友之前对老伴不够好等。总之，这一阶段丧偶老人会对周围很多相关的人存在愤怒、敌视心理，对他人的劝解与接近持戒备心理。

4. 混乱无序

虽然经历了丧偶的最初日子，悲痛的情绪也得到了一定的发泄，但这时丧偶老人的生活仍然混乱无序。许多丧偶老人在老伴死去一年后，都难以抚平创伤，迟迟不能恢复正常的生活。在某些人或事的启发诱导下，开始试着从绝望中复苏，开始重新安排生活。从表面上看，情绪似乎基本上恢复了常态，但在内心深处，悲哀的心情依然存在，只不过能主动地压抑或转移悲哀罢了。

以上几个阶段因人而异，长短不一。要克服丧偶的悲痛心理，在这期间，子女、亲友的安慰固然重要，但更重要的还得靠老年人自己进行心理调适，应该尽可能地设法缩短这些阶段，平安地度过这一时期。

（二）老年人丧偶后的心理调适

丧偶对老年人是一个巨大的心理创伤，尤其是丧妻对男性老人打击更大。有些人在老伴去世后，身体和精神都迅速衰退下来，甚至一蹶不振。据有关资料报道，在近期内失去配偶的老年人心理失衡而导致死亡的人数是一般老年人死亡人数的 7 倍。心理学家认为，丧偶是老年人面临的最严重的生活事件之一，怎样尽快摆脱和缩短沮丧期，是丧偶老年人和家属子女必须解决好的问题。

1. 培养自我安慰的心理

人到老年，失去患难与共的配偶是一件令人心碎的事情，但既然这已经无法挽回，不如坦然面对。这时，丧偶的老人不妨理智地提醒自己：生老病死是人之常情，有生就有死，每个人都要走向死亡，这是谁也逃脱不了的自然法则。老伴现在过世，是他（她）的"福气"，如果他（她）不"早走"，而是我"早走"，或许对他（她）来说更加残酷。"早走"一步的他（她），一定"希望"我多保重身体，替他（她）看着孩子努力工作、好好生活，因此，我要愉快、坚强地生活下去。

2. 避免自责心理

有些老年人在老伴去世后常常会生活在悔恨中，责备自己以前对不起死去的老伴，在老伴健在时未能好好对他（她），或是以前自己做过一些错事，争吵打骂过，没有满足老伴的某些愿望等。

其实，这种自责心理是没有必要的。"金无足赤，人无完人"，我们更是不能未卜先知。如果想要弥补自己对老伴的歉疚，最好的办法不是自责，而是将老伴生前的事业、精神继承发扬下去，完成老伴生前未能实现的愿望，更加精心地照顾好老伴的亲人，培养教育好自己的子女。

3. 避免睹物思人

俗话说"见物如见人"，常常看到老伴的遗物会不断强化思念之情，这对丧偶老人的正常生活并无好处。因此，应该尽量排除怀旧诱因，把老伴的遗物收藏起来，尤其是最能引起痛苦回忆的物品。或是去子女那里住一段时间，好好平复一下心情，最好是能把注意力转移到现在和未来的生活中去。

4. 建立新的依恋关系

人总是依恋和谐亲密的人际关系，并从中感受到生活的欢乐。对于成年人来说，最为亲密的依恋关系一般是夫妻关系。一旦丧偶，这种亲密无间的依恋关系便被无情地摧毁了。如果此时能和父母、子女、亲朋好友等建立起一种具有代偿性的新型依恋关系，就能有效地减轻哀思。

在条件具备时再寻求一个伴侣，也是建立新的依恋关系的一条重要途径。子女和晚辈应破除那些陈旧的束缚老年人的观念，不仅不应阻挠长辈再婚，而且应主动积极地为他们找一个新的伴侣。子女对丧偶老人照顾得再好也不如再找一个合适的老伴相依为命来得好，因为子女工作忙，老人大部分时间还得独处。因此条件合适时再找一个合适的老伴，对丧偶老人来说是一个最大的安慰。

5. 提高生活自理能力

研究发现，一般情况下，丈夫先去世，妻子的适应能力较强；而妻子先去世，丈夫的适应能力则较差。这是因为女性总有操持不完的家务，较少会感到无事可做的寂寞。如果有孙辈，那丧偶的女性就更容易克服悲伤心理，她们能在对孙辈的照料中获得乐趣。而男性丧偶的老人，因为平时生活大多有妻子料理，一旦丧妻则很不适应。故男性应尽早学会做些家务劳动，起码能生活自理，这样丧妻后才不会因生活极不适应而过于悲痛，还能在家务劳动中打发寂寞。

6. 追求积极的生活方式

老伴去世后，丧偶老人的角色发生了很大变化，有许多原来是生活的主要构成部分的东西已不存在了，空虚感和孤独感充满心头。因此，应引导丧偶老人寻求新的、积极的生活方式，或投身于学习、兴趣和家务之中，或全身心地照顾后代。尤其是深受儒家文化影响的中国老人非常在意子孙，看着后代纯真的笑容，生命有了延续，他们的心情也会好一些。总之，丧偶老人应认真寻求精神寄托，养成乐观向上的心态，建立积极的生活方式。

五、老年人的离婚心理及应对

社会学家发现，世界范围内，越来越多的老人难以"白头偕老"。随着社会发展和老人观念的变化，我国老年人的离婚率近年来也持续上升，很多老夫老妻风风雨雨过了一辈子，临老了反而强烈要求"结束现在的生活"。此外，我们也经常在报纸上见到"结婚50年，80岁老人坚决要离婚"等类似的新闻报道。

（一）老年夫妻离婚的原因

为什么老年人会在相扶大半生、最需要陪伴的时候离婚呢？

1. 不和谐的婚姻历史

有些老年人的婚姻基础不好，属于父母包办婚姻，彼此之间没有共同的爱好和话题，导致婚姻生活不如意。过去是为了孩子或是碍于社会舆论一直将就着、凑合着过，但现在孩子们长大成家了，

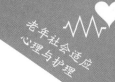

社会对离婚容忍度也提高了，人们不再受旧的传统观念的束缚，为了彼此在晚年能更自由地生活，于是他们选择不再忍受无所谓的争吵，给彼此自由。

2. 长期两地分居

由于某些原因，很多老年人在年轻时出现男方长期在外打拼、女方在家照顾公婆和子女的情况。长期的两地分居，造成双方交流机会很少，再加上生活习惯、经历、观念的不同，离退休之后突然在一起了，面对不同的生活方式反而不习惯了，看对方什么都不顺眼，最终选择劳燕分飞。

3. 更年期的影响

人们在更年期时脾气会变得很特别，稍有不高兴就喜欢说别人，老伴离得最近，自然受到的委屈也最多。开始时或许能忍耐一些，不予计较，但时间长了难免就会发生矛盾、冷战或是吵架。这时，若没有亲朋好友的劝说和心理疏导，个性较强的老年人多以"离婚"宣告结束。

4. 婚外情和黄昏短命恋

婚外情或第三者插足也是老年夫妻离婚的主要原因之一。除此之外，还有一种离婚的状况属于短时间内多次离婚，在老年人离婚案件中，离婚——再婚——离婚的占了六成。这种黄昏短命恋的致命原因之一就是婚姻基础差，交往时间短、感情平淡，往往令老人没有耐心去磨合，因此再次离婚也快。

5. 追求"性"福

由于生活水平的提高，老年人的身体状况较以前也有了很大提高。一些老年人即使到了六七十岁都还会有性的要求，但是由于观念不同或者身体状况的差距，另一方或许无法满足这方面的要求，这样就容易造成老年夫妻间的隔阂，甚至造成出轨、离婚。

小贴士

规律的性生活是老年人婚姻幸福的秘诀

据外媒报道，保证老年人婚姻幸福的方法有很多，如相互尊重、培养相同的兴趣爱好、吵架不过夜等。但美国波士顿一项最新调查显示，规律的性生活是最有效的方式之一。

在对65岁以上的老年人调查后，科学家们宣称，如果老年伴侣依然保持规律的性生活，那他们的暮年将会更加幸福。调查显示，在每个月保持一次以上性生活的老年人群中，近80%称他们的生活"非常幸福"。而在过去一年中从未有过性生活的老年人群中，仅有59%表示自己生活幸福。

研究人员杰克逊称："该研究将打破那些制约老年人性生活的条条框框，性生活和快乐的关系将有助于我们对性健康展开更详细的研究调查。"

（二）老年人离婚的心理护理

很多老年人离婚是出于解脱心理、孤独心理或是仇恨心理，但不管怎样，离婚对老人都会造成一定的伤害，可能会引起家庭成员的情绪不稳定。因此，为保障老年人的合法权益，促进社会和谐，我们应对老年人的离婚问题采取以下护理和应对：

1. 强化调解优先原则

离婚并不意味着完全解脱，很多离婚者在离婚后会很沮丧、情绪低落、伤感，他们会出现愤怒、自卑、不满，甚至是看破红尘等各种各样的消极心理。我国自古就有"宁拆十座庙，不破一桩婚""劝和不劝离"的传统，应积极运用多种手段促成老人的和解，通过对双方进行心理疏导，必要时可让子女和亲友参与调解，促成双方和好，争取让老年人能安度晚年。

2. 加强道义引导

无论是什么原因导致的老年夫妻离婚，都应尽量做到离婚不离德，不能彼此攻讦、恶意伤害对方。既然夫妻不能一起过了，那就尽量友好地分手，道一声珍重，各自过好各自的生活。若有机会、有条件，还可以在做好心理建设之后积极准备再婚。另外，相关部门和机构还应做好老年人婚姻矛盾的预防工作，对出现婚姻危机老年夫妻进行心理疏导、劝慰，调和夫妻矛盾。

3. 保障老年人离婚后的生活

若对于判决离婚一方无独立生活能力且又无赡养人的，一般不能盲目判决离婚，应保障弱势一方的基本生活。可以在向其亲友、社区、民政部门等寻求帮助，稳妥解决其离婚后生活之后再判决离婚。

六、老年人的再婚心理及应对

随着医疗条件的进步，现在老年人的寿命越来越高，若老伴去世或是离异之后，这些老年人出于对心理、生理、生活和子女方面的考虑，都有可能面临再婚的问题。但是老年人再婚却不是那么容易的，如何对待再婚问题，是老年人自身、家人及整个社会都应关注的话题。

（一）老年人再婚常有的消极心理

1. 自我贬值

自我贬值是老年人，特别是老年妇女在再婚过程中较为普遍的一种心理现象。它主要是受传统习惯和封建文化的影响造成的，再加之本身心灵的创伤、情绪的低落，会不同程度地出现自我贬值的心理。很多老年人离婚后受自我贬值心理的影响不敢再相信婚姻，认为自己是失败的、被人瞧不起的。

2. 心理重演

心理重演是指再婚后生活中所出现的与之前婚姻生活相同或相似的情境，唤起再婚者对往事的回忆。心理重演往往是痛苦的回忆，因此会出现挫败感，但有时也会引起对之前婚姻的追忆，引起心理上的失衡。

3. 心理对比

很多老人喜欢将再婚后的伴侣与之前的伴侣做比较，心理对比分为积极心理对比和消极心理对比两种情况，其中积极心理对比有利于老年人再婚后的生活，提高老年人的再婚生活满意度和幸福感，而消极心理对比则不利于巩固再婚夫妻关系。

4. 怀旧心理

对于丧偶后再婚的老年人来说，前次婚姻关系的结束，是因为夫妻中一方的故去而导致婚姻关系的自然消亡，因而再婚后，老年人容易回忆以往的婚姻生活，这种怀恋常常会影响再婚后的感情。

（二）老年人对待再婚应持有的态度

1. 应慎重对待，切不可草率从事

老年人自己对再婚问题应该持慎重态度，切不可草率从事。有的老年人对再婚问题考虑得不够周全，甚至觉得"随便找一个凑合几年算了"，结果酿成了悲剧。有一些老年人在考虑再婚问题时，对经济因素考虑过多，甚至有的老年人单纯是为了获得经济来源而再婚，这样的做法不可取，考虑经济因素是应该的，但感情问题也不能忽视。没有感情的婚姻就像是空中楼阁、海市蜃楼，随时可能消失不见。由于老年人的体力、精力都已不如从前，婚姻的变故会对老年人造成更大的伤害，因此老年人切不可草率对待再婚。

2. 消除顾虑，坚持本心，走自己的路

不少单身老人不是不想再婚，而是有各种各样的担心和顾虑。顾虑之一是觉得自己已年过半百，再找一个老伴怕人笑话。其实，这种担心是多余的。老年人再婚是光明正大的事情，是老年人生活的正常需要，用不着怕别人说闲话。老年夫妻之间精神上的互相慰藉是任何其他人都替代不了的，单身老人再婚还可以在生活上互相照顾。因此，老人不必过多顾虑，应当大胆地走自己的路。

老年人对再婚的另一种顾虑是害怕子女反对。确实，有一些做子女的因为各种各样的原因反对老年人再婚。首先应当明确，子女对老人婚姻的阻挠、反对是不正确的行为。如果子女对老人再婚过分干涉，还有可能会触犯法律。作为老年人，如果儿女反对自己再婚，也不要急于求成，强行结婚，而应当善于等待，多方商量，做好工作，以便取得较好的效果。如果子女就是不同意，甚至粗暴干涉，可以通过亲友或有关组织部门帮助解决，尽可能不要伤害感情，把事情闹僵。如果涉及房屋、财产继承问题，最好在再婚前通过协商或司法程序解决好。

（三）老年人再婚心理的应对

从心理学的角度讲，老年人"独身"有害而无益。老年人再婚是社会文明进步的表现，老年人同年轻人一样享有追求婚姻幸福的权利。儿女在孝敬父母的同时也要支持他们再婚，让他们能够幸福地安度晚年。

1. 矫正再婚的心理动机

老年人再婚应该以感情的需要为主线，要特别注意双方感情的培养。再一次组织起来的家庭，虽然双方都有婚姻经历，但遇到的困难可能比初婚还要大。不少老年人再婚后并不幸福或闪婚闪离，就是因为缺乏坚实的感情基础，结果给老年人造成再次伤害。因此，老年人再婚前必须端正再婚的心理动机，只有从爱的需要出发，才能在婚后得到真正的幸福。有些老年人认为再婚不过是"找个伴"，打发日子而已，这种认识显然是错误的，它忽视了再婚的感情基础和爱情价值。无论是年轻人还是老年人，婚姻中最重要的都是爱情。

2. 适应对方的心理特征，做到心理相容

在多年生活中，每个人都形成了独特的性格、兴趣和爱好等心理特征。但进入更年期后，人的生理和心理特征都发生了一些变化，因此老年人再婚后要尽快了解对方的心理特点，正确对待老伴的性格和习惯，注意互相尊重和谅解。婚后幸福与否的关键是能否做到心理相容。而心理相容最根本的前提是双方彼此全面了解，在此基础上达到相互理解和谅解。因此，再婚老年人双方都要积极努力地改变自己，耐心安慰、体谅、理解和容忍对方，避免感情上的冲突，顺利度过磨合期。

3. 克服怀旧心理

老年人总喜欢沉浸于过去的生活回忆中，老年人再婚后往往不自觉地将先后两个家庭加以比较，尤其是遇到矛盾和不顺心的时候，就会追忆过去爱情的甜蜜，前夫（妻）的优点，产生后悔和怨恨情绪，这对于再婚夫妻关系而言是非常不利的，会拉大再婚夫妻的心理距离。克服这种怀旧心理，关键是双方都要认识到过去的已经过去了，不可能重新来过，面对新的婚姻和家庭，应努力消除矛盾，不断对自己进心理调适。只有相互理解、相互尊重和信任，才能创造美好幸福的新家庭。

4. 尊重对方的亲友关系

老年人再婚后应尊重对方的人际关系，包括对方已故配偶的亲友，让配偶在过去的人际关系中延续今后的美好生活。这既是对对方的尊重与爱护，也是自身修养的表现。老年人再婚后还应尊重对方对已故配偶的感情。再婚后不可因对方追怀已故配偶而心生嫉妒、不满，也不要把对方对已故配偶进行比较。

5. 平等对待双方子女，恰当地处理好与对方子女的关系

一般来说，由于没有血缘关系和抚养经历，再婚者很难把对方的子女当成自己的子女同等对待。再婚老年夫妻应克服排他心理，与新老伴及其子女建立新的家庭关系，把双方子女都当作自己的孩子，尽到为人父母的责任，尤其是在衣食住行等一些生活小事上更是要一视同仁。只有恰当对待，保持和睦关系，才能促进良好的亲子关系的建立。

6. 积极面对死亡，提前安排好身后事

再婚老人很多都已经历过丧偶的悲痛，因此特别恐惧死亡的再次来临。但死亡对任何人都是公平的，是不可抗拒的自然规律。再婚老人应以豁达的态度积极面对死亡，合理处置财产，最好能提前安排好身后事，减少后顾之忧。一般再婚家庭的关系都比较复杂，若不事先处理好这些事情，就有可能在一方出现意外时引发许多不必要的麻烦，让活着的人不满意，死去的人不安宁。

七、婚外情是老年婚姻的"杀手"

一般来说，老年人感情趋于稳定，发生婚外情的可能性很小，然而近年来，老年人婚外情现象屡见不鲜，而且与其他年龄阶段的婚外情相比有其特殊的特点。老年人因一时冲动而发生婚外情的较少，很多发生婚外情的老人会非常固执地与原配离婚，追求自己所谓的夕阳真爱。因此，老年婚外情对家庭的影响是非常大的，会使双方背上沉重的思想包袱，使配偶和子女痛苦愤怒，失去理智，若处理不好，极易造成家庭悲剧。

（一）老年人婚外情产生的原因

老年人婚外情产生的原因，既有客观原因，也有主观原因。

1. 原来感情基础薄弱的老年夫妻最容易受婚外情的困扰

由于时代观念的局限，很多老年夫妻当初结婚属于包办婚姻，并非出自爱情和自愿结婚，婚后几十年也没有建立起真正的爱情，只是考虑到孩子的成长，凑合着过。进入老年期以后，孩子们各自成家立业，社会舆论压力变小，经济压力大大减轻，因此很多老年人开始萌生了追求新生活的愿望，婚外情正是这种愿望的体现。

2. 缺乏沟通的老年夫妻抵不住婚外情的诱惑

步入老年期之后，生活趋于平淡，如果夫妻间缺乏感情和思想的交流，彼此间的吸引力就会随着年龄的增大而递减，家庭就成了维持形式婚姻的外壳。有的老人性格开朗，喜欢出入舞厅、酒吧、晨练公园等休闲场所，这也为老人婚外情提供了机会和场所。而且，有的老人对伴侣的要求很高，现有老伴并不符合他心目中的理想形象，因此一旦有机会就会疯狂追求心目中的理想伴侣。

3. 不能排除一些老年人作风不正

现在社会有一些不良风气，如拜金主义、享乐主义等严重侵袭着传统美德，少数老年人经不住不良风气的诱惑，自恃经济条件好就置道德与义务于不顾，自感生活空虚寂寞就另寻刺激，自觉婚姻感情不和就寻求新的补偿，这些都可能导致老年人婚外情的出现。当然，也可能因为感恩、意外等情况而出现婚外情。

（二）老年人婚外情的应对

1. 避免婚外情的发生

为避免婚外情的发生，在日常生活中应做到：

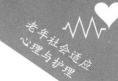

（1）互相尊重、互相体贴

夫妻双方应互相尊重，克服"夫唱妇随"或"妻管严"等陋习，建立平等互尊的新型夫妻关系。家庭事务互相商量，不能大小事一人说了算，或是强迫对方做不愿意做的事情。夫妻间互相尊重就是要大事讲原则，小事装糊涂。夫妻间还应互相体贴，妻子烦了，丈夫应关心妻子，多说一些劝慰的话；丈夫忙工作在外应酬，妻子应体谅他，做好家庭后盾，尽量少干扰。夫妻间要善于沟通，有了矛盾应开诚布公，及时化解。

（2）抗拒性的诱惑

从众多婚外情来看，第三者大多比原配更有诱惑力，也因此给不少老年人家庭带来灾难。这种情况多发生在男性老年人身上，一般不管男性的年龄多大，都会被年轻女性的魅力所吸引。当然，女性老年人也可能会出现婚外情，但由于社会对女性出轨的批判要严厉得多，一般女性很少会付诸行动。因此，男性老年人更需要抗拒性的诱惑，一方面要提高自己的识别能力，另一方面更重要的是在意志上战胜诱惑，要注意警钟长鸣、防微杜渐。

（3）克服喜新厌旧的心理

喜新厌旧是导致婚外情的一个重要心理因素。但是我们也应看到，人性还有更深邃的一面——怀旧心理。一个人不可能永远年轻，每个人都会体验到人生最值得珍惜的应是那种始终不离不弃、至死不渝的伴侣之情。在几十年的婚姻中，两个人的生命中早就你中有我，我中有你，血肉相连在一起。因此，更应共同珍惜这份宝贵的财富，共度美好人生。

2. 正确处理婚外情

不论是何种原因发生婚外情，都应本着和为贵的原则，尽量在夫妻之间解决问题，不要一开始就将事情闹大。如果寄希望于站在道德制高点去谴责对方，或是利用亲朋好友、子女的压力迫使对方回心转意，效果往往不好，甚至会适得其反。应冷静地评价婚姻状况，分析夫妻间感情的症结所在，这样才能敞开心扉、对症下药。

作为婚外情当事人，应对自己的行为做出反思。首先，应明白爱情具有专一性和排他性。置患难与共的妻子于不顾而在外寻花问柳是不道德的，是有违我国风俗习惯和社会秩序的，严重者还会受到法律的制裁。但是如果婚外情当事人就是不讲道德，那么一切说教都是徒劳的。其次，需要理智地进行思考。自己的婚外情是不是一时冲动；与老伴的矛盾是否已到了不可调解的地步；离婚是不是最好的解决办法；婚外情对象是否就是自己理想中的伴侣等。如果发现自己错了，就要承认错误，重新回归家庭，求得老伴的谅解。即使现在的婚姻难以维持下去，也要好好解决，和平分手。

八、支持性心理疗法在老年人婚姻家庭关系中的运用

（一）倾听的运用

支持性心理疗法第一步是倾听，倾听比说教更重要。当老年人出现婚姻家庭纠纷时，他们常常会向别人倾诉自己心里的痛苦，因此护理人员应学会察言观色，先不要急于劝解或是表达自己的看法，而是要耐心倾听老年人的感受和想法。

对不同婚姻状态下的老人进行倾听时应注意以下问题：

1）当丧偶老人倾诉自己的孤独、寂寞时，应如何做出倾听反应，并给予老人支持和精神抚慰？

2）当老年夫妻发生争吵时，应如何倾听并劝慰老人互相包容？

3）当老人再婚遇到困难时，应如何倾听老人内心的顾虑和真实想法？

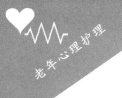

4）当老人遇到婚外情时，应如何通过倾听做出恰当的处理？

在运用倾听技术时，应注意澄清老人谈话的问题、对老人谈话的内容和情感做出正确反应以及总结归纳。

1. 澄清问题

首先应澄清老人婚姻家庭中的问题。澄清问题一般从提问开始，对老人谈话中提及的信息进行再解释。澄清问题的目的是鼓励老人对自己的情况描述得更详细，检查信息的准确性，以及澄清含糊、混淆的信息。

澄清问题的步骤是：①确认来访老人的言语和非言语信息。②确认任何需要检查的含糊或混淆的信息。③确认恰当的开始语，最好用疑问句。④通过倾听和观察来访老人的表情和反应来确认澄清的效果。

2. 内容反应

对来访老人的谈话内容进行反应，目的是帮助来访老人注意自己表述的信息内容，尤其是当他们过早地关注情感或自我否定时，突出其表述的信息内容，有利于找出问题实质并加以解决。

内容反应的步骤是：①回忆来访老人谈话中所提供的信息。②辨别这些信息中的内容部分。③使用恰当的语句将来访老人的信息用自己的语言表达出来，注意最好使用陈述语气。④通过倾听和观察来访老人的表情和反应来确认效果。

3. 情感反应

对老人的情感部分做出正确解释和反应，有助于老人问题的解决。使用情感反应的目的是鼓励来访老人更多地表达感受，助其认识和管理自己的情绪。

情感反应的步骤是：①倾听来访老人使用的情感词汇，如心烦、郁闷、快乐等。②注意观察来访者的非语言信息，如身体姿势、面部表情和语调特征等。③选择合适的词语将获得的情感再反应给来访老人，注意情绪类型和强度水平的匹配。④评估情感反应是否有效，确定来访老人是否认同我们的情感反应。

4. 总结归纳

归纳总结是用几句话或是情感反应来浓缩来访老人的信息，目的是连接来访老人信息中的多种元素，确定其主要问题所在，并打断其多余的陈述，回顾整个过程。

在倾听中进行总结归纳的步骤为：①回忆来访老人传递的信息——言语和非言语。②识别来访老人信息中存在的明显模式、主题或多种元素。③选择恰当的开始语进行总结，使用陈述句。④评估归纳总结是否有效，来访老人是否认同我们的总结归纳。

总之，倾听是支持性心理疗法中的一项重要技术，在解决老年人的婚姻家庭问题中经常采用。耐心倾听可以让心理护理人员在倾听中收集相关资料，了解事情的来龙去脉，同时也是和老年人建立良好关系的开端。另外，通过让老人尽情诉说、尽情宣泄，也会使他们感到轻松、情绪得以缓解，有利于解决老人当下的实际困难。

（二）解释和保证技术的运用

在倾听的基础上要注意分析老人的心理。在掌握老年人家庭矛盾的问题实质，以及具备解决矛盾的素质和条件之后，采用通俗易懂的语言向老人提出切合实际的、真诚的解释。

在采用解释原则时应注意：一般老年人的性格较固执，这时要注意解释应根据老人性格和心理接受程度一步一步来，不能着急一步到位。对老人的建议和劝告要反复多次，便于其细细领会。

在帮助老人解决其婚姻家庭问题过程中，面对老人的焦急和疑虑，为了安慰老人我们会用到某种程度的保证，但保证并非信口开河、为了安慰老人而任意许诺。保证必须有事实及科学根据，不能言过其实。保证主要体现在为老人服务的热情和战胜疾病的决心上，体现在养老护理人员的工作态度与行动中。

（三）建议的运用

人常说"当局者迷，旁观者清"，有时老人自己心里明白，但就是抹不开面子不肯接受，这时由有权威的专家或其在意、尊重的人提出相应的建议，就容易被老人所接受。因此，给老人提建议时要选择适当的时机。支持性心理疗法中的建议目的在于帮助老年人分析问题，让老人了解问题的焦点和实质。治疗者提出意见与劝告，让老人自己找出解决问题的方法，鼓励他们走出第一步。

在实施过程中，提出建议要谨慎，要有限度，否则老人按建议去尝试却失败了，就会丧失治疗的信心。

➡️ 技能准备

一、老年人婚姻家庭状况测评

老年人婚姻家庭状况调查问卷

姓名：　　　　性别：　　　　年龄：　　　　婚姻状况：

指导语：请您自己或在他人帮助下，仔细阅读下列 20 个问题，弄清楚含义后，根据自己的实际情况，在每一题相应的选项上选择最合适的一个，即在该选项后面的□上画"√"。请根据指示作答，谢谢合作！

1. 您是否会觉得自己的婚姻家庭很幸福？　是□　否□　（若选否，请说明原因）

2. 您觉得您的婚姻有问题吗？　有□　没有□　（若选有，请说明问题）

3. 您是否觉得老夫老妻可以不用经营爱情了？　是□　否□

4. 你和老伴发生矛盾时是否想过离婚？　是□　否□

5. 您是否向老伴实施过家庭暴力？　是□　否□

6. 您是否觉得家丑不可外扬，即使受到家暴也不会说出去？　是□　否□

7. 您是否经常与老伴吵架？　是□　否□

8. 结婚多年的您是否觉得与老伴的交流出现了障碍？　是□　否□

9. 您是否觉得自己比老伴做家务要多一些？　是□　否□

10. 您和老伴是否经常会因为谁买菜做饭、刷锅刷碗而吵架？　是□　否□

11. 您是否和老伴分床睡？　是□　否□　（若选是，请说明原因）

12. 您和老伴是无性婚姻吗？　是□　否□

13. 若老伴出现婚外恋，您是否会坚决与其离婚？　是□　否□

14. 您是否发现或担心老伴会发生"广场舞恋情"？　是□　否□

15. 您经常会疑心、翻看老伴手机吗？　是□　否□

16. 您是否会干涉孩子的婚姻？　是□　否□

17. 您觉得您与您的子女之间有代沟吗？　有□　没有□　（若选有，请说明原因）

18. 您是否认为孩子结婚后会冷落父母？　是□　否□

19. 您和老伴在子女、孙子女问题上是否有争议？ 有☐ 没有☐

20. 您和老伴是否有相同的兴趣和爱好？ 是☐ 否☐

评分规则：20题选"是"得1分，"否"得0分；其他题目选"是（有）"得0分，"否（没有）"得1分；各题分数相加即为总分。

0～6分，说明您的婚姻家庭存在很多问题，为了您的身心健康和晚年幸福，您需要慎重思考，认真经营您的爱情。

7～14分，说明您的婚姻家庭存在一些问题，请找出原因并加以改进。

15～20分，说明您的婚姻家庭很幸福，即使有小矛盾相信您也会很好地解决。

二、支持性心理疗法在老年人婚姻家庭关系中的运用

（一）倾听的运用

（二）解释和保证技术的运用

（三）建议的运用

➡️ 项目实施

▶▶ 步骤一：准备工作

（一）环境准备：要求教室清洁卫生，宽敞明亮，配有活动桌椅，设备能正常使用。

（二）材料准备：一是各项目情境资料及学生预习准备的相关资料，资料来源可以是教材，也可以是网上资料。二是白纸、彩笔、胶带、剪刀等。

（三）人员准备：根据项目情境，将全班学生分为几个小组，选出小组长，负责领导团队完成项目任务。

▶▶ 步骤二：在教师指导下，师生共同完成项目任务

（一）教师引导学生了解前面的项目情境（情境一至四），分析项目任务，结合项目所给资料及相关知识和技能，思考完成项目任务一。

问题：了解老年人婚姻家庭中常见的心理问题及原因。

参考答案：根据之前知识准备部分的知识介绍和情境一至情境四的分析，我们可以得知，老年人婚姻家庭中常见的心理问题有丧偶心理、离异心理、再婚心理和婚外情等。造成这些心理问题的原因是多方面的，既有老人的性格、情感、身体健康、责任意识等原因，也受客观的时代背景、社会发展、经济条件等因素影响。针对老年人婚姻家庭中的这些问题应做到具体问题具体分析，不可盲目用世俗的眼光、陈旧的礼教去约束、桎梏老人，应在充分理解、宽容的基础上帮助老人妥善解决问题。

（二）在学生思考的基础上，教师简单介绍处理老年婚姻家庭冲突的基本原则、支持性心理疗法在老年人婚姻家庭中的运用等知识，结合情境来完成项目任务二至五，并呈现项目任务完成的结果。

问题一：判断丧偶老人的心理。如何对其进行心理护理？

参考答案：在项目情境一中，章先生在老伴因病去世后就像变了个人一样，情绪一直很差，做什么都提不起兴趣，沉默寡言，天天在屋里对着老伴的照片、遗物等发呆，子女的劝解也听不进去。根据上述症状分析判断，章先生主要是丧偶之后心理适应出现问题，可建议他培养自我安慰的心理，如"生老病死乃人之常情，先走一步的老伴一定希望我好好地活着""人死不能复生，我要好好地替老伴看着孩子们好好工作和生活"等；若条件允许，子女应将老人接在身边一起生活，或是鼓励老人去养老院，应避免老人在熟悉的环境里睹物思人；帮助章先生建立积极的生活方式，多鼓励他参加昔日热衷的活动，培养其他兴趣爱好，多与亲朋好友保持联系，尽量使自己的生活充实、忙碌起来；同时，还应提高他的生活自理能力，很好地安排、照顾自己的生活。

问题二：判断老年人的离婚心理。如何对其进行心理护理？

参考答案：在项目情境二中，这对老夫妻最后选择了协议离婚。他们年轻时结婚属于父母包办婚姻，没有感情基础，再加上工作忙，尚能一起经历风雨。但是退休后，闲暇时间多了，矛盾和摩擦也多了，最终选择了和平分手，互不干涉生活，反而日子过得比以前更愉快了。项目情境二中老夫妻的做法就很可取，与其互相折磨，不如和平分手。针对老年人离婚问题，应强调"调解优先"原则，若老人感情破裂、调解无效，可以选择离婚，但应考虑离婚后对方的生活，保护无过错或弱势一方的合法利益。

问题三：判断老年人的再婚心理及可能遇到的困难。如何对其进行心理护理？

参考答案：在项目情境三中，秦先生鳏居多年，因身体变差而找保姆照顾自己的生活，后和保姆方大姐产生了感情，打算和子女商量再婚问题，但遭到了子女的强烈反对，属于老年人的再婚问题。针对秦先生的情况，建议其可与子女多沟通交流，提前做好婚后的财产和赡养协议，打消子女的部分顾虑；端正自己的再婚动机，多听听子女的意见，慎重对待，避免上当受骗，但若子女因自己面子等原因反对时，可坚持本心，走自己的路；再婚后还应处理好和老伴、子女、继子女的关系，构建和谐的家庭关系。

问题四：如何正确认识、处理老年人的婚外情现象？

参考答案：在项目情境四中，王老师和已婚的老李在一起属于婚外情。婚外情现象不仅存在于年轻人当中，在老年人群中也存在。目前，婚外情已成为老年人婚姻中的杀手，因婚外情而离婚，甚至导致人身、财产伤害的事件也时有发生。面对老年人的婚外情，应正确看待老人的合理需求，多一分理解和宽容，但老人也应做到严格要求自己，克服喜新厌旧心理，自觉抵制性的诱惑。建议王老师正确认识婚外情，不应伤害老李的老伴，可以考虑找个合适的老人结婚，真正为自己寻一个伴儿。建议老李多体谅老伴的不易，多一分责任与担当，令其明白"置患难与共的妻子于不顾而在外寻花问柳是不道德的，是有违我国风俗习惯和社会秩序的"，应尽量回归家庭、低调处理婚外情事件。

通过对这四个情境的分析，使学生正确理解老年人婚姻家庭中常见的心理问题、原因等，并能提出可行的心理护理方案。

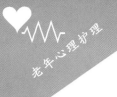

（三）分组写出汇报提纲，并进行优缺点分析和可行性分析。

针对各小组的汇报，鼓励学生多角度去思考、分析和解决问题，注重方案的切实可操作性。

➡️ 项目实训

【情境一】

张大爷和王大妈是一对有近40年婚龄的夫妻，他们一起入住某养老院。张大爷为人开朗、热情，很有文艺才能，喜欢唱京剧，经常和几个票友一起自娱自乐。而王大妈属于普通的家庭妇女，相夫教子，操持家务，不怎么爱玩，也不会玩，就她的话讲："有时间收拾收拾房间，看看电视，比出去拉琴唱戏好多了。"这样日子久了，两人越来越没有共同话题。

有一天王大妈看到张大爷在食堂吃饭时和一位阿姨有说有笑的，心理特别不舒服，于是回到屋子就向张大爷要求明天起带她一起，听张大爷唱戏。结果张大爷冷冰冰地来了一句："你又不会，去那干啥？在屋里看电视吧。"王大妈再三要求，张大爷都不同意。于是王大妈开始多想了，以为他是被女票友给"勾住了"，还说两人不正经。由此爆发激烈的争吵，两人好几天都不说话。

实训任务

1. 能够分析判断王大妈和张大爷发生争吵的原因。
2. 能够从心理护理角度，帮王大妈和张大爷解决这场家庭纠纷。

【情境二】

蔡先生，65岁，儿女都已成家立业，远在外地，甚至小女儿还在国外。老伴在今年年初去世了，蔡先生的生活受到了很大的打击，经常面对空荡荡的屋子发呆。孩子们就老父亲该怎么养老一事展开了家庭大讨论，但出现了分歧，争执到最后的结果是为蔡先生选一家条件较好的养老院入住，先换一个环境再说，免得触景生情。蔡先生入住养老院之后，由于初来乍到，再加上情绪不好，爱一个人独处，较之以前变得更沉默了。经常好几天都不主动和人说话，精神恍惚，爱走神。

实训任务

1. 能够分析判断蔡先生面临的主要问题。
2. 能够制订一份切实可行的心理护理方案，帮助蔡先生应对当下的困境。

【情境三】

"离婚，坚决要离婚！"70岁的老爷子气呼呼地说。这老两口结婚多年，一起经历了很多事情，现在都退休了，矛盾却越来越明显。老爷子是个时尚人，紧跟潮流，自然钱也花得比较多。有时候电视中做广告卖什么养生产品，他还会要求子女给他买。而老太太一辈子生活节俭，特别看不惯他左一件衣服、右一件保健品往家买。为此，两人经常吵架。被老太太唠叨得多了，老爷子觉得这日子是过不下去了，这不，坚决要求离婚。而老太太接到法院传票，人都蒙了，搞不懂老爷子这是闹哪一出。

实训任务

1. 能够分析判断是什么因素导致这老两口要离婚。
2. 能够制订切实可行的心理护理方案，对老爷子进行心理干预。

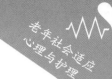

【情境四】

陈老退休前是一名工程师，虽然寡言少语，但心地善良。某一天，老陈外出乘坐公交车，突然发现旁边一女子因晕车面色苍白，神情痛苦。老陈见对方孤身一人很不方便，便提出送女子回家，见她可怜，还留给她800元钱后离开。随后的日子，两人通过不断的联系逐渐熟悉起来。终于有一天在女子居住的地方两人发生了关系。

就这样，两人偷偷摸摸地过了两年，被陈老的老伴发现了，从此家庭乌云密布。其妻伤心之余动员家人一起来劝老陈回家，可老陈执迷不悟，扬言这一辈子遇到那名女子是他的福气。在老伴的哀求中，老陈硬是离婚绝情而去，开始和那名女子正式同居。但后来被那名女子欺骗，老陈就像丢了魂似的，性格变得越来越孤僻暴躁。

实训任务

1. 能够分析判断陈某的婚外情心理。
2. 能够制订一份可行的心理护理方案，对陈某进行心理帮助。

➡️ 拓展链接

你是讨老伴儿喜欢的丈夫吗

"老伴儿"虽然是老来相伴，但是老年夫妻退休在家后各自都很清闲，这个时候就不存在谁应该多做家务的问题了，而是应该主动地承担起责任。这尤其是对男性老年人提出的要求。现在，那些两耳不闻家事、一心只侍弄花鸟、下棋的大丈夫已越来越不讨好了。男性老年人更应该学会照顾自己、照顾老伴儿。

下面15道题都按照"是"和"否"来作答。

1. 你了解自己的西服、领带、袜子和内衣的放置位置吗？

2. 你经常拖地吗？

3. 你知道米面的价格吗？

4. 你会自己做饭吗？

5. 你会做三个以上的菜吗？

6. 你饭后洗碗、整理餐桌吗？

7. 你使用过洗衣机吗？

8. 你倒垃圾吗？

9. 你打扫、洗刷过浴室吗？

10. 你知道户口簿（各种票证）和印章放在何处吗？

11. 你每周与家人共进晚餐三次以上吗？

12. 你知道三个以上的孩子朋友的名字吗？

13. 你会看报纸、电视上的家庭生活栏目吗？

14. 你有业余爱好并坚持下去吗？

15. 你同爱人每日谈话超过两个小时，或者同爱人至少每天亲热30分钟以上吗？

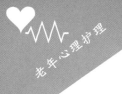

评分规则：选"是"得1分，选"否"得0分。

分数为10～15分，你是一个比较自立得丈夫，且能照顾好老伴儿，让老伴儿感到幸福。

分数为6～9分，你是自立度一般的"自我服务型丈夫"，还有很大的进步空间。

分数为1～5分，这样低的分数只能说明你的自立程度很差，连自己都照顾不好，更别提照顾老伴儿了，需要改进。

在做完自我鉴定之后，为避免自己向更差的方面发展，不妨从以下五个方面做起：做助人为乐的人，经常下厨房，自己安排洗漱，善于家计，时常整理居室。这样坚持下来不仅会成为老伴儿的"香饽饽"，更会成为邻里和子女的好榜样。

子项目四　失独老人的心理问题与护理

➡ 子项目描述

因家中唯一的子女不幸离世，这样的家庭被称为"失独家庭"，失独家庭中的老人即为"失独老人"。老无所依，再加上精神寄托的缺失，使得他们成为我国养老服务中理应受到特别关注的特殊群体之一。有数据显示，我国每年至少新增7.6万个失独老人家庭，经过多年积累，全国失独家庭已经超过百万。了解与掌握失独老人的现实和心理困境，对于保障失独老人的晚年生活具有重要意义。因此，本子项目通过对失独老人困境的分析、讨论，帮助他们进行适应心理调适，保障和提高其晚年生活质量。

➡ 学习目标

能力目标：

1. 能够分析失独老人心理问题的原因，克服常见心理误区。
2. 能够熟练运用支持性心理疗法，帮助失独老人进行适应性心理问题的心理护理。
3. 能够举一反三，灵活运用所学知识，并针对失独老人的心理状况提出切实可行的心理护理方案。

知识目标：

1. 掌握失独老人的现实困境及心理行为表现。
2. 掌握失独之痛与应激障碍的关系。
3. 掌握失独老人的心理护理。

素质目标：

1. 培养学生自觉地关爱、尊重失独老人，关注他们的内心世界。
2. 培养学生良好的移情能力和同理心，分析失独老人的心理状况，学会情感护理。
3. 培养学生的迁移意识，灵活处理失独老人的现实困境和心理应激。

➡ 项目情境

失独老人的孤苦

"与死亡俱来的一切，往往比死亡更骇人：呻吟与痉挛，变色的面目，亲友的哭泣，丧服与葬

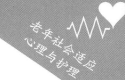

仪……"这是弗兰西斯·培根（Francis Bacon）《死亡论》中的一段话。这其中的含义，失去独生女儿4年的桂女士比谁都明白。

2008年，桂女士30岁的女儿遭遇车祸，经抢救无效去世。多年过去了，回忆起女儿从小到大的音容笑貌、点点滴滴，桂女士和丈夫李先生还是忍不住放声痛哭。

"以前孩子在的时候家里多么热闹，现在这个家安静地让人害怕。"提到女儿，李先生声音变得哽咽，"女儿刚走那阵，我就像疯了一样，怎么也不相信这是真的，感觉她没死，只是出差了，很快就会回来。她房间里所有的东西，我们一直保留着原样。每天我会做一大桌菜，摆好三副碗筷，然后不停地给她发信息，告诉她该回家吃饭了。"而桂女士不是歇斯底里地痛哭，就是极度压抑地哽咽，内心的悲愤和凄苦总是无法排解。"刚开始几年，我几乎患上了严重的'恐惧症'，恐惧出门，恐惧见人……"桂女士说，"心就像玻璃一样脆弱，一碰就碎，特别怕见邻居，怕他们问长问短，每天将自己锁在家里，小心翼翼地活着。"4年了，女儿的离世带走了父母所有的欢乐和希望。

"孩子走了，我们一直在痛苦之中挣扎着。女儿生日、忌日，还有节假日对我们来说是最难熬的，每逢佳节倍思亲啊！"桂女士说，"别人过节，我们过劫。"对节日的恐惧使64岁的她寝食难安，而丈夫李先生这个时候一定会抽着烟，一个人坐在客厅沙发上，双眼盯着电视，很久不换台。时间一分一秒过去，他就一直那样静静地坐在那里，有时甚至一坐就是一夜。桂女士说为了让自己不去想女儿，她经常没完没了地做家务，有时候把昨天刚洗过的衣服再重新洗一遍，"总之要使劲分散注意力"。

精神创伤加上病痛，两个人的身体也每况愈下。李先生的体重从160斤一下子降到不到100斤，妻子也瘦成了皮包骨。两个人的退休金有2000多元，平时维持生活还可以，但是维持夫妻俩的医疗支出还是有些吃力。

"我们除了对子女的爱和思念之外，大多时候还是担心老无所养、老无所依的明天，"李先生说，"我们现在腿脚还算利索，将来行动不便，谁来为我们购置日常生活用品？生病住院了，谁来陪护我们？这些都让我们担心不已，但也实在想不出什么好办法。""我们的情况，居家养老实在太难，但是去养老院同样不能回避一些困难。"桂女士说。前几天她去打听了几家养老院，希望能找到一个合适的场所，等她和丈夫需要的时候住进去，但都被拒绝，理由很一致：必须有子女签字做监护人才可接收。桂女士有些绝望地说："这么多年，很少有人关注我们，我感觉我们这类人已经被社会抛弃了！"

➡️ 情境分析

有人说，中国老百姓活着就是为了孩子，将所有希望都寄托在孩子身上，没有孩子，就什么都没有了。当他们年老体衰，需要孩子照顾时，不仅孤立无援，甚至连养老院都住不进去。失独老人作为一个特殊的群体，他们所面临的困难不仅仅是养老问题，更多的则是心理上的痛苦。

上述项目情境反映了失独老人所面临的问题，社会应更多给予这一群体更多关注，并运用各方力量共同帮助其解决所面临的困境。了解失独老人的现实和心理困境，体谅他们的内心痛苦，学会处理失独老人的心理应激障碍，能从多方面帮扶失独老人，使其能享受到较好的养老，是当前养老服务业发展亟须解决的难题之一。因此，学生需要了解：上述项目情境反映了失独老人的哪些现实困境和心理危机，有哪些具体表现，应如何去分析和判断，如何帮助失独老人摆脱困境。

➡ 项目任务

> 任务一：能够分析判断失独老人面临的现实困境。
> 任务二：能够分析判断失独老人心理危机、所属类型，并找出背后的深层原因。
> 任务三：能够针对失独老人的情况，进行心理支持体系构建和多方面的综合帮扶。

➡ 知识准备

　　近年来，"失独家庭"作为一个社会群体开始出现并引起越来越多人的注意，如何应对引起了人们的思考。在失独家庭中同时存在着几大挑战：养老、心理困扰、返贫等。

一、失独老人的养老困境

　　子女是父母生命的延续，在父母心中占有非常重要的位置，尤其是中国独特的传统文化，在子女身上投注了"养儿防老"的现实和精神寄托。自从20世纪70年代末实行计划生育以来，独生子女家庭已成为家庭的主要类型之一。目前，我国首批独生子女的父母正在步入晚年，他们有的帮着子女带带孙辈孩子，尽享天伦之乐；有的趁着身体好，经常出去走走，看看祖国的大好河山；也有的坚持奋战在祖国建设第一线，继续他们的事业第二春。

　　但对失独家庭来说，由于独生子女的离世，"白发人送黑发人"，他们生活上和精神上的支柱都坍塌了，除了丧失爱子的孤苦外，更担心疾病、养老等一系列现实难题。因此，"生病"和"养老"成为这一群体最害怕提及的话题。

　　虽然近年来我国的养老服务事业取得了飞速发展，但整体上说养老服务水平并不高，相比庞大的养老群体而言，存在着养老院数量和规模不足、养老护理员和照顾的老人比例远未达到1:4的国家养老标准、服务质量总体不高等现状。人常说要"老吾老以及人之老"，很多养老院都打出"替天下儿女尽孝"的宗旨，但真正践行时却存在着一些无奈。例如，有些公立养老院"一床难求"，有些条件优越的养老院价位奇高，有的养老院只收自理老人，将阿尔茨海默症患者等拒之门外等。对失独老人而言，最难的还不是这些，而是由于没有子女签署入院担保，最需要养老关怀的人却被众多养老院无情地阻挡在门外。

　　换位思考一下，这些当年响应独生子女国策的人，怎么能让他们在丧子之后身陷无人赡养又不被收养的"悖论"中呢？失独老人的特殊晚年该如何安度，这一社会问题渐渐浮出水面，并成为社会的焦点，也是国家应尽快出台相应政策来帮扶、解决的养老难题之一。

　　除了养老院入住困难之外，很多失独老人还存在着经济困难、就医难等问题。由于很多失独家庭之前经历过孩子生病入院治疗的过程，把原本经济条件尚可的家庭拖得重新返贫、原本不富裕的家庭更是欠债累累，陷入经济和精神上的"双贫困"境地。例如，独生儿子患病去世后，吴淑杰老人感到度日如年，经济债务和精神打击，几乎让她失去了生活下去的勇气。很多失独老人都过着苦行僧般的生活，每一天都是痛苦与思念纠结在一起，他们怕老、怕病，但不怕死。失去独子的任恩溥与王金娥老人在久寻养老院而不得后，相互约定"一方病重，另一方务必顺

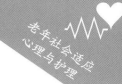

其自然，不必费力挽救"。他们得有多无助和悲痛，才会做出这样无奈的决定啊！70多岁、患有严重心脏病和高血压的老庞说："我什么要求也没有，我只想死的时候能痛快一点。"

海淀失独老人可免费申请"一键式"医生

北京市海淀区卫计委为近5万名80岁以上的老人家中陆续安装了一种"救命电话"，这种电话比普通的座机电话多2个键，一个可直接呼叫签约的家庭医生，另一个则可以直接联通999急救中心。

"一键式"家庭医生服务体系包括区级受理中心、社区卫生服务机构受理终端、999医疗救援中心受理终端以及安装在申请家庭中的"一键式"智能电话。家庭医生键连接签约的家庭医生，按动此键可请医生提供健康咨询、预约服务等，非工作时间的呼叫将由系统自动转接到值班医务人员。老人遇到突发疾病时，按下急救键，系统会在几秒钟内将老人的具体地址、过往病史等信息自动传到999急救中心，安排急救。

二、失独老人的心理困境

失子之殇对独生子女父母而言意味着精神寄托的崩溃，就像一位失去独生女的老人说的："我们失去了一个孩子其实是失去了一群孩子，这个孩子在，她就会有工作单位的同事，有同学，以后她还会找对象，结婚，她回到家里会给我们讲外面是怎么一回事，现在流行什么。"但是孩子突然间没有了，所有的希望都没有了，于是"我们就选择了逃离，逃到一个没有人认识你的地方，一个陌生的地方"，借此减轻点心理上的痛苦。

心理学家很早就对亲人死亡对个体构成的心理创伤进行了深入的研究，将最有可能影响人的社会再适应的数十种生活事件进行排序后发现，亲人（配偶、子女及父母）的亡故占据着相对靠前的位置，对人身心健康的损害程度远胜于生活中遇到的其他问题。尤其是，当老年人身心全面老化、自身照料能力持续下降，正是需要子女和孙子女环绕膝下、尽享天伦之时，子女却因疾病、车祸等意外亡故，老年人因此而受到的精神打击和持续时间要远远超过其他年龄段人群。失独老人是弱势群体中的弱势，他们受到的摧残与折磨更是常人难以想象、难以承受的。

（一）失独老人的应激障碍

失独老人的生活会持久地陷入常人无法想象的痛苦之中，他们的精神极度脆弱，内心非常敏感，生活和工作几乎处于全面崩溃的境地。所以几乎所有的老年人在失去儿女之后都会产生一系列的心理症状，这些症状或许会在一段时间之后逐渐减弱或消失，或许一直持续而加重发展，最终导致失独老人产生由心理所致的精神问题，其中较为常见和突出的是急性应激障碍（ASD）和创伤后（慢性）应激障碍（PTSD）。

1. 失独之痛与急性应激障碍

当老年人突然间得知失去唯一的孩子后，通常反应是震惊、否认、慌乱地大哭或是不知所措，分不清时间地点等，头脑中一片空白。失独的老人还可能同时伴有心慌、心悸、出汗、发抖等躯体症状。随着时间的推移，老人会产生没有目的的愤怒、严重的抑郁和焦虑情绪、绝望感、声嘶力竭的哭泣及类似"发疯"的行为紊乱状态。这种状态被临床心理学称为急性应激障碍，它可能会在听闻噩耗1小时内发生，可能会持续几个小时到1周，多数能在1个月左右缓解。但也有部分老年人的情况复杂，在多种因素的共同作用下逐渐产生创伤后应激障碍。

2. 失独之痛与创伤后应激障碍

一些失独老人在失去子女的初期，并不像常人所想象的那样悲痛欲绝，而是强忍伤心，竭力保持相对平稳正常的状态，办理子女的身后事宜，和亲友的沟通也比较顺畅，让大家感叹其坚强。然而，当事情了结之后，他们的心理状态却越来越差，时间并没有抚平其丧子之痛。他们时常会想起孩子小时候的情景，甚至在睡梦中全是孩子的身影，严重的还会出现对子女的幻听、幻视和想象，以为孩子已经回来了，但清醒后的落寞让老人陷入更强烈的精神痛苦之中。如此在生活中来来回回、反复体验创伤性事件被称作"闪回"。

在社交中，失独老人会变得更为退缩与逃避，特别是看到别人逢年过节一家团圆时更是不敢直视，只能远远逃离。现在很多老人在一起聊得都是孩子，孩子就是一切，这对失独老人是一生的痛，因此他们大多小心翼翼的，生怕被人关心、追问，也不想看到、听到关于孩子的信息，引发自己难以承受的悲伤。因此，很多失独老人给人的感觉就是木讷的，待人冷淡，回避接触。老人自己也能感觉到自己的变化，孩子没有了，一切欢乐和希望也随着孩子的离世而远去，一切爱好都不再有吸引力。

（二）失独老人常见的心理误区

对失独老人而言，最关键的是走出记忆阴影，相对物质帮扶而言，最为重要、急迫的是对他们的精神慰藉。很多失独老人对独子的去世存在一些自责式的心理误区，再就是社会上也存在一些对他们的误解与歧视。

1. 难以自我救赎的"如果我"

每当亲人离世，人们都会难掩伤心，产生出极大的内疚感。很多失独老人会这样说："如果我那天不让孩子出去，孩子就不会出车祸了！""如果我早点发现她胸口难受，孩子就不会突发心脏病了！""如果我们直接转去最好的医院，或许孩子的病还有救！""如果那天我手机不关机，接到电话直接打120急救，或许一切还来得及。"……这些失独老人总是这样一遍遍地用"如果……孩子就不会死"折磨着自己。其实，我们可以发现这些假设与孩子的死亡并没有直接关系。失独老人把它们和孩子的离世联系起来，既是自责、对自我的折磨，也是失去独子后的压抑、否认、怨恨的爆发。自责是于事无补的，只能一步步将自己推向绝望的深渊，用悔恨占据悲痛的晚年。所以，应及时帮助失独老人改变这种不恰当的认知，既是对自我的救赎，也是重获新生的开始。

2. 封建迷信导致的歧视、被排斥和自我放逐

现代社会中仍有一些封建迷信思想存在，尤其是老年人不同程度地受其遗毒影响。当失独老人遭受晚年丧子的打击，承受着巨大的精神痛苦时，周围一些人不和谐的、有失公允的声音，会令失独老人雪上加霜。例如，有人会在私下传"这家父母命硬，把孩子给克死了！""他们家平时不积德行善，孩子死了是报应！""他们家孩子肯定是来讨债的。""他们家祖上就不是什么好人，所以才会绝后！""他们家冲撞了大仙，报应在了孩子身上。"……可以想象，这种不负责任、信口开河的言论对失独老人而言是多么大的打击。这种类似在别人伤口上撒盐的行为，会使失独老人更加自我封闭，远离人群。甚至有的失独老人自己受封建思想影响，认为都是自己做得不对，是上天在惩罚他，是他害了孩子。于是，他们更加执着地生活在愁苦的内心世界，自我放逐，自我抛弃。因此，我们应积极引导人们树立正确的生命观、价值观，互相尊重、互相理解，建立对失独老人的心理救助，才能使他们尽快走出心理影响，有勇气和信心开始新的生活。

三、失独老人心理护理的社会责任

无人养老、无人送终是失独家庭普遍担忧的残酷现实，而入住社会养老院又面临着重复的刺激与伤害。因此，国家相关部门应制定完善的失独家庭帮扶制度。同时，也应呼吁社会公众关注他们的心理护理。

1. 政府应出台有关失独老人问题的政策、法规，完善养老制度

我国第一代独生子女的年龄在 30 岁上下，他们的父母已进入老龄化。独生子女在弱冠或而立之年早逝，而他们的父母大多已不能再生育，在以后的岁月里，只能在痛苦中度过余生。这些失独家庭老来膝下无子，既伤心着独子的早逝，又担心将来卧病在床时无人照顾，临终之时无人关怀。因此，国家有必要完善计划生育家庭的养老政策，特别是针对失独家庭非常有必要从政策上、法律上扩大救助范围。此外，还应加大财政支持力度，建立健全扶助标准的动态调整机制，提高扶助标准。为更好体现社会公平，建议建立全国统一的城乡一体的扶助标准，缓解独生子女伤残、死亡家庭的实际困难，使他们精神上获得慰藉，生活上得到帮助。

失独老人并不愿意入住现有的养老机构，怕再次受到伤害，希望能有专门的失独者养老机构，让失独者在一起生活，这样他们彼此的心里才会消除芥蒂，不会因为失独而反复受到伤害。有专家提出，专门成立失独老年人的养老机构远比建立高端社会养老机构要好得多。

有的地方养老院为失独老人单独设置了区域，尽量避免和其他老人混居以造成对失独老人的再次伤害，但专门的失独者养老机构目前尚未可见。但可喜的是，很多地方有了这一规划和打算，例如，山东省民政厅在"下一步工作打算"中明确表示，将加强养老服务机构建设，引导各地养老服务设施优先满足失独老年人的入住需求，鼓励各级和社会力量建设面向失独老年人服务的养老机构。根据失独者的特点，为其提供生活照料、健身娱乐、精神慰藉等多样化、个性化的养老服务。

2. 关注失独老人的心理健康

失去独生子女后，许多人会出现创伤后应激障碍。由于缺乏心理专业人员的帮助，他们往往很长时间走不出来心理阴霾，远离人群，害怕与人接触，任何一个细小的情节都可能会引发其痛苦回忆。由于情感方面受伤，很多失独老人几乎是完全封闭自己，不会轻易说出自己心中的痛苦，但又无法自行排解，只能一天天、一年年地消沉下去。他们认为，失去子女的痛，一般人难以理解。因此，很多失独老人喜欢抱团取暖，喜欢和相同经历的人交流。他们一起诉说子女离世的经历，或许这在一定程度上可以缓解心理的痛苦，但一次次的重复也使得他们难以得到彻底的救赎。

因此，关注失独家庭老人，应关注他们的心理健康，帮助他们寻找生命的意义，走出子女离世的苦痛。可以将社区作为平台，组织或引导社会力量、社会组织和志愿者等关心关爱失独家庭，给予科学的心理干预，加强失独老人的心理疏导服务。

3. 充实失独老人的晚年生活

老年人在独子离世后要互相依偎、互相鼓励，增强夫妻间的情感，尽量保持与亲友的交往，不要让自己游离于社会之外，丰富自己的生活。若觉得在熟悉的家里处处有孩子的影子，可以尝试着换个环境，重新开始。尽量不要一遍遍地重复孩子离世的经历，应树立正确的生命观，多往前看，多往好处想。

各社区应积极开展针对失独老人的心理咨询辅导和情感支持等多元化服务，建议失独老人做出

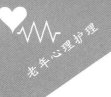

力所能及的努力，积极而适量地参加各种力所能及的有益于社会的活动，在活动中扩大社会交往，做到老有所为，既可消除孤独与寂寞，更从心理上获得生活价值感的满足，增添生活乐趣。也可以通过参加老年大学以消除孤独，培养广泛的兴趣爱好，挖掘潜力，增强幸福感和生存的价值。还可以试着去完成子女未完成的心愿，寻找心中的寄托。若有孙子女，可以将精力放在抚养第三代身上。例如，石家庄的马连喜老人和丈夫在儿子去世后一心抚养孙女长大成人，虽然并不能摆脱失子之痛，而且老两口身体每况愈下、疾病缠身，但是他们为了孩子依然在努力地活着。

"让失独者不再孤独"考量着一个社会的文明。解决失独家庭问题，帮助失独家庭解决生活困难，化解心理障碍，既需要有国家政策法规的保障、政府的帮助，也需要全社会的关爱，需要我们大家都能尊重他们、理解他们，为他们提供必要的物质和心理援助。

四、支持性心理疗法在失独老人心理护理中的运用优势

失独之痛，痛彻心扉。老人失去了孩子后在思想上遭到了巨大的挫折，精神上失去了目标，需要及时的安慰、帮助和关爱。但是，一般的劝慰难以取得理想的效果，甚至还可能会适得其反。

支持性心理疗法的核心就是支持，它不像精神分析那样深入了解、分析失独老人的内在动机、潜意识、过去经历等，不会因为再三追问引起失独老人的防御或反感。它只涉及心理的表浅层面，只就目前的情景和当下的感受做工作，不会要求失独老人反复回忆、讲述伤心经历。支持性心理疗法在失独老人的心理护理中，主要是对失独老人进行劝解，疏导其不合理情绪，进行心理抚慰，对老人的心理痛苦及困惑进行心理解释，鼓励他们走出心理牢笼，走出家门，多与社会接触，对其行为给予合理建议及具体指导。

从心理学角度看，失独者通常需经历否认、愤怒、沮丧、接受等一系列心理过程。进行心理干预，需要的不仅是爱心，还有专业技巧。例如，在对失独老人进行心理护理时，尽量不要说"时间能治疗一切""一切都过去了，会好的"等类似话语，而是应尽量劝失独者不要勉强自己去遗忘，而应允许他们在适当的时候发泄情绪。无须压抑自己，可以在一年或一个月中选择一天做"悲伤的功课"，在这一天彻底地放下心理包袱。敞开心扉大哭一场，令失去独子的痛苦、悲伤、绝望等消极情绪彻底宣泄，之后要学着坚强面对未来的生活。

五、心理护理中失独老人的常见类型及护理要点

同为失独老人，但他们所处的心理状态和所需心理救助是不同的，因此在采用支持性心理疗法时要注意了解、分析他们的心理阶段和实际需求，不能盲目地、一厢情愿地提供相同的"支持"。在心理护理层面，我们一般将失独老人分为疏导型、慰藉型、关注型三类。

1. 疏导型

我们将整日以泪洗面、沉浸在丧子之痛中无法走出失独阴影的老人列为疏导型。对这类老人应及时联系心理咨询专家进行心理干预和治疗，助其纾解悲痛情绪。首先，要引导他们客观地认识到事情的出现是意外性的、不可抗力的，自己不负有责任，要拒绝"受害者与责任者"的不合理心理角色定位。其次，要帮助他们树立一个新的生活目标，家庭完满幸福自然好，但人生除了孩子还有其他有意义的事情去做。

2. 慰藉型

我们将心理恢复相对平静但不与社会接触、孤单独处的老人列为慰藉型。安排社工、志愿者定

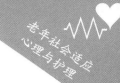

期探视，陪同他们聊天、散步，培养他们的兴趣爱好，带动他们参与社区文体娱乐活动和社会公益活动，在社会活动和社会交往中提升其自我价值。

3. 关注型

我们将已走出失独阴影、开始新生活的老人列为关注型。给予他们积极关注，但应尽量避免打扰，不要主动提及失独相关问题，避免反复回忆受到重复伤害，在其遇到困难时再及时提供帮助。

如何让传统的心理救助更实、更细、更专业，把温暖送到失独老人的心坎上，是摆在全社会面前的一个课题。尤其是精神慰藉、亲情服务，仅凭政府大包大揽显然不可能，因此应通过加大政府购买力度，积极调动社会组织尤其是专业社工组织的积极性，汇聚义工、志愿者等全社会爱心力量，为失独老人送去贴心、专业的服务，才是最为合适的。

➡️ 技能准备

一、支持性心理疗法在失独老人心理护理中的运用

二、心理防御机制在失独老人心理护理中的运用

三、随着后期的学习，其他心理治疗方法的运用

➡️ 项目实施

▶▶ 步骤一：准备工作

（一）环境准备：要求教室清洁卫生，宽敞明亮，配有活动桌椅，设备能正常使用。

（二）材料准备：一是各项目情境资料及学生预习准备的相关资料，资料来源可以是教材，也可以是网上资料。二是白纸、彩笔、胶带、剪刀等。

（三）人员准备：根据项目情境，将全班学生分为几个小组，选出小组长，负责领导团队完成项目任务。

▶▶ 步骤二：在教师指导下，师生共同完成项目任务

（一）教师引导学生了解前面的项目情境，分析项目任务，结合项目所给资料及相关知识和技能，思考完成项目任务一。

问题：分析判断失独老人面临的现实困境有哪些。

参考答案：在项目情境中桂女士和丈夫李先生失去独生女儿之后，面临着白发人送黑发人的巨大精神痛苦、身体健康每况愈下、逢年过节便伤心孤寂的现实困境以及没有子女养老、没有更多经济来源、想入住养老院但因没有亲人签字而被拒之门外等养老困境。

通过以上分析判断，让学生理解失独老人的现实困境，并完成项目任务中的任务一，获得对失独老人的全面认识和分析能力。

（二）在学生思考的基础上，教师简单介绍失独老人的心理危机、心理护理等知识，并结合情境完成项目任务二。

问题：分析判断失独老人心理危机、所属类型，并找出背后的深层原因。

> 参考答案：桂女士和李先生面对失独之痛，出现了创伤性应激障碍，内心的悲愤和凄苦总是无法排解，一直在痛苦中挣扎，尤其是女儿生日、忌日、节假日，对他们而言最为煎熬。根据其症状表现来看，他们属于疏导型的失独老人。
>
> 失独老人之所以难以走出失独困境，除了对子女的爱和思念之外，大多还是担心自己的将来，担心自己老无所养、老无所依。

（三）学生结合教师的介绍与分析，在完成项目任务二的基础上完成项目任务三，并呈现项目任务完成的结果。

问题：针对失独老人的情况，进行心理支持体系构建和多方面的综合帮扶。

> 参考答案：可侧重采用支持性心理疗法，对桂女士和李先生的创伤后应激障碍进行心理辅导、支持，助其走出心理阴影，试着开始新的生活；同时，还应在政策上、经济上帮助他们解决贫困问题和养老院入住难等问题。

（四）按分组写出汇报提纲，并进行优缺点分析和可行性分析。

针对各小组的汇报，应鼓励学生多角度去思考、分析和解决问题，注重方案的切实可操作性。

➡ 项目实训

【情境一】孩子失而复得给了父母第二次生命

"大儿子现在要是活着，已经31岁了。"现在说起自己的大儿子，黄女士语气平和，但不经意间仍流露出些许悲伤。

20岁时，黄女士与丈夫陈先生一见钟情，不顾家人反对结了婚。甜蜜的小两口憧憬着今后的幸福生活，婚后第二年，儿子小亮（化名）呱呱坠地。

1988年，小亮7岁，不幸溺水身亡。"孩子在的时候，跟我们一起受苦，没过上好日子，就这么走了，太不值了。"过去日子苦，黄女士没日没夜赚钱养家，没时间照顾小亮，小亮年纪虽小，却很听话。黄女士觉得太对不住孩子。

为了填补内心的遗憾和痛苦，小亮走的那年年底，黄女士再次怀孕，第二年顺利生下了儿子小艺（化名）。

孩子的降生给这个原本阴沉悲伤的家庭带来了希望，夫妻俩把所有的爱都倾注在他身上。

"小艺很小的时候曾从窗台上掉下来，差点出意外，那时我感觉天都快塌下来了。"小亮的死带给黄女士的伤痛还在延续，"我总是害怕这个孩子会再出什么不测"。

在父母的庇佑下，小艺平安读到初中毕业，18岁那年他选择去艺校学跳舞。

"亲眼看到他练舞这么苦，我心都快碎了。"因为爱护小艺，黄女士总劝他放弃，但小艺很坚强、肯吃苦，最终坚持下来，在学校里表现出色，这些让父母感到很欣慰。

陈先生下岗后，为了支持小艺跳舞，黄女士一天打三份工。"苦是非常苦，但有孩子在，再累

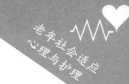

也无所谓。"

如今夫妻俩的年纪渐渐大了，但生活却越过越有盼头。小艺已经毕业出来实习，黄女士最挂心的就是小艺今后的生活和发展。她希望小艺早点成家，老两口好有更多时间照顾下一代。

实训任务

1. 能够分析判断这对夫妻是如何从丧子之痛中逐渐恢复的。
2. 能够判断这对夫妻晚年生活可能会有哪些困难，并为他们制订一套可行的心理护理方案。

【情境二】失独老人孙奶奶口述

我是天底下最不幸的那个人。23年前独生女儿意外身亡，我受尽婆家的白眼，主动提出和丈夫离婚，切断了一切和同事、朋友的来往，现在一个人独居。我不敢在别人面前展露一丝笑容，因为我觉得所有人都在心里说："你孩子没了，还有脸笑？"我没有办法面对家人和朋友，眼泪在眼眶里从来没有干过，哭了一辈子……我最怕过节，也怕听到别人的孩子长大成人、结婚生子的消息，我总认为自己跟他们无话可说。

实训任务

1. 能够分析判断孙奶奶的心理误区，并对其进行心理疏导。
2. 能够制订一份合理可行的方案，对孙奶奶进行全方位的心理救助。

【情境三】六旬老人两次失独

六旬老人两次失独，可怜至极。12月21日上午9点，株洲芦淞大桥附近的湘江边，风不是很大，却冷得刺骨。65岁的张胜华跑到岸边，一下子瘫坐在女儿的遗体旁。他13岁的女儿娜娜（化名）身体已经冰凉。这一幕和14年前如此相似。那年夏天，他未满10岁的儿子溺水身亡。娜娜是儿子离去后，来到张胜华夫妇身边的。可最终六旬老人两次失独，让人感慨上天的残酷。

实训任务

1. 能够分析判断这位老人可能出现的心理症状，并帮助预防和应对。
2. 能够为这对失独夫妇制订一份可行的救助方案。

【情境四】失独老人住进幸福院

北村失独家庭高立国、尹逊喜夫妇，今年分别71岁和63岁。1978年生一女孩，名朱金焕，1995年因病治疗无效死亡。这些年来村里都把这个家庭作为特殊家庭，都关爱一层、厚爱一层。随着老人年龄的增长，身体行动渐不方便，生活比较吃力，生活自理能力逐渐下降，村里发现这个情况后，按照《计划生育双向约定》规定，经村两委研究并征求个人意愿决定，两人免费入住村幸福院。幸福院内水电齐全，满足老人的基本要求，而且生活开支全部免费。

根据市、镇、村对失独家庭的有关规定，市镇给予每人每年3600元的生活补贴。在此基础上，村幸福院每人每月发放 60 元，保障了老人不花自己一分钱。这对夫妇成了涧北村第一对免费入住的老人，在村里引起了很大反响。村里考虑到老人情况特殊，特事特办，每年为老人做两身衣服，两年换一套被褥。每逢老人生日，村两委都派人去陪老人过生日。村里还免费为两位老人加入新型农村合作医疗保险，解决了老人小病小灾医疗的问题。另外，市、镇每年利用老人节、中秋节、春节等重大节日，民政、计生办、计生协都上门走访慰问老人。

通过以上这些措施，在物质上老人得到了保障，在此基础上，在乡镇指导下组织人员对该家庭进行精神安慰、心理疏导，与老人谈心，哄他们开心；定期定时为失独家庭打扫卫生、买菜买粮、搞好供暖、采购生活用品和生产用料等，使他们生活有保障，精神有依托，使老人生活地舒心快乐。

涧北村的这一举措，使失独家庭老有所乐、老有所养，缓解了失独特殊家庭的后顾之忧，得到了广大群众的一致肯定。

实训任务

1. 能够分析幸福院为失独老人提供的服务。
2. 能够指出该情境给养老护理工作带来的启示。

➡️ 项目总结

本项目通过四个子项目的子项目描述——学习目标——项目情境——情境分析——项目任务——知识准备——技能准备——项目实施——项目实训环节，让学生掌握空巢、离退休、失独老年人所面临的以及老年人婚姻家庭中出现的社会适应方面的理论和知识，获得对这些老年人的社会适应问题进行心理护理的能力，帮助他们尽快摆脱因空巢、离退休、失独以及婚姻家庭问题造成的孤独寂寞、悲伤痛苦等消极情绪。熟练运用支持性心理疗法等方法，在轻松舒适的氛围中与老人进行心理谈话，针对老人出现的上述问题进行疏导和干预，帮助老人提高认识，重新建立合适的生活理念和行为模式。这种"做中学，学中做"的学习模式，提高了学生的学习兴趣和积极性，加深了学生对所学知识的理解，提高了学生技能掌握和运用的效果。

项目三 老年常见心理问题与护理

项目总述

本项目针对人在老年时期可能会遇到的抑郁、焦虑等心理问题以及由此可能产生的自杀心理及阿尔茨海默症等进行全面的介绍，并对其性质、成因及护理方法等进行交流、探讨。

老年时期的心理问题，虽然与老年人的身心全面老化有关，但是社会形势的发展、家庭结构的变迁以及人际关系的改变，也常常会引发老年人出现诸如抑郁、焦虑、孤独、恐惧、多疑等心理问题，这些心理问题对老年人身心健康破坏程度极大，只有科学地认识老年人的心理问题，采取科学的护理技术对其进行照护，才能更大程度地维护老年群体的心理健康和生活质量。因此，本项目根据老年人常见的突出心理问题分为四个子项目：老年抑郁症心理与护理、老年焦虑症心理与护理、老年自杀心理与护理、阿尔茨海默症及其护理，并分别进行学习探讨，以便更有针对性地提高老年心理护理服务效率。

子项目一 老年焦虑症心理与护理

子项目描述

统计发现，40%有残疾或慢性疾病的老人存在焦虑症状，32.88%的高血压老人、71%的痴呆老人等存在焦虑症状[一]。但由于该病具有隐蔽性，常常得到不到诊断，使得老年人病情拖延，造成他们精神生活质量下降。通过本子项目的实施，可以提高老年焦虑症者晚年生活质量，减轻社会负担。

学习目标

能力目标：

1. 能够有效识别老年焦虑症症状。
2. 能够用适合的心理治疗方法帮助老年焦虑症老人。
3. 能够有效预防或延缓老年焦虑症发生。

知识目标：

1. 了解焦虑症的概念及危害。
2. 掌握老年焦虑症的特点及产生原因。
3. 掌握焦虑症的预防和缓解措施等技能知识。

素质目标：

1. 积极关注老年人心理状况，接纳焦虑症老人。
2. 自觉尊重、关爱老年人，让他们获得心理支持。
3. 形成主动向老年人宣传心理学知识的意识。

─ 李然. 老年抑郁、焦虑与认知功能的现状、影响因素及其关系研究 [J]. 中国卫生产业, 2015（9）：139-140.
王江宁, 李小妹. 西安市某社区老年高血压老人焦虑抑郁状况及影响因素调查 [J]. 齐鲁护理杂志, 2015, 21（9）: 7-9.

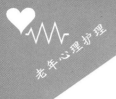

项目情境

【情境一】

王伯，68岁，以前在单位是个小领导，受人尊敬，自退休后，觉得别人看他的眼神大不如以前，于是不想与外人进行交流，和家人交流尚可。时间长了后，其发展成为见到生人就紧张，不知如何说话，心慌，浑身难受到要死，不敢出门坐车，不敢去街上，有时见到生人手脚抖动厉害。家人带王伯到医院寻诊，被诊断为社交焦虑，即焦虑症，王伯开始住院治疗并服用抗焦虑药物，经过一段时间系统治疗，病情得以控制。

【情境二】

林阿姨，今年65岁，一年前某天，她到超市购物，突然产生原因不明的恐惧、紧张，手脚发麻，浑身颤抖，同时胸闷、心慌、透不过气来，心率达到每分钟120次以上，感到自己"不行了""快死了""快要发疯了"，她迅速离开超市，症状持续了10余分钟。以后症状经常发作，发作频繁时一周1～2次，少时2～3个月一次，时间地点场合均无规律可循，也无明显发作征兆。发作时头脑清楚，客观环境并无相应可怕的事物和情境，心慌，心跳加速，时间持续数分钟至数十分钟。不发作时，林阿姨生活正常。现在她怕一个人待在家里，很怕自己死去别人不知道，外出也要亲人陪同，曾多次到医院就诊，服过安眠类药物，但病情仍时有发作，因此她经常发愁，曾对人表示这样活着就是受罪，不如死了算了。

情境分析

调查显示我国目前老年抑郁症或焦虑症的发病率在13%～27%之间，在刚步入老年的人群当中发病率更高。

上述情境中的老年人，都有不同程度的焦虑反应，如不对这些老年人进行心理护理，其结果必然导致老年人的生活质量严重下降，影响其家庭生活的和谐与幸福。因此，老年焦虑症不容忽视。学生需要了解：什么是焦虑症，焦虑症有哪些类型，老年焦虑症有什么特点，老年人得焦虑症的原因是什么，焦虑症的诊断标准是什么，心理护理人员又该运用什么心理治疗方法对其进行治疗。

项目任务

> 任务一：能够分析判断出老年焦虑症的分类、特点及成因。
>
> 任务二：能够掌握老年焦虑症的诊断标准，并进行正确诊断和预防。
>
> 任务三：能够掌握老年焦虑症的心理治疗方法，并进行有效操作。

知识准备

一、焦虑症的概念

焦虑是个体由于达不到目标或不能克服障碍的威胁，致使自尊心或自信心受挫，或使失败感、内疚感增加所形成的一种紧张不安带有恐惧性的情绪状态。生活中，我们经常看到有些老年人心烦意乱，

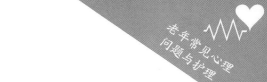
坐卧不安，有的为一点小事而提心吊胆，紧张恐惧。这种现象在心理学上叫作焦虑，焦虑心理如果达到较严重的程度，就成了焦虑症，又称焦虑性神经官能症。焦虑症是以焦虑为中心症状，呈急性发作形式或慢性持续状态，并伴有植物神经功能紊乱为特征的一种神经官能症，主要表现为无明确客观对象的紧张、疑惑、忧虑、坐立不安，常"预感""设想"某种不好的事件的产生，还伴有植物神经症状如发抖、心悸、眩晕、尿频尿急、胸部有压迫感、咽部阻碍感、腹胀腹泻、多汗、四肢麻木等。

老年焦虑症起初只表现为突出的焦虑情绪，长期累积便会引发焦虑症。焦虑症和焦虑情绪不同，它会导致老年人身体免疫力下降，心情抑郁，影响老年人的正常生活，所以，一旦发现老年焦虑前兆就要及时治疗，防止病情恶化。因此，老年焦虑症不容忽视。老年焦虑症高危人群有：伴有躯体疾病者、居住在私人疗养院或伴有慢性疾病者。

二、焦虑症的分类

焦虑症一般有惊恐障碍（急性发作焦虑）和广泛性焦虑（慢性持续焦虑）两种。

（一）惊恐障碍症

惊恐障碍又称急性发作焦虑，发作时常使老人感到濒临灾难性结局的害怕和恐惧，伴濒死感或失控感以及严重的自主神经功能紊乱症状，老人发生强烈不适，伴胸闷、心动过速、心跳不规则、头痛、头昏、眩晕、四肢麻木和感觉异常、呼吸困难或过度换气、出汗、全身发抖、全身无力等自主神经症状。其特点是发作的不可预测性和突然性、反应程度强烈、终止也很迅速，并且发作无明显原因或特殊情境。一般历时5～20分钟，很少超过1个小时，时隔不久又可突然再发。老人在发作期间意识清晰，病发之后仍有余悸，担心再发，多数老人由于担心发病时不能控制自我或得不到相应的帮助而产生回避行为，如不敢单独出门，不敢到人多热闹的场所，渐渐发展为场所恐惧症。

（二）广泛性焦虑症

广泛性焦虑又称慢性持续焦虑，是焦虑症最常见的表现形式。常缓慢起病，以经常或持续存在的焦虑为主要特征，具有以下表现：

1. 精神焦虑

精神上的过度担心是精神焦虑的核心，表现为对未来可能发生的、难以预料的某种危险或不幸事件的经常担心。有的老人甚至不能明确自己到底担心什么，就是一天到晚地担心，伴心慌出汗等症状。有的老人虽然知道担心什么，担心的内容也与现实生活相关，但其担心、焦虑和烦恼的程度与现实很不相称。此类老人常有恐慌的预感，终日心烦意乱，忧心忡忡，坐卧不宁，似有大祸临头之感。

2. 躯体焦虑

躯体焦虑表现为运动不安与多种躯体症状。运动不安即老人不停地来回走动，不能静坐，经常性摆弄手足，无目的的小动作颇多。还有的老人表现为舌、唇、指肌的震颤或肢体震颤。躯体症状包括气短、气喘、呼吸困难，并常有胸部、颈部及肩背部肌肉酸痛，出现紧张性头痛，还会伴有心动过速、皮肤潮红或苍白、口干、便秘或腹泻、出汗、尿意频繁等症状。甚至，有的老人可出现早泄、阳痿、月经紊乱等症状。

3. 觉醒度提高

觉醒度提高表现为过分的警觉，对外界刺激很敏感，易于出现惊跳反应，情绪易激惹。感觉过敏，怕光，怕水，或者怕听到水响，有的老人能体会到自身肌肉的跳动、血管的波动、胃肠道的蠕动等，

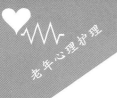

并一再注意它。但需要老人集中注意力完成一项任务时，老人往往又难以做到，容易受其他事情影响。另外，老人常常睡眠欠佳，难以入睡，睡中易惊醒。

三、老年焦虑症的特点

老年焦虑症往往表现为心烦意乱、注意力不集中、焦虑紧张、脾气暴躁等。因其症状特点与其他精神类疾病有类似之处，所以极易混淆。因此，要鉴别老年焦虑症必须了解其特点：

1. 有躯体症状，本人痛苦，但查不出疾病

老年人常因全身难受、不能躺、不能坐、不愿吃、不能睡、不能干活等而去医院检查，向医生描述自己头昏、头痛、头胀、脑门冒汗、厌食、胃胀气、便秘、胸闷难受等症状，但经检查并无异常。虽有部分老年人血压、血糖偏高，但无病史，并且与其所述痛苦程度也不符。因此，这些无器质性病理改变的疼痛感、头昏、气短、恶心、腹痛、睡眠不佳等症，是焦虑症躯体焦虑的复杂表现。

2. 过度依赖，依赖医院，依赖亲人

老年人常在家人的陪伴下进出各家医院，一年四季经常到医院就诊。为此，老年人的家人付出很大的时间与精力，但老人的病情并不见好转，有时甚至越发厉害。弗洛伊德把这种现象解释为"后增益效应"，即神经症（包括焦虑症）产生后，老人缺乏安全感，需要呵护关照，达到精神上和物质条件上的满足。而此时，家人给予老人过度治疗和无微不至的照料，使老人因病"受益"，于是神经症持续下去。

3. 产生与现实不符的过分担忧

老年焦虑症老人可能身体本无疾病，或有一点小病，却老是担忧自己的病治不好，不断地去医院看病，并不断询问医生，或向自己的家人诉说；但又忧心看病花钱多；或者过分不放心老伴的身体，不放心儿孙的前途等。这种杞人忧天式的恐惧担忧是老年焦虑症的核心症状。其主要表现是与现实处境不符的持续恐惧不安和忧心忡忡。

4. 用药成瘾，不能自拔

为了降低老年焦虑症老人的消极情绪或改善其生理症状，医生会开一些可使老人保持内心的平静的药物，虽然老人服用药物后能很快进入舒服、轻松、能睡状态。但长期用该药，容易成瘾，难以戒断。一旦停药，老人反应强烈。然而，用药成瘾会使病情更加恶化，老人却意识不到这点。

5. 不隐瞒自杀想法

许多老年焦虑症老人认为焦虑症让人痛苦之极，宁可断胳膊断腿，也不想得此病。随着个体年龄的增加，其耐受性变差，因此，老年焦虑症老人常常经不住折磨，最终选择自杀。其实，在生活中，他们也毫不隐瞒自杀想法，经常唠叨，"实在受不了这个罪""不行，我得去死""你们谁也帮不了我"。他们让家人去买安眠药，甚至商量怎么死。无论家人怎样劝说，悲剧还是经常发生。

老年焦虑症本身而言，是比较容易治疗的心理疾病，但因老年人常常有其他病症相伴，所以导致焦虑症难以识别，容易发展为其他严重的精神类疾病，以至于治疗困难，还可能由此引发高概率的自杀行为，因此，老年焦虑症不容忽视。

四、老年焦虑症产生的原因

老年焦虑症是影响老年人健康的一大杀手，那么哪些原因会导致老年焦虑症呢？如果找到原因，加以防止，就可减少老年焦虑症的发生，保持老年人的健康水平。

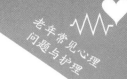
总体来说，老年焦虑症的发生原因既与先天的素质因素有关，也与外界的环境刺激有关。并且通常认为，人格因素与患该病极相关，如具有时间紧迫感、喜欢竞争的 A 型人格特征的个体，常处于快节奏、高压力的生活环境之下，易患惊恐障碍；而常常处在现实压力之下，而又对压力始终缺乏合理应对方式的个体易患广泛性焦虑。具体而言，主要有以下相关因素：

1. 遗传因素

遗传在焦虑症的发生中起重要作用。有人研究发现其血缘亲属中同病率为 15%，远高于正常居民；同卵双生子的同病率为 25%，而单卵双生子的同病率为 50%。并且有人认为焦虑症是环境因素通过易感素质共同作用的结果，而易感素质是由遗传决定的。

2. 生物学因素

进入老年期后，个体躯体各方面都开始发生老化，学习能力及记忆力明显下降，心理上对周围人的包容量变小，更容易引起适应障碍。老年人的脑部觉醒程度明显下降，易产生焦虑。同时，老年人脑部和躯体疾病的发病机会也较多，造成脑的活动能力下降，也容易出现焦虑；反之，躯体方面存在的症状又往往使焦虑症状加剧，并可伴有大量的自主神经系统症状。

3. 人格因素

有人提出老年人性格变化的"环境脱离假说"，认为进入老年期后，社会活动改变、人际交往减少，与家人的情感交流也相应发生变化，对周围环境渐渐失去兴趣，必然引起本人的个性发生改变，变得保守、顽固、缺乏人情味、以自我为中心、嫉妒心强、易激惹、不主动参与社会活动。这样的人格易引发心理疾病，如焦虑症，且由于老年人的人际交往少，社会支持也少，故而当老年有情绪问题时得不到及时的疏导，易使情绪问题变复杂，最终演变为焦虑症等神经症。

4. 环境因素

个体在进入老年后所遇到的生活事件增多，如疾病缠身、医药费用上涨、退休、经济收入降低、丧偶等，因此，老年人要重新适应这些环境的变化，但由于其应变能力差，故而适应这些变化很困难。有人认为，老年期遇到的社会心理问题犹如人生初期遇到的多种问题一样，也要花很大精力才能适应，而老年人的应变能力明显降低，精力也大不如年轻时，这些为焦虑症的产生提供了温床。

五、老年焦虑症的防治措施

1. 拥有良好心态

古人云："事能知足心常惬。"首先，老年人对自己一生所走过的道路要有满足感，对退休后的生活要尽量适应。理智的老年人不会老是追悔过去，悔恨当初自己的行为与决定、总去注意过去留下的脚印而忽视当下的幸福，而是注重开拓现实的道路。其次，要保持心理稳定，不可大喜大悲。"笑一笑十年少，愁一愁白了头"，要心宽，凡事想得开，要使自己的主观思想不断适应客观发展的现实。

2. 注意自我疏导

轻微焦虑的消除主要是依靠个人。当出现焦虑时，首先自己要意识到这是焦虑心理，要正视它，不要用自认为合理的其他理由来掩饰它的存在。其次要树立起消除焦虑心理的信心，充分调动主观能动性，运用注意力转移的原理及时消除焦虑。当你的注意力转移到新的事物上去时，心理上产生的新的体验有可能驱逐和取代焦虑心理，这是人们常用的一种方法。

3. 学会自我放松

当老年人感到焦虑不安时，可以运用自我意识放松的方法来进行调节，具体来说，就是有意识

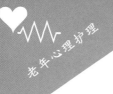
地在行为上表现得快活、轻松和自信。比如，先找一个舒适的座位，闭上双眼，然后开始向自己下达指令"头部放松、颈部放松"，直至四肢、手指、脚趾放松。运用意识的力量使自己全身放松，处在一个平静的状态中，随着周身的放松，焦虑心理可以慢慢得到平缓。另外，还可以运用想象放松法来消除焦虑，如闭上双眼，在脑海想象来到一片风景优美的草地上，草地边有个小湖，湖心一片连绵的荷叶浮在清澈的水面上，含苞待放的荷花婀娜地立在其间，偶有几只蜻蜓点水飞过，湖面便荡起圈圈涟漪……

4. 接受心理咨询与心理治疗

当老年人感到紧张焦虑，用以上的方法如自我放松、自我疏导等都无法缓解时，可以主动寻求相关的人员进行心理咨询与心理治疗。因为老年焦虑症在治疗时最主要的还是依靠心理调节。老年人可以通过心理咨询来寻求他人的开导，以尽快恢复。如果患了比较严重的焦虑症，则应向心理学专家或有关医生进行咨询，弄清病因、病理机制，然后通过心理治疗逐渐消除引起焦虑的内心矛盾和可能有关的因素，解除对焦虑发作所产生的恐惧心理和精神负担。

5. 配合药物治疗。

如果焦虑过于严重，应遵照医嘱，选服一些抗焦虑的药物。该类药物能有效改善老年焦虑，但长期使用会导致严重的副作用，如认知功能降低、精神运动功能受损等。因此，在使用药物时须相当谨慎，还须注意使用时所存在的潜在危险，如与伴有躯体疾病的老人所用的药物相互作用等问题。

相关链接

老年焦虑症的正确饮食

老年焦虑症老人容易失眠，加上心理的焦躁情绪会消耗掉体内的大量能量，因此，及时补充营养有利于老人的身心健康。

1. 老年焦虑症老人的饮食禁忌

忌食辛、辣、腌、熏类等有刺激性食物，此外老人应按自己的体质有选择地食用适合自己的食物。

2. 适合老年焦虑症老人的食物

1）肉食主张食用鸭子、鹅、鸽子、鹌鹑、乌骨鸡等。

2）食用化痰、顺气的食物，如竹笋、冬瓜、萝卜、橘子、柚、西瓜、海带、海白菜。

3）一些粥类食品也能起到养生静心的功效，如枣麦粥、人参莲子粥、山药大枣粥、肉桂粥、小米粥、南瓜粥等。

4）多吃偏寒凉的食物和偏酸酸甜的食物，可以缓解人的紧张不安，代表食物有西红柿、红薯、山楂、苹果、赤豆、大枣、山里红、芍药花等。

六、老年焦虑症的诊断及心理护理

（一）老年焦虑症的诊断

如何正确诊断焦虑症呢？焦虑症的诊断标准有哪些呢？

无论是惊恐障碍症还是广泛性焦虑症，都属于神经症（神经症是一种精神障碍），那么如何诊断神经症呢？

1. 神经症的诊断标准

许又新教授在《神经症》一书中提出了神经症临床评定方法，包括如下三个方面：

1）病程：不到 3 个月为短程，评分 1；3 个月到 1 年为中程，评分为 2；1 年以上为长程，评分为 3。

2）精神痛苦的程度：轻度的老人自己可以主动设法摆脱，评分为 1；中度的老人自己摆脱不了，需借别人的帮助或处境的改变才能摆脱，评分为 2；重度的老人几乎完全无法摆脱，即使别人安慰开导他、陪他娱乐或易地休养也无济于事，评分 3。

3）社会功能：能照常工作学习以及人际交往只有轻微妨碍者，评分为 1；中度社会功能受损害者工作学习或人际交往效率显著下降，不得不减轻工作或改变工作，或只能部分工作，或某些社交场合不得不尽量避免，评分为 2；重度社会功能受损害者完全不能工作学习，不得不休病假或退学，或某些必要的社会交往完全回避，评分为 3。

如果总分为 3，可以认为还不够诊断为神经症。如果总分不小于 6，神经症的诊断是可以成立的。总分 4～5 分为可疑病例，需进一步观察确诊。

2. 惊恐障碍症状标准

1）惊恐发作需符合以下 4 项：①发作无明显诱因、无相关的特定情境，发作不可预测。②在发作间歇期，除害怕再发作外，无明显症状。③发作时表现强烈的恐惧、焦虑，以及明显的自主神经症状，并常有人格解体、现实解体、濒死恐惧，或失控感等痛苦体验。④发作突然开始，迅速达到高峰，发作时意识清晰，事后能回忆。

2）病程标准：在 1 个月内至少有 3 次惊恐发作，或在首次发作后继发害怕再发作的焦虑持续 1 个月。

3）排除标准：排除其他精神障碍，如恐惧症、抑郁症或躯体形式障碍等继发的惊恐发作。

3. 广泛性焦虑症状标准

1）以持续的原发性焦虑症状为主，并符合下列两项：①经常或持续的无明确对象和固定内容的恐惧或提心吊胆。②伴有自主神经症状或运动性不安。

2）严重标准：社会功能受损，老人因难以忍受又无法解脱而感到痛苦。

3）病程标准：符合症状标准至少 6 个月。

4）排除标准：甲状腺功能亢进、高血压、冠心病等躯体疾病继发的焦虑；兴奋药物过量和药物依赖戒断后伴发的焦虑；其他类型精神疾病或神经症伴发的焦虑。

（二）老年焦虑症的心理治疗

当老年人确诊为焦虑症后，需要及时治疗。对老年焦虑症的治疗是综合性的，除药物治疗外，更要考虑到老年焦虑症的心理因素，如生活单调、寂寞，若无子女在身旁孤独感更甚，都可能成为诱发因素。因此，老年焦虑症在辅助药物治疗的同时，更要重视心理治疗。

1. 支持性心理疗法

2. 认知疗法（具体操作请参见老年抑郁症心理与护理项目）

3. 行为治疗法

（1）放松疗法

放松疗法又称放松训练，是按一定的练习程序，学习有意识地控制或调节自身的心理生理活动，以达到降低机体唤醒水平，调整那些因紧张刺激而紊乱了的功能。放松疗法种类较多，如呼吸放松、渐进式放松、想象放松等。

1）呼吸放松法：咨询师可能会遇到这样的来访者，他在面临某些特殊的场合时易感紧张，此时已无时间和场地来慢慢练习上述的放松方法，在这种情况下，可以教以他最简便的深呼吸放松法，这和日常生活中人们自我镇定的方法相似。

具体做法是：让对方站定，双肩下垂，闭上双眼，然后慢慢地做深呼吸。咨询师可配合对方的呼吸节奏给予如下指示语：呼——吸——呼——吸，或深深地吸进来，慢慢地呼出去；深深地吸进来，慢慢地呼出去……这种方法虽极简单却常常起到一定作用。此法也可由咨询师先教会来访者再让其自行练习，以备必要时应用。

2）渐进式放松疗法：在实施渐进式放松疗法时，首先应选择一处环境安静、光线柔和、气温适宜的地方。周围不要有干扰刺激，同时可以选择播放轻松、缓慢、柔和的音乐，并指导老年人排完大小便后宽松衣带、鞋带和颈部的衣扣，让其坐在舒适的椅子上，头向后靠，双手放于椅子扶手上或自然下垂置于腿上，两腿随意叉开相距约半尺，整个身体保持舒适、自然的姿势。

实施放松训练时，从某一部分肌肉训练开始，完成之后再训练另一部分肌肉放松，如此逐渐达到全身放松。在训练时，护理人员应配合轻音乐小声说出指导语，有可能的话，可将指导语录下来，让老人自我训练。录制的指导语速度与实际训练中的速度应完全一致，并配有恬静优雅的背景音乐。下面是一例指导语示范：

现在我们开始肌肉放松训练，因为全身肌肉放松能消除您的紧张和焦虑。首先，我们要知道什么是紧张、什么是放松。现在注意听我的口令。

请用劲握右手。（停3秒。）请注意手掌、胳膊的感觉。（停3秒。）请注意，不同部位的感觉是有区别的。手掌有触觉和压觉，胳膊是肌肉紧张的感觉，请特别注意这种肌紧张的感觉。（停3秒）

好，请松开拳头，彻底松开，这就是放松。再来一次，看看紧张和放松有什么区别。（停10秒。）

现在练习头部的肌肉，请把眼和眉毛往上抬，让额头的骨肉处于紧张状态。对！保持这个样子。（停5秒。）好，放松，眉头放松，眼睛轻闭，好了，呼吸注意均匀，注意呼吸时的感觉。（停2秒。）吸满一口气（停2秒），再慢慢呼出来，要慢，要均匀，注意放松的感觉，好像把沉重的包袱放下来了一样。（停2秒。）好，现在咬紧你的牙，体验一下牙关节肌肉紧张的状态。（停5秒。）放松，慢慢放松。（停5秒。）请将舌头用力抵住上颌，体验舌头紧张的感觉。（停5秒）好，将舌头放松，放松。（停3秒。）现在训练颈部肌肉，首先将头尽量往后仰，让后颈部的肌肉出现紧张的感觉。（停5秒）好，慢慢回到正中间，放松颈部肌肉。（停3秒。）将头尽量往胸部垂下，让下颚尽量接近胸前。（停5秒。）好，慢慢回到正中间。（停3秒。）现在练习抬肩，左边的，还有右边的，对，体验肌肉紧张的感觉。（停2秒。）现在放松，完全放松，让双臂自然下垂。（停3秒。）现在收腹，使劲收，好像有人向你的肚子击来一拳。（停2秒。）现在进行腿部放松。（停2秒。）请把脚跟靠向椅子，对，努力下压，好，同时抬高脚趾。你会觉得小腿和大腿绷得很紧。（停2秒。）好，现在放松，完全放松。好，现在休息一会儿。（停1分钟。）

现在继续练习，你刚才做得很好，跟着我的口令再练习一次。现在握紧双拳，对了，再紧皱眉头，对，咬牙，抵舌，耸肩，挺胸，昂头，直背，收腹，坚持住！再双腿下压，脚趾上翘。好！全身紧张起来。（停5秒。）现在逐步放松，松拳，舒展眉头，放松牙关、舌头，双肩下垂，对啦，靠背，垂首，松腹，再放松双腿。很好，深深吸一口气（停2秒），慢慢呼出。随着空气的呼出，你已彻底地放松，放松……

3）想象放松：想象放松是放松训练的一种方法，它主要是通过对一些宁静、令人心旷神怡的画面或场景的想象，以达到放松身心的目的。经常进行放松训练可以增强记忆、稳定情绪、提高学习效率，长期坚持训练还可以改善人的性格，消除不健康的行为，对焦虑症、强迫症、恐惧症等神经症有良好的治疗效果。

在使用想象放松时，指导语极为重要，老人可据此进行想象，因此好的指导语可有效减少老人焦虑、紧张等情绪。可以这样给出指示语：

我静静地卧在海滩上，周围没有其他人，我感受到了阳光温暖地照射，触到了身下海滩上的沙子，我全身感到无比的舒适，微风带来一丝丝海腥味，海涛在有节奏地唱着自己的歌，我静静地、静静地谛听着这永恒的波涛声……

（2）系统脱敏疗法

采用系统脱敏疗法的步骤：

第一步，护理人员与老人协商，向其介绍系统脱敏疗法，并征得其同意。

第二步，建立焦虑等级。这一步包括两个内容：①找出所有使老年人感到焦虑的事件，并报告出对每一事件的主观感受，这种主观感受可用主观感觉尺度来度量，可以分为 0 ～ 20、20 ～ 40、40 ～ 60、60 ～ 80、80 ～ 100 五个等级分别表示，即轻度焦虑、中度焦虑、重度焦虑、高度焦虑、极度焦虑。②将老人报告的焦虑事件按等级由小到大进行排序。

第三步，进行放松训练。一般需要 6 ～ 10 次练习，每次历时半小时，每天 1 ～ 2 次，以达到全身肌肉放松为合格。

第四步，分级脱敏训练。系统脱敏要求老人在完全放松的状态下进行，因此，护理人员首先应让老年焦虑症老人放松，从等级中最低的焦虑事件开始，由护理人员或咨询师给老人反复呈现焦虑事件，从老人难以接受到能够接受，重复反复进行，直到老人对某一等级的事件不再感到焦虑，即这一等级的脱敏过程结束。转入上一级焦虑事件，直至完全适应。

（3）强化法

强化法是建立在操作性条件作用的原理之上的。一件行为发生后，根据当时"连带发生的情况"会决定加强或减弱该行为的再发生。假如连带发生的情况为奖励与嘉赏等"正性"情况，往往会加强该行为的再发生；若连带发生的情况为处罚或排斥的"负性"情况，常会减弱该行为的再出现。即某一行为若得到奖赏，那么，以后这个行为重复出现的频率就会增加；反之，得不到奖赏的行为出现的次数就可能会减少。在强化的时间间隔方面也遵循操作性条件作用原理。

1）类型。

①正强化：给予一个好刺激。为了能建立一个适应性的行为模式，运用奖励的方式，使这种行为模式重复出现，保持下来。奖励的方式可以是给予对方喜爱的实物、代币、金钱，也可以是微笑点头、称赞和表扬。

②负强化：去掉一个坏刺激。这是为引发所希望的行为的出现而设立的。如一个老年人有吐痰的习惯，这种行为一出现就受到指责；一旦他不再乱吐痰了，立即停止对他的批评。

③正惩罚：施加一个坏刺激。这是当不适当的行为出现时给予处罚的一种方法，往往是给对方施加一个刺激，如批评、罚款等。这种惩罚必须注意惩罚的是什么，意义要明确，时间要适当。如

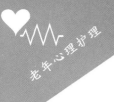

随地吐痰当即罚款即是正惩罚。

④ 负惩罚：去掉一个好刺激。这种惩罚比正惩罚更为常用。当不适当的行为出现时，不再给予原有的奖励。如老年人遵从医嘱完成康复训练之后可以看一下他喜欢的电视剧，没有完成则不让他看，从而鼓励他继续训练。

2）方法。

① 塑造：这是行为治疗中最常用的方法之一。塑造是通过强化的手段，矫正人的行为，使之逐步接近某种适应性行为模式。塑造过程中，采用正强化手段，一旦所需行为出现，立即给予强化。

在塑造方法的应用中，要注意制定适当的目标。假定要塑造老年人走出家门与他人多交流，第一步，当老年人能走出家门在门口范围内活动时给他鼓励与赞赏；当这种行为稳定地出现后就进入第二步，老年人可以走的更远一些，进入社区，表扬他；然后进入第三步，老年人可以与外界人员交流，赞赏他。如此做下去，使老人的行为一步步接近希望的行为模式。

② 代币制管理法：这是一种利用强化原理促进更多的适应性行为出现的方法，是使用有形的可得到实物奖励的正强化方式之一。代币指可以在某一范围内兑换物品的证券，其形式有小红旗、小铁牌、小票券等。例如，在养老院里，为了让老年人更配合护理工作，可以每天给配合度高的老年人发一张小票券，集齐十张，可以换一小盆植物自己养，这种方式 即代币制管理。

③ 消退法：这种方法采用的方式是对不适应的行为不予关注，不给予强化，使之渐趋消弱以致消失。例如，医院里的老年人，有些会产生对护理人员强烈的依赖感，用大声的语言、发火的样子来获得医护人员的过多关注。此时，医护人员应该分清楚，对此行为暂不予理会，他自己觉得没意思了，即会自行停止此行为。

在使用消退法时，注意要同时强化对方出现的适应性行为，而且实施时一定要坚持住，因为往往在开始时，情况可能比以往更糟。

3）注意事项。

强化法不止上述几种，但所有强化法的运用都有一些共同的重要技巧与要领。

1）要清楚想改变的目标行为是什么，而且要选择适当，否则就不能达到有效的咨询效果。

2）强化物要适宜，要能够起到心理护理者所希望的强化作用。

3）强化物的呈现要及时，意义要明确。表扬什么，惩罚什么，心理护理者一定要做到胸中有数，且表达要明确。

4）对于正强化来说，强化的标准要逐渐提高，强化的次数要逐渐减少。正强化的目的是使适应性行为出现，不适应行为减少或消除。当老年人的适应性行为稳定地出现时，即可逐步减少正强化的次数，或只在其又有进步时才给予强化。

5）要注意强化的比例适当。不宜为了少许的更改就给予大量的赏罚，而较大的更改却只给少许的赏罚，不成比例，失去其作用。

6）强化也可由实物渐次变为言语，先采用效果明显的强化物再逐步改为言语的强化。

（4）模仿学习

模仿学习是行为治疗常用的方法之一，其原理主要来自社会学习理论。行为治疗利用人类通过学习获得新的行为反应倾向，帮助某些具有不良行为的人以适当的反应取代其不适当的反应，或帮助某些缺乏某种行为的人学习这种行为。

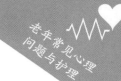

模仿学习是建立在班杜拉的社会学习理论基础上的一种治疗方法。它又叫作示范法，是指护理人员可向老年人呈现某种行为榜样，让其观察示范者如何行为以及学习示范者的行为得到了什么样的行为后果，以引起他们从事相同或相似行为的一种治疗方法。模仿学习可广泛应用于适应障碍、多种行为异常，如恐惧症、社交障碍等的治疗。

模仿学习通常采用这样三种方式：看电影或电视录像、听录音、由护理者亲自做示范。具体可表现为以下几种：

1）生活示范。让老年人在现实生活中观察示范者演示的适当行为（一般需要演示几次），之后让老年人重复演示者的行为，并对之进行强化。

2）象征性的示范。用相关的电影和录像，或者是图画、游戏等为老年人进行示范，并对老年人的模仿行为进行强化。还有一种形式的象征性示范，即自我示范，是指将老年人本人的和别人的行为录下，让其观察采用不同方式行事的结果并进行自我强化。

3）角色扮演。由护理人员设立一个情景，护理人员和老年人一起扮演该情景的不同角色，通过在这样的特定情景中人际的互动及对后果的学习让老年人明白什么样的行为方式是更合理更有效的。

4）参与示范。护理人员参与演示行为，引导老年人改变行为。

5）内隐示范。通过护理人员的描述，帮助老年人进行想象、思考等来改变当前不良行为，以达到目标行为。

（5）决断训练

决断训练又称肯定性训练、自信训练和声明己见训练。决断训练适用于人际关系的情境，用于帮助老年人正确、适当地与他人交往，表达自己的情绪、情感。

决断训练特别适用于那些不能表达自己愤怒或苦闷的人、很难对他人说"不"字的人和那些很难表达自己积极情感的人。一个人常因缺乏自我信心，不敢拒绝别人，不敢说个"不"字或者提出自己的意见，坚持自我主张，结果严重影响了人际关系，不能跟同学、同事、朋友来往。对于这样的老年人，可实施自我主张、自我肯定、自我信心训练。

决断训练一般有下述几个步骤：

1）确认需要进行决断训练的问题。即心理护理人员要对老年人的个人生活史做了解，让老年人说明因自己懦弱、没信心而导致人际交往行为失败的原因，并引导老年人自己描述希望养成的新行为。

2）激发老年人进行决断训练的动机。决断训练有时涉及老年人对于某类事物的态度与看法。如很难说"不"字的老年人，虽因难以拒绝他人的某些过分要求感到不快，但仍会认为拒绝别人的请求是一种不礼貌的行为或认为那样做就显得自己太自私了等。这种情况就需要护理人员帮助他们认识决断训练的意义。如自私的含义是只顾自己不顾别人的利益，而决断性行为并非不考虑他人的利益。决断行为是在别人提出过分要求时进行拒绝，或当自己感到自己做不到某事时说"不"字。

3）定义适当的行为。这一步是护理人员与老年人一起找出哪些是适宜的行为，并鼓励老年人注意观察他人的有效行为；或由护理人员做示范，使老年人认识到对同一种问题还可有另一种解决或应付方法，认识到自己的行为是不适宜的。护理人员也可作为客观的观察者，把自己对老年人行为的感想反馈给老年人。

4）决断行为的训练阶段。这一阶段更多地采用角色扮演法，使老年人在这一过程中，通过主动模仿学习新的行为方式。在此期间，护理人员不仅要帮助老年人学会用言语表达自己的情感，而且应注意视线的接触、身体语汇、面部表情的作用，帮助对方学习非言语的表达方式。

4. 催眠疗法

催眠疗法是指用催眠的方法使求治者的意识范围变得极度狭窄，借助暗示性语言，消除病理心理和躯体障碍的一种心理治疗方法。通过催眠疗法，将人诱导进入一种特殊的意识状态，将医生的言语或动作整合入患者的思维和情感，从而产生治疗效果。催眠疗法就是通过护理人员与老年人潜意识的交流，了解深藏于其潜意识中的焦虑根源，使其暴露于意识之中，让老人了解并进行疏导、发泄，以利缓解焦虑症状。有学者做了催眠疗法对广泛性焦虑的临床疗效对照研究，比较了催眠疗法与阿普唑仑治疗广泛性焦虑的临床疗效，结果显示采用催眠疗法治疗广泛性焦虑症疗效较好。

首先，催眠疗法在使用前要向老年人说明催眠的性质和要求，把治疗的目的和步骤讲清楚，以取得老年人的同意和充分合作。其次，要测试老年人的受暗示性程度。这两点是保证治疗顺利进行的必备条件，尤其是后者，是决定催眠疗法疗效好坏的关键。受暗示程度低或不受暗示者，一般不宜进行催眠治疗。

具体实施时，可采用一些技巧对老年人进行催眠。如：言语暗示加视觉刺激。让被催眠的老年人聚精会神地凝视近前方的某一物体（一光点或一根棒等），数分钟后，护理人员用单调的暗示性语言开始进行暗示。"你的眼睛开始疲倦了——你已睁不开眼了，闭上眼吧——你的手、腿也开始放松了——全身都已放松了，眼皮发沉，头脑也开始模糊了——你要睡了——睡吧……"如此时的老年人暗示性高，则很快进入催眠状态；如老年人的眼睛未闭合，应重新暗示，并把凝视物移近老年人的眼睛以加强暗示，使其两眼皮变得沉重。又如：言语暗示加听觉刺激。催眠时，让老年人闭目放松，注意倾听节拍器的单调声或水滴声，几分钟后再给予类似于上述的言语暗示，同时还可以加上数数，如："一，一股舒服的暖流流遍你全身……；二，你的头脑模糊了……；三，你越来越困倦了……；四……"。再如：言语暗示加皮肤感觉刺激。护理人员首先在老年人面前把手洗净、擦干和烤热，然后告诉其要闭目放松，用手略微接触老年人皮肤表面，从额部、两颊到双手，按同一方向反复地、缓慢地、均匀地慢慢移动，同时配以与上述类似的言语暗示。

最后，治疗结束后，可以及时唤醒求治者，或让其睡完觉后逐渐醒来。一般用这样的指导语："好了，治疗结束了，你可以舒舒服服地睡一觉，睡醒后你一定会精神饱满，头脑清醒。"

➤ 技能准备

一、老年焦虑症诊断的应用

依据性焦虑的症状及诊断标准进行诊断。

1. 焦虑自评量表

焦虑自评量表（Self-rating Anxiety Scale, SAS）由 W. K. Zung 于 1971 年编制，从量表构成形式到具体评定方法都与抑郁自评量表（SDS）十分相似，用于评定焦虑老人的主观感受。焦虑自评量表是一种分析老人主观症状的简便的临床工具，它能够较为准确地反映有焦虑倾向的

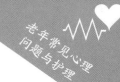

老年常见心理
问题与护理

精神病患和普通人的主观感受。焦虑自评量表适用于具有焦虑症状的成年人。近年来，焦虑自评量表已作为咨询门诊中了解焦虑症状的一种自评工具，同时，它与焦虑自评量表一样，具有较广泛的适用性。

1）焦虑自评量表采用 4 级评分，主要评定项目所定义的症状出现的频度，其标准为："1"没有或很少时间；"2"小部分时间；"3"相当多的时间；"4"绝大部分或全部时间（其中"1""2""3""4"均指计分分数）。量表共有二十条文字（括号中为症状名称），仔细阅读理解后，在每一条文字后的分数栏 1～4 分适当的分数下画"√"。

焦虑自评量表

项目评分				
1. 我觉得比平时容易紧张和着急（焦虑）	1	2	3	4
2. 我无缘无故地感到害怕（害怕）	1	2	3	4
3. 我容易心里烦乱或觉得惊恐（惊恐）	1	2	3	4
4. 我觉得我可能将要发疯（发疯感）	1	2	3	4
5. 我觉得一切都很好，也不会发生什么不幸（不幸预感）	4	3	2	1
6. 我手脚发抖打战（手足颤抖）	1	2	3	4
7. 我因为头痛、颈痛和背痛而苦恼（躯体疼痛）	1	2	3	4
8. 我感觉容易衰弱和疲乏（乏力）	1	2	3	4
9. 我觉得心平气和，并且容易安静坐着（静坐不能）	4	3	2	1
10. 我觉得心跳得快（心悸）	1	2	3	4
11. 我因为一阵阵头晕而苦恼（头昏）	1	2	3	4
12. 我有晕倒发作，或觉得要晕倒似的（晕厥感）	1	2	3	4
13. 我呼气吸气都感到很容易（呼吸困难）	4	3	2	1
14. 我手脚麻木和刺痛（手足刺痛）	1	2	3	4
15. 我因胃痛和消化不良而苦恼（胃痛或消化不良）	1	2	3	4
16. 我常常要小便（尿意频数）	1	2	3	4
17. 我的手常常是干燥温暖的（多汗）	4	3	2	1
18. 我脸红发热（面部潮红）	1	2	3	4
19. 我容易入睡并且一夜睡得很好（睡眠障碍）	4	3	2	1
20. 我做噩梦（噩梦）	1	2	3	4

2）焦虑自评量表的主要统计指标为总分。在由自评者评定结束后，将 20 个项目的各个得分相加，再乘以 1.25 后取整数部分，就得到了标准分。

3）中国焦虑评定的分界值为 50 分，分数越高，焦虑倾向越明显。49 分及以下为正常，50～59 为轻度，60～69 分为中度，69 分以上是重度。

2. 汉密尔顿焦虑量表（他评量表）

汉密尔顿焦虑量表（Hamilton Anxiety Scale，HAMA）由 Hamilton 于 1959 年编制，最早是精神科临床中常用的量表之一，包括 14 个项目。《CCMD-3 中国精神疾病诊断标准》将其列为焦虑症的重要诊断工具，临床上常将其用于焦虑症的诊断及程度划分的依据。

1）项目和评分标准包括 14 个项目。所有项目采用 0～4 分的 5 级评分法，各级的标准为：0 分、无症状；1 分、症状轻；2 分、中等；3 分、症状重；4 分、症状极重。

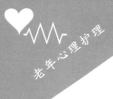

汉密尔顿焦虑量表

项目评分　0 1 2 3 4

1. 焦虑心境：担心、担忧，感到有最坏的事情将要发生，容易激惹
2. 紧张：紧张感、易疲劳、不能放松、易哭、颤抖、感到不安
3. 害怕：害怕黑暗、陌生人、一人独处、动物、乘车或旅行及人多的场合
4. 失眠：难以入睡、易醒、睡得不深、多梦、梦魇、夜惊、醒后感疲倦
5. 认知功能：注意力不能集中，记忆力差
6. 抑郁心境：丧失兴趣、对以往爱好缺乏快感、抑郁、早醒、昼重夜轻
7. 肌肉系统症状：肌肉酸痛、活动不灵活、肌肉抽动、肢体抽动、牙齿打战、声音发抖
8. 感觉系统症状：视物模糊、发冷发热、软弱无力感、浑身刺痛
9. 心血管系统症状：心动过速、心悸、胸痛、血管跳动感、昏倒感、心搏脱漏
10. 呼吸系统症状：胸闷、窒息感、叹息、呼吸困难
11. 胃肠道症状：吞咽困难、暖气、消化不良（进食后腹痛、胃部烧灼感、腹胀、恶心、胃部饱感）、肠动感、肠鸣、腹泻、体重减轻、便秘
12. 生殖泌尿系统症状：尿意频繁、尿急、停经、性冷淡、过早射精、勃起不能、阳痿
13. 植物神经系统症状：口干、潮红、苍白、易出汗、易起"鸡皮疙瘩"、紧张性头痛、毛发竖起
14. 会谈时行为表现：①一般表现：紧张、不能松弛、忐忑不安、咬手指、紧紧握拳、摸弄手帕、面肌抽动、不停顿足、手发抖、皱眉、表情僵硬、肌张力高、叹息样呼吸、面色苍白。②生理表现：吞咽、打嗝、安静时心率快、呼吸快（20 次/分以上）、腱反射亢进、震颤、瞳孔放大、眼睑跳动、易出汗、眼球突出

2）结果分析。汉密尔顿焦虑量表将焦虑因子分为躯体性和精神性两大类，躯体性焦虑因子指七至十三项，精神性焦虑因子指一至六和十四项。总分 > 29 分，可能为严重焦虑；21 分 < 总分 ≤ 29 分，肯定有明显焦虑；14 分 < 总分 ≤ 21 分，肯定有焦虑；7 分 < 总分 ≤ 14 分，可能有焦虑；总分 = 7 分没有焦虑症状。

3）测试注意事项。

①测试应由经过训练的两名评定员进行联合检查，采用交谈与观察的方式，并各自独立评分。

②测试强调受检者的主观体验。

二、老年焦虑症治疗方法的应用

（一）支持性心理治疗的运用

（二）认知治疗的运用

（三）行为治疗的运用。它包括放松疗法、系统脱敏疗法、强化法、模仿学习、厌恶疗法、决断训练法等方法的运用。

（四）催眠疗法的运用。

项目实施

▶▶ **步骤一：准备工作**

（一）环境准备：要求教室清洁卫生，宽敞明亮，配有活动桌椅，多媒体设备能正常使用。

（二）材料准备：一是各项目情境资料及学生预习准备的相关资料，资料来源可以是教材，也

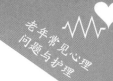

可以是网上资料。二是白纸、签字笔等。

（三）人员准备：根据项目情境，将全班学生分为几个小组，选出小组长，负责领导团队完成项目任务。

▶▶ 步骤二：在教师指导下，师生共同完成项目任务

（一）教师引导学生了解项目情境，分析项目情境，结合项目所给资料及相关知识和技能，思考完成项目的任务一。

问题一：项目情境中的两位老人的心理行为表现有哪些？有什么异同点？

> 参考答案：项目情境一中，老年见到生人就紧张，不知如何说话，心慌，浑身难受到要死，不敢出门坐车，不敢去街上，有时见到生人手脚抖动厉害。
>
> 项目情境二中，老年人突然产生原因不明的恐惧、紧张、害怕，手脚发麻，浑身颤抖，同时胸闷、心慌、透不过气来、心跳加速。
>
> 他们的共同的之处在于经常处于紧张焦虑之中，并伴随有生理反应。
>
> 项目情境一中的老人虽常有心慌、难受、紧张情绪，但不如项目情境二中的老人发作得严重，项目情境二中的老人常有濒死感，项目情境一中的老人没有。即焦虑症有两种类型：广泛性焦虑、惊恐障碍。

问题二：通过项目情境一、二的描述，请同学们思考老年焦虑症的特点是什么？

> 参考答案：有躯体症状，本人痛苦，如难受、厌食、睡眠障碍、疼痛、头昏等；过度依赖，依赖医院，依赖亲人，主要是因为老人缺乏安全感，需要呵护关照，达到精神和物质条件上的满足；产生与现实不符的过分担忧，其主要表现是与现实处境不符的持续恐惧不安和忧心忡忡；毫不隐瞒自杀想法，如经常唠叨"实在受不了这个罪""不行，我得去死""你们谁也帮不了我"。

问题三：结合项目情境的描述与生活实践，请同学们想想导致老年焦虑症的原因是什么？

> 参考答案：遗传因素；生物学因素，如老年人的脑部觉醒程度明显下降，易产生焦虑，人格因素；环境因素。

通过以上分析判断，让学生理解并完成项目任务一中部分任务，对焦虑症概念及分类有初步认识。

（二）认真阅读项目情境一、二，请学生思考老年焦虑症老人的特点，并联系生活实际，教师与学生共同挖掘老年人焦虑发生的原因及如何预防，完成项目任务二

问题：结合生活实践，思考如何防止老年焦虑症的发生？

> 参考答案：良好心态的获得；经常自我疏导，不积压情绪；学习放松技巧，学会自我放松；无法自行调适时，寻求专业心理帮助；必要时服用药物，以免病情拖延。

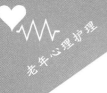

（三）在学生思考的基础上，向学生介绍心理治疗方法（重点是行为治疗法），同时结合两种情境，让学生完成项目任务三，并呈现项目任务完成的结果。

问题：如果你是位护理人员，面对项目情境中的老年人，你如何进行护理？

参考答案：

1）先对其进行评估，包括生理评估与心理评估，主要了解老年人的基本情况。

2）采用支持性心理疗法，如耐心倾听他们的述说，鼓励老年人面对疾病，战胜它。另建议家属保证老年人的居住环境干净舒适，并建议患病老年人养成良好的生活方式，如减少睡前活动，避免睡前兴奋，睡前热水泡脚、听音乐等。

3）采用放松疗法，教会老年人自行使用放松疗法，当其感到焦虑与紧张时自行使用该方法，缓解自身的情绪。

4）可与老年人商量制定焦虑等级，选用系统脱敏的方法对抗焦虑，在老年人身体状况较好的情况下，可采用实地脱敏，如项目情境一中的老年人可在前期系统脱敏的基础上，带其到生人多的地方，如公交车站等地进行实地脱敏。

5）可以选用其他行为治疗方法，如模仿学习、强化法等。

6）引导家属对老年人更加关心，尤其是精神上的理解与关爱，理解他们的痛苦，在和老年人交流沟通中注意自己的言行与方式，有必要的话，可以改变自己当下的一些行为。

（四）将学生分为三个小组，每组对应一个项目情境，小组针对任务完成情况撰写汇报提纲，由小组中的一位代表进行汇报。

▶▶ 步骤三：在教师引导下，各小组互评（优点与不足），教师做总结性评价

➡ 项目实训

【情境一】刘女士，今年61岁，丈夫虽然已退休，但由于其精力旺盛、工作热情高，退休后被另一公司请去继续工作，公司在外地，于是刘女士和丈夫两地分居。两人相隔不远，丈夫经常回家看她。刘女士夫妇有一女儿，结婚后在外地工作，很少回来。一次，丈夫回家后与刘女士因生活琐事发生了争吵，刘女士突然感到心慌、气紧、出汗，丈夫见后停止了争吵，刘女士恢复了正常。丈夫走后，刘女士经常没有理由地感觉到心慌、烦躁、睡不着，为此到医院做了全面检查，未发现任何躯体疾病。刘女士的症状一直不见好转，后来发展到坐立不安，晚上睡觉觉得心烦，躺下一会儿便起床，在屋内外走来走去，有时候一晚不能入睡，自述也没有什么特别让人烦恼的事，但就是"心烦"的感觉始终出现。

实训任务

1. 能够分析判断刘女士的心理行为反应。
2. 能够分析判断她可能患了什么心理疾病，并对她进行诊断，写出诊断步骤及措施。
3. 能够对刘女士进行心理护理，并制定一份详细的护理方案。

【情境二】杨大爷，今年70岁，他自述自己遇事易紧张，尤其是到了陌生的地方，见到陌生人的时候，就更紧张，全身出汗、心慌、想跑但又没力气，有时会全身发抖，自己无法控制，也无法好好走路，还会出现同手同脚的现象，让人耻笑。为此，他十分烦恼，在儿女的陪同下，他到医院进行检查，医生认为杨大爷是"帕金森综合征"，并给予相应的治疗，但治疗一段时间后，杨大爷并没有好转。而且，家属发现杨大爷发抖的毛病仅限于面对陌生人或处于陌生地，如果杨大爷发现没人注意他时，他也不会出现此类动作，如他挤公交车时动作还很迅速麻利。于是，家属对医生的诊断有疑问。

实训任务

1. 能够分析判断医生的诊断是否值得商榷，并说明理由。
2. 能够分析判断杨大爷可能是什么疾病，并说明理由。
3. 如果你是杨大爷的护理人员，请选择具体心理治疗方法，并能够进行操作。

【情境三】李某，男，68岁，退休在家。从前从事企业管理工作，家中有老伴、两个儿子、一个孙子、一个孙女，经济条件很好，家庭关系也很融洽。自从8年前退休后，李某就开始早起打太极，和老友们一起下棋、聊天，照顾家里的孙子、孙女，帮家里修理小玩意，生活过得充实。但一年前，老伴身体不舒服，经医院检查是乳腺癌，经过手术和化疗后，老伴暂时没有生命危险。没过多久，李某的一位故交因车祸去世，孙女前段时间又因生病在医院住院，这些让李某感到生命的重要，也感慨生命的脆弱。于是，李某近半年来经常出现心慌气喘、睡眠不佳等症状，他担心自己得了大病，到医院请求医生开药给他吃，而且经常打电话给两个儿子，让他们回来陪他，还说如果不回来可能就见不到他了。李某在家一天不是担心老伴的病就是担心自己的身体，还担心儿子、儿媳及孙子、孙女的身体，一天操不完的心，虽经儿子、儿媳们的多次疏导，仍然无法平复其情绪，总是在担心中过日子。

实训任务

1. 能够分析判断李某表现出的老年焦虑症的特点。
2. 能够分析判断李某该种心理行为反应产生的原因。
3. 如果你是护理人员，请你选择心理护理方法，并能够进行具体心理护理操作。

【情境四】牟某，女，73岁，老伴于10多年前去世，自己和小儿子一起生活。5年前，小儿子在其40岁时离婚，另寻得一女子做老婆，小儿子和新儿媳关系不错，虽也难免有争吵，但两人还算恩爱。因新儿媳对牟某的孙女——小儿子与前妻所生之女并不太好，常常无视她的存在，也不管她上学的费用等，牟某非常不满这个新儿媳，常常因生活琐事与之吵上几句，最近两年，牟某与新儿媳虽住一屋，但极少说话，两人都忽视对方的存在，并因此，牟某常常抱怨小儿子，心中很不痛快。近大半年来，牟某常感到莫明其妙的紧张和不安，担心自己和孙女会被人害，担心孙女的学习，担心小儿子的健康，担心新儿媳害他们，常担心到睡不好，吃不下，并伴有心慌、头疼、眩晕、尿频尿急、多汗、四肢麻木等躯体症状。看过许多医生，吃了不少药，好像作用不大，吃药时还能

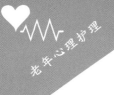

得以缓解，停药后马上又恢复原来的症状。牟某自己有时也劝自己不要过分担心，但也不起作用，于是她感到很痛苦。

实训任务

1. 能够判断牟某出现的不良心理与行为反应，并分析其产生的原因。
2. 能够对牟某的心理问题进行诊断，并说明诊断依据。
3. 能够使用行为治疗方法，设计一套针对牟某的心理护理方案，并对她进行心理调适。

子项目二　老年抑郁症心理与护理

➡️ 子项目描述

　　抑郁是威胁老年心理健康最主要和最经常出现的问题之一，随着人口结构的老龄化及高龄化，这种威胁将越来越大，抑郁症成为老年精神疾病中最为常见的疾病之一。据世界卫生组织统计，抑郁症老年人口占老年人口总数的 7%～10%，且患有躯体疾病的老年人抑郁症的发生率达 50%。我国社区老年人抑郁症患病率为 6%～29.4%。抑郁症严重危害老年人的身心健康，尤其是对于患有慢性躯体疾病的老人，该病症将导致老人卧床时间延长，疾病致残概率高，并且因该精神疾病所引起的自杀可能性增加。老年抑郁症不仅使得老年人的生活质量下降，还给所在家庭带来了沉重的负担，家庭秩序也因而陷入混乱。因此，有效预防老年抑郁症，并进行科学的护理，提高老年人的生活质量，是一个非常值得关注的问题。

➡️ 学习目标

能力目标：

1. 能够及时发现老年人老年抑郁的早期征兆，能与他们进行有效沟通。
2. 能够准确地对老年抑郁症的症状进行判断，并给予相应护理。
3. 能够运用认知疗法和支持性心理疗法等对老年人进行训练和护理，预防或延缓老年抑郁症的发生。

知识目标：

1. 掌握老年抑郁症的概念，了解老年抑郁症相关基础知识。
2. 熟悉老年抑郁症早期迹象及常见的行为症状，并掌握与他们沟通的技巧。
3. 掌握认知疗法、支持性心理疗法的相关知识。

素质目标：

1. 积极关注老年抑郁症的现状，树立正确的护理理念。
2. 自觉尊重、关爱抑郁症老人，让他们获得心理支持。
3. 形成注重对抑郁症老人进行康复训练的意识。

➡️ 项目情境

　　郝阿姨，67岁，以往性格开朗，为人热情，半年前因与邻居产生小矛盾，从此不再爱说话。提起此事老人常以泪洗面，时常自责，经常感到委屈，出现失眠、多梦、时常早醒等症状，情绪越来越消沉、无精打采，以往很感兴趣的事如打牌、跳舞等也都推说自己没兴趣不想去了，食欲逐渐下降，日渐消瘦，每天躺在床上抱怨说活着没意义。郝阿姨的老伴性格内向，平时话不多，加上身体不好，长期患有高血压、糖尿病，没有精力照顾郝阿姨。郝阿姨有一女儿，倒也孝顺，但自从结婚有了孩子，很少回家看望母亲。自从郝阿姨出现以上情绪变化以来，女儿自感心有余而力不足，因此特意从家政公司请来一名保姆，帮助父母做饭，照顾老人。但保姆毕竟不是自己的亲人，郝阿姨的病情日益加重。

➡️ 情境分析

　　老年人的心理抑郁感是一种负性情绪体验，它对老年人的危害巨大，如果不能得到及时、适度的排遣，抑郁将严重威胁老年人的身心健康。

　　上述情境反映了老年人因多种原因而出现了抑郁心理与行为，影响了家庭正常生活，给本人造成了身心上的危害。如何针对老年人的抑郁症状使其得到较好的护理是养老服务行业亟待解决的问题。因此，学生需要了解：老年人出现的这些症状属于哪类老年心理障碍，为什么会出现这些症状，它有哪些表现，怎样来诊断，有什么办法可以帮助老年人摆脱这些症状或延缓症状的发展。

➡️ 项目任务

　　任务一：能够分析判断抑郁症产生的原因、早期的症状表现及进展。
　　任务二：能够判断家属对老人的照顾方式是否恰当，分析值得肯定的地方和不足之处。
　　任务三：能够针对抑郁症设计一套康复训练与护理的方案。
　　任务四：作为护理人员，请你提出对老人抑郁症进行心理护理与干预的设想。

➡️ 知识准备

一、老年抑郁症及其危害

（一）抑郁的概念

　　抑郁是人类最主要、产生频率最高的情绪之一，每个个体在其生命历程中都会或多或少地感受到这样一种情绪。无论在中国还是在西方，"抑郁"这个词已存在了很多个世纪。中国古代的中医文献很早便有对"郁症"这一类别的记述。"抑郁（Depression）"一词起源于拉丁文"Deprimere"，意指"下压"。在17世纪便被用来描述情绪状态，其核心症状被称为"缺乏快乐"（Anhedonia，源于希腊文），意指丧失体验快乐的能力。

　　在心理学研究领域内，抑郁常被视作抑郁倾向或抑郁情绪，心理学家更偏重于研究抑郁情绪。本

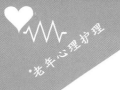

书所涉及的抑郁状况也是指这种抑郁情绪，其反映的是普通个体的主观感受。抑郁情绪主要有以下四组特征：悲观、悲哀、失望、无助乃至冷漠或绝望的心境；消极的自我概念和自我评价，自信心下降，有无价值、无用和自卑感，严重者有自罪甚至自杀倾向；睡眠多有障碍，食欲、性欲减退，兴趣索然；活动水平多下降，当事人从社交、工作和家务中退缩出去，回避他人。抑郁在一般人群中的发生率为13%～20%，重度抑郁约5%，它可以影响到任何一个人，无论其地位、种族、年龄、性别、婚姻状况或文化程度如何。据研究，近年来抑郁的发生率有小幅上升，这一领域的研究已经引起了各方的关注。

（二）老年抑郁症的概念

老年抑郁症是最常见的老年期精神障碍。广义的老年抑郁症是指发生于老年期（60岁以及60岁以上）这一特定人群的抑郁症，包括原发性（含青年或成年期发病，老年期复发）和见之于老年期的各种继发性抑郁。严格而狭义的老年抑郁症特指60岁以及60岁以上的老人首次发病的原发性抑郁。

老年抑郁症的发病率由于调查方法如样本来源、年龄结构、筛选方法、诊断标准等的不同，所得结果也相差很大。在老年抑郁老人中，女性发病比率高于男性。鉴于老年妇女罹患抑郁症的比例可达25%，比老年男性高出许多，因此，老年妇女防治抑郁症更为重要。女性之所以易患抑郁症，原因是其一生中影响激素分泌的"非常时期"较男性多得多，如哺乳期、怀孕期、绝经期等。而绝经期妇女一旦患有更年期综合征，绝大多数会出现程度不等的抑郁症状。

（三）老年抑郁症的危害

抑郁症是一种危害性相当大的慢性疾病，世界卫生组织的最新资料显示，到2020年，抑郁症将成为仅次于癌症的人类第二大杀手，而老年人的自杀和自杀企图有50%～70%继发于抑郁症。从老人个体来说，抑郁症会引起老人身体功能下降、情绪低落或精神运动性阻滞等方面的危害，出现自卑、厌世、食欲减退、体重减轻、闭经、乏力等问题。在此基础上，抑郁症还会给老人带来以下危害：

1. 严重失眠

原本睡眠良好的老人会突然变得难以入眠，虽可入睡但醒得过早，或入睡了却又自感未入睡（即所谓的"睡眠感丧失"），此时服用抗神经衰弱症的药物往往毫无效果。

2. 便秘

原本排便正常的老人会变得难以排便，严重可闭结一周，同时还会伴以种种消化障碍，如食欲大减甚至完全不思饮食，有的还出现腹胀、口臭等症状。

3. 心血管异常

老年抑郁症老人常出现血压升高、心率中快或某些冠心病症状。老年抑郁症老人大多性格内向，发病前就不爱交际，在发病后得不到家人、同事、朋友的理解或遭到误解，也可能难以摆脱抑郁阴影，不利康复。

4. 自杀观念和行为

老年抑郁症有慢性化趋势，也有不堪忍受抑郁的折磨，自杀念头日趋强烈，以死求解脱。老年抑郁症不易被发现，一旦被发现的时候，症状已经非常严重，甚至很多老人已经有了轻生等想法及行为，可见老年抑郁症危害的严重性。

二、老年抑郁症的诱发病因

老年抑郁症的病因目前还不十分清楚，可能与遗传、生化和社会心理等因素有关。这些因素错综复杂并相互交织，对抑郁的发生均有明显影响。

1. 遗传因素

调查发现，将近或超过一半以上的抑郁症老人都有家族史。因此，抑郁症老人的亲属，特别是一级亲属发生抑郁症的危险性明显高于一般人群。国内外对老年期情感障碍遗传因素的研究显示，老年期首次起病老人的遗传负荷明显低于早年起病者。老年抑郁症的遗传方式目前尚无定论，但多数学者认为是基因遗传。

2. 社会心理因素

一方面，老年人在生理"老化"的同时，心理功能也随之"老化"，心理防御和心理适应的能力减退，一旦遭遇生活事件便不易重建内环境的稳定，如果又缺乏家庭和社会的支持，心理活动的平衡更难维持；另一方面，老年期更易发生重大生活事件，如躯体疾病、外伤、活动受限、失明、失聪、离退休、经济困窘、生活环境恶化、社交隔绝、丧亲和被遗弃等，遭受各种心理应激的机会也越来越多。因此，社会心理因素在老年抑郁症发病过程中的作用就显得更为突出。此外，病前人格特征如焦虑、强迫、冲动等特质也与老年抑郁症的发病有关。

3. 生化代谢和神经内分泌异常

神经递质代谢研究和精神药理学研究资料初步证实了中枢神经递质代谢异常可能与老年抑郁症的发生有关。主要有5-羟色胺（5-HT）假说、去甲肾上腺（NE）假说、多巴胺（DA）假说及 γ -氨基丁酸（GABA）假说等。目前以5-羟色胺假说和去甲肾上腺假说较为肯定，但具体的作用机制还不明确。研究还发现，重性抑郁老人存在下丘脑-垂体-肾上腺轴（HPA）和下丘脑-垂体-甲状腺素轴（HPT）的功能异常。神经内分泌改变的病理生理意义目前还不明确，有待进一步研究阐明。

4. 大脑解剖结构和病理改变

近十几年来，CT 和 MRI 技术相继用于情感障碍的研究。国外研究提示，老年抑郁症老人有脑室扩大的倾向，且有脑室扩大者的发病时间较晚，两年内死亡率明显增加，提示器质性脑损害对老年期抑郁症可能具有一定的病因学意义。另有学者认为，晚发病的老年性抑郁与早发病者相比较，脑室扩大和皮质萎缩更明显，故脑组织退行性变可能对晚发性老年抑郁症的病因学意义更大。但是，目前关于老年期抑郁症老人的脑形态学研究尚未完全成熟，有待进一步积累资料追踪研究。

三、老年抑郁症的类型及临床表现

常见的抑郁症类型及其临床表现有以下几种：

1. 心因性抑郁

这种老人不能体验乐趣是较常见的特点。老人不但对以往生活的热情和乐趣下降，越来越不愿意参加正常活动，如社交、娱乐，甚至闭门独居、疏远亲友。对外界刺激比较敏感，如退休或收入减少、健康状况不良、子女因结婚而离开家居住、丧偶孤独等。多以情绪焦虑、沮丧开始，可伴有抑郁症状，严重时可有自杀倾向，易反复发作，每次发作症状相似。

2. 内因性抑郁

表现为抑郁与躁狂交替或单纯的抑郁症状，躁狂症状较轻，持续时间较短。老人整日有气无力、行动迟缓，情绪忧郁，白天卧床不起，夜里不睡，此类老人自杀倾向较重，家属应密切观察其异常情绪变化。老年病人对忧伤的情绪往往不能很好表达，常用"没有意思，心里难受"或表现对外界事物无动于衷，常否认或掩饰心情不佳，甚至强装笑脸。其亲属及熟人可能意识不到其患有严重的情感疾病，而只以为是些躯体的"不舒服"，常被误认为患有严重躯体疾病而送到综合医院接受医学检查，导致延误治疗时机。

3．疑病型抑郁

老人往往过度关注自身健康，以躯体不适症状为主诉（消化系统最常见，便秘、胃肠不适是主要的症状），主动要求治疗，但往往否认或忽视情绪症状，只认为是躯体不适引起的心情不好。有时也因身体的轻微不适、治疗无效诱发，逐渐出现疑病与抑郁的情绪，严重时会怀疑自己的所有器官都有问题，抑郁症状也会不断加重。

4．焦虑性抑郁

精神创伤可有可无，表现为焦虑烦躁、坐立不安、易激惹，半夜起身喃喃自语，惶惶不可终日。见到医生就抓住双手不停地诉说躯体不适，有时躯体焦虑完全掩盖了抑郁。也有的无故报怨人们对他不好，以致使人无所适从。

5．假性痴呆型抑郁

认知功能障碍也是老年抑郁常见的症状。老人情绪低落，反应迟钝，对周围事物不感兴趣，对日期、地点、亲友姓名、日常生活事物一问三不知，给人以痴呆的形象。经过抗抑郁治疗后，痴呆症状随之消失。国外作者称此种抑郁为抑郁性假性痴呆，其中一部分老人会出现不可逆性痴呆。

四、老年抑郁症的认识误区及预防

抑郁症严重影响着老人的身体健康，并且，抑郁症不单对老人自己身心健康不利，对周围的亲人也有很大的危害，因此，对于抑郁症应早预防、早诊断。如果能及早地识别抑郁症的早期表现，对老人自身的病情特点、发病原因、促发因素、发病特征等加以综合考虑，就可制订出预防复发的有效方案，做到"防患于未然"。

（一）对老年抑郁症的几个认识误区

误区一：只是情绪问题，不是疾病

抑郁症是一种常见的精神疾病，患病率很高。人都有情绪不好的时候，但情绪不好到了一定程度，持续到一定时间，就可能是抑郁症。

误区二：亲人去世，悲伤过度，不是得了抑郁症

亲人去世后，亲属（居丧者）一定非常痛苦，情绪行为也一定与平常不同，医学上称作居丧反应。居丧反应是一种正常的悲痛反应，严重症状一般在2个月内会消失，1年内悲痛情绪逐渐平稳。而居丧抑郁症老人是一种异常的悲痛反应，与居丧反应有多方面不同，抑郁症老人会有强烈的负罪感，认为自己有罪；会有强烈的无价值感，认为自己活得毫无意义；经常考虑或企图自杀，有明显的体重减轻和睡眠紊乱症状。这些严重的症状持续2个月以上，老人几乎不想也无法重新开始工作与社会活动，这种异常的情绪可持续1年以上。因此，切不可把这种抑郁症状当成正常的居丧反应。

误区三：退休后抑郁，是不适应

遇到不如意的生活事件，每个人都需要一个适应过程。在此过程中可能会出现抑郁、焦虑的情绪。性格开朗、心理素质好的人，能很快度过这一时期，接受现实，正确面对以后生活；性格不开朗、心理素质差的人，则可能出现持续较长时期的抑郁、焦虑情绪。部分离、退休的中老年人由于离开工作岗位，社会活动圈子缩小，更容易产生孤独、无助、自卑等不良心理，很容易患抑郁症，不可掉以轻心。

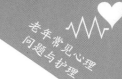

误区四：只是身体不好，没有精神问题

有些抑郁症老人，往往感觉躯体各种不适，到医院反复检查，又找不到任何器质性的病因。其实，在这些躯体不适下常掩盖着老人内心抑郁的体验。遇到这种排除躯体疾病后的老人，经过专科医生的仔细询问，能发现老人内心存在着无愉快感、无兴趣、精力缺乏等抑郁体验，经过抗抑郁治疗后躯体不适将缓解。

误区五：也就说说，不会真的自杀

患抑郁症老年人长期心情低落，愉快感丧失，觉得自己没用了，没有希望了，生不如死，经常出现自杀观念、自杀企图、甚至有自杀行为。与青壮年相比，抑郁症老人一旦下决心自杀，意志更加坚定，行为更加隐蔽，自杀的发生率更高。因此，抑郁症老人只要有自杀观念，就必须严加护理，千万不可忽视。

（二）老年抑郁症的提早预防

1. 早发现、早诊断、早治疗

如果能及早地识别抑郁症的早期表现，对老人自身的病情特点、发病原因、促发因素、发病特征等加以综合考虑，就可制订出预防复发的有效方案，做到"防患于未然"。

2. 加强心理护理与社会支持

对于病情趋于恢复者，应针对性地进行心理护理，要求老人正确对待自己，正确认识抑郁，锻炼自己的性格，树立正确的人生观，面对现实生活，正确对待和处理各种不利因素，争取社会支持，避免不必要的精神刺激。

3. 预防危险因素及干预措施

老年期抑郁症与心理社会因素息息相关，因此，预防危险因素并采取干预措施是十分必要的。预防的原则在于减少老年人的孤独及与社会隔绝感，增强其自我价值观念。具体措施包括：鼓励子女与老年人同住，安排老年人互相之间的交往与集体活动，改善和协调好包括家庭成员在内的人际关系，争取社会、亲友、邻里对他们的支持和关怀，鼓励老年人参加有限度的一些力所能及的劳动，培养多种爱好等。

4. 社区干预及家庭干预

争取在社区康复服务中心进行社会技能训练和人际交流技能训练，提高独立的生活能力，发展社会支持网络，帮助老人重新获得人际交往的能力。家庭干预包括以心理教育与亲属相互支持为主的干预及生存技能、行为技能训练为主的措施。

五、老年抑郁症的心理护理方法

老年抑郁症的心理护理方法很多，常见的行之有效的方法有认知疗法、支持性心理疗法、行为治疗法、人际关系治疗法、回忆疗法、音乐疗法等。这里主要侧重于认知疗法、回忆疗法和音乐疗法及其应用。

（一）认知疗法

1. 认知疗法的概念

前文在"空巢老人的心理问题与护理"部分已经介绍过认知疗法的概念，这里不再重复。需要补充的是，由于文化、知识水平及周围环境背景的差异，人们对问题往往有不同的理解和认知。例如，同样的一所医院，一般人会看成是"救死扶伤"之地、可帮其"减轻痛苦"；而有些老人则可能把医院看成是"进入坟墓之门"。所以，关键不在医院客观上是什么，而是被不同的人认知或看成是

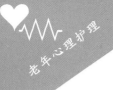

什么。不同的认知就会产生不同的情绪，从而影响人的行为反应。为了克服消极心理对人产生的不良影响，可以通过改变人对事物的观念或看法来克服这种不良心理影响。

2. 认知疗法的护理技术

认知治疗的代表人物之一艾利斯认为，经历某一事件的个体对此事件的解释与评价、认知与信念，是其产生情绪和行为的根源。因此，不合理的认知和信念引起不良的情绪和行为反应，只有通过疏导、辩论来改变和重建不合理的认知与信念，才能达到治疗目的。常见不合理的认知和信念的表现形式有：

（1）任意推断

任意推断是指在证据缺乏或不充分时便草率地做出结论，如"我真是没用，因为我去买东西时商店已经关门了"。

（2）选择性概括

选择性概括是指仅依据个别细节而不考虑其他情况便对整个事件做出结论，是一种盲人摸象式的、以偏概全的认知方式。

（3）过度引申

过度引伸或称过度泛化，是指从一个琐细事件出发引申得出结论，如"因为我不明白这个问题，所以我是一个愚蠢的人"。

（4）夸大或缩小

夸大或缩小是指对客观事件的意义做出歪曲的评价，如"因为他撒了一次谎，于是再也不相信他了"。

（5）走极端的思维

走极端的思维是指要么全对，要么全错，往往把生活看成非黑即白的单色世界，没有中间色。如退休老人容易产生"我感到非常沮丧，因为我老了，没有地方再需要我了，我成为一个无用的人了"这样的情绪。

针对抑郁症老人的认知疗法，其操作原则就是通过改变老人的思维方式，尤其是通过挖掘和理解其认知中的非理性部分及自我否定部分，通过强化思维中的理性和自强的成分，使老人能够获得理性的认知和信念，并恢复正常生活，如认为"我成为一个无用的人了"的退休老人，做什么事都没有信心，很自卑，心情也很不好。认知疗法的策略就是帮助老人重新构建认知结构，重新认识评价自己，更正他认为自己"无用"的认知，重建对自己的信心。

（二）回忆疗法

1. 回忆治疗的概念

回忆疗法的概念源自老年精神医学，是通过引导老人回顾以往的生活，重新体验过去生活的片断，并给予新的诠释，协助老人了解自我，减轻失落感，增加自尊及增进社会化的治疗过程。回忆疗法是一种简便易行的心理干预方法。国外专家针对老年抑郁患者实施回忆性干预的效果进行了系统评价，认为回忆疗法是一种可实行的、有价值的干预方法，能在一定程度上缓解老年人的抑郁情绪。但是由于我国国情不同，老年人的境况也有差异，因此，回忆疗法并非适合每一位老年人，实施回忆疗法上要慎重。

2. 回忆疗法的护理技术

回忆治疗的具体方法是通过鼓励老年人谈论自己过去所发生的事情，以及通过看老照片和收藏

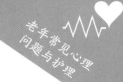
的纪念物品、听老的歌曲等来唤起老年人对往事的记忆，以促进老年人和干预者进行交谈。

研究认为，老年人主要是通过对过去人生经历的回顾来寻求一种完善与满足感，若老人无法达到自我完整时，将对人生感到厌倦和失望，造成自我价值感降低、忧虑、抑郁等，甚至绝望。回忆疗法主要是唤醒过去经验中不堪回首的部分，特别是未解决的冲突、悲伤，期待再一次的审视，并以更宽广的角度来诠释生命事件，为旧创赋予新的意义。回忆疗法的重点不是事件本身，而是老人在回顾时能否持开放、和谐、接纳自我的态度与观点，去正视生命中的阴影，体验走出阴影的力量，进而整合并接纳自己生命的历程。回忆疗法是通过分析和评价来回顾过去，达到自我整合，并将过去的生活视为有意义的经验，从中获得人生的满足感和自我肯定。

有关学者根据回忆治疗的理论基础，提出了回忆治疗标准化操作的五个阶段：

1）当老年人处于有压力的环境，经历各种生活事件和重大改变时，这就为回忆治疗创造了条件，也形成了回忆治疗的第一阶段。

2）护理人员应意识到这种改变并给予关注，这就进入了回忆治疗的第二个阶段，即对老年人的心理健康状况进行评估。评估的工具一般包括标准化心理测量量表、自评问卷、他评问卷和观察测量工具等。当然，评估工具必须具备有良好的信效度。

3）回忆治疗的第三个阶段是为抑郁症老人设立治疗的目标。当评估到老人有不同程度的社会孤立、低的自尊水平和抑郁时，为老人设立的目标应更具体，更有针对性。设立目标后，依据不同的护理诊断，应该为老人采取不同的回忆治疗策略。

4）第四个阶段是选择回忆治疗的类型。对老年人实施回忆治疗是一个连续的过程，无论是简单的、放松的团体性回忆治疗还是更为细致深入的个人生命回顾，护理人员在实施回忆治疗时都应基于老年人个体的不同情况。同时，每一个治疗目的的实现都需要在不同程度上结合不同形式的回忆治疗。

5）最后一个阶段是效果的评估，无论是短期的效果还是长期的效果，评估都很重要。

（三）音乐疗法

1. 音乐疗法的概念

音乐治疗是利用音乐去达到治疗的目标，这包括重建、维持及促进心理和生理的健康。美好的音乐能促使人的感情得以宣泄，情感得以抒发，促进血液循环，增强胃肠蠕动及消化腺体分泌，加强新陈代谢活动及提高免疫抗病能力，从而消除郁闷情绪，心绪安定，胸襟开阔，益于身体健康。

2. 音乐疗法的护理技术

（1）音乐的选择

由于每位抑郁症老人的症状、病因、性格、爱好、情感、处境不同，因此，心理护理人员在运用对音乐治疗技术时要注意选择不同的音乐，心境决定乐曲，乐曲的选择是音乐疗法有效治疗抑郁症的关键。比如，当老人病情正发作时，精神萎靡，情绪低落，一般会选择明快的乐曲来配合心理医生的治疗。而当情绪被激怒或充满敌意时，则会选择轻松的乐曲。

音乐疗法治疗抑郁症选择歌曲的标准：首先，乐曲中的低音厚实深沉、内容丰富，中、高音的音色要有透明感，具有感染力。其次，音乐中的三要素即响度、音频、音色三个方面要有和谐感。

（2）音乐治疗方式

1）单纯的音乐疗法：单纯的音乐疗法是单纯通过听音乐或参与音乐活动达到治疗疾病的目的。

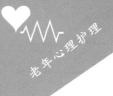

它与一般欣赏娱乐音乐有区别。它是音乐治疗师根据老人所患疾病的不同，而开出的不同的音乐处方，就像药方一样，让老人接触不同的音乐，使人体机能产生不同的变化。

2）音乐电疗法：音乐电疗法就是将音乐疗法与其他电疗法有机地结合在一起的疗法。常用的有音乐电流的电击疗法、电针疗法以及音乐磁场疗法等。它是结合传统的电疗、针刺疗法、磁疗等方式发展起来的，各取优点，使疗效更加显著。

（3）音乐治疗疗程

音乐治疗疗程一般每日1次，每次20分钟，7～14次为1个疗程，间隔7天再进行下1个疗程。每例病人均给予2个疗程，在每个疗程内应辅加集体性心理保健及音乐艺术讲座，特殊病例应另加个别心理治疗。

（4）注意事项

注意"三不宜"：不宜空腹时听进行曲，这种曲调有极强的节奏感和前入感，会进一步使人感到饥饿；不宜吃饭时听打击乐，进食时听这种节奏明快、铿锵有力的曲调，会引起心跳加快，情绪不稳，影响食欲和消化；不宜睡觉前听交响乐，此类音乐气势恢宏，跌宕起伏，令人激动不已难以入眠。

相关链接

音乐与抑郁情绪

在忧愁时，听西贝柳丝的《悲伤圆舞曲》、莫扎特的《b小调第十四交歌曲》；待忧愁心情渐渐消除时，再听格什温的《蓝色狂想曲》、我国民乐《光明行》《步步高》《喜洋洋》《情深意长》等。

在心情不好、情绪不定时，听贝多芬的奏鸣曲、肖邦和施特劳斯的圆舞曲。

神经衰弱时，听李斯特的《匈牙利狂想曲》、比才的《卡门》。

治疗失眠症，听莫扎特的《催眠曲》、门德尔松的《仲夏夜之梦》、德彪西的钢琴协奏曲《梦》。

驱走瞌睡，听贝多芬的A大调第六交响曲《田园》第四乐章、拉威尔的管弦《波莱罗舞曲》、普罗科菲耶夫的交响童话《彼德与狼》、圣桑的《动物狂欢节》。

全身感到疲惫不堪、无精打采时，听贝多芬的《第六交响曲》，我国民乐《春晓》《彩云追月》《流水》等也是最佳的选择。

缓解焦虑紧张、心情烦闷的症状，听一听门德尔松的第二交响曲《苏格兰小调》及我国民乐《姑苏行》《月儿高》等很有好处。

在感到食欲不振时，莫扎特的《好游曲》、泰勒曼的《餐桌音乐》及我国民乐《欢乐舞曲》《花好月圆》等可以助君进餐。

➡️ 技能准备

一、老年抑郁症的诊断及筛查

（一）老年抑郁症的诊断依据

目前，诊断老年期抑郁症主要依据病史、精神检查和躯体检查的资料，以及现象学描述的办法，尚无特异性的诊疗措施。根据中国精神疾病分类和诊断标准，老年期抑郁症应满足以下条件：

1）以情绪低落为主要特征，并且持续至少两周。

2）在情绪低落的基础上，应具有以下至少四项以上：①对日常活动丧失兴趣、无愉快感。②精力明显减退、无原因的持续疲乏感。③精神运动迟滞或激越。④自我评价过低，或自责，或有内疚感，可达妄想程度。⑤联想困难或自觉思考能力显著下降。⑥反复出现想死的念头或有自杀行为。⑦失眠，或早醒或睡眠过多。⑧食欲不振或体重明显减轻。⑨性欲明显减退。

仅仅凭以上依据是不能确定老年人是否患有抑郁症的，还必须结合测量表。

（二）老年抑郁量表（GDS）及操作说明

1. 量表简介

1982年Brink等人编制老年抑郁量表作为专用老年人的抑郁筛查表。许多老人其躯体主诉在这个年龄阶段属于正常范围，却容易被误诊为抑郁症。设计老年抑郁量表是为了更准确地检查老年抑郁患者所特有的躯体症状。另外，其"是"与"否"的定式回答较其他分级量表更容易掌握。其30个条目代表了老年抑郁的核心症状。

2. 老年抑郁量表

选择最切合您一周来的感受的答案，在每题后（ ）内答"是"或"否"。

您的姓名（　　）性别（　　）出生日期（　　）职业（　　）文化程度（　　）

1. 你对生活基本上满意吗？（　　　）

2. 你是否已放弃了许多活动与兴趣？（　　　）

3. 你是否觉得生活空虚？（　　　）

4. 你是否感到厌倦？（　　　）

5. 你觉得未来有希望吗？（　　　）

6. 你是否因为脑子里一些想法摆脱不掉而烦恼？（　　　）

7. 你是否大部分时间精力充沛？（　　　）

8. 你是否害怕会有不幸的事落到你头上？（　　　）

9. 你是否大部分时间感到幸福？（　　　）

10. 你是否常感到孤立无援？（　　　）

11. 你是否经常坐立不安，心烦意乱？（　　　）

12. 你是否愿意待在家里而不愿去做些新鲜事？（　　　）

13. 你是否常常担心将来？（　　　）

14. 你是否觉得记忆力比以前差？（　　　）

15. 你觉得现在活着很惬意吗？（　　　）

16. 你是否常感到心情沉重、郁闷？（　　　）

17. 你是否觉得像现在这样活着毫无意义？（　　　）

18. 你是否总为过去的事忧愁？（　　　）

19. 你觉得生活很令人兴奋吗？（　　　）

20. 你开始一件新的工作很困难吗？（　　　）

21. 你觉得生活充满活力吗？（　　　）

22. 你是否觉得你的处境已毫无希望？（　　　）

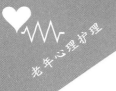

23. 你是否觉得大多数人比你强得多？（　　　）

24. 你是否常为些小事伤心？（　　　）

25. 你是否常觉得想哭？（　　　）

26. 你集中精力有困难吗？（　　　）

27. 你早晨起来很快活吗？（　　　）

28. 你希望避开聚会吗？（　　　）

29. 你做决定很容易吗？（　　　）

30. 你的头脑像往常一样清晰吗？（　　　）

3. 结果评定

本量表评定包含以下症状：情绪低落，活动减少，易激惹、退缩、痛苦的想法，对过去、现在与将来有消极评价。每个条目都是一句问话，要求受试者回答"是"或"否"。30个条目中的10条（1、5、7、9、15、19、21、27、29、30）用反序计分（回答"否"表示抑郁存在），其余20条用正序计分（回答"是"表示抑郁存在）。每项表示抑郁的回答得1分。

Brink 建议按不同的研究目的（要求灵敏度还是特异性）用9～14分作为存在抑郁的界限分。一般来讲，在最高分30分中得0～10分可视为正常范围，即无郁症；11～20分显示轻度抑郁；21～30分为中重度抑郁。

4. 评定注意事项

老年抑郁量表是专门为老年人制定且标准化的抑郁量表，在对老年人的临床评定上比其他抑郁量表有更高的符合率。但如果老年人主诉食欲下降、睡眠障碍等症状属于正常现象，使用该量表有时易被误评为抑郁症。因此分数超过11分者应做进一步检查。

相关链接

如何早期识别老年抑郁症？

目前，老年抑郁症的治疗主要有心理和药物治疗两大措施，但这种疾病关键还在于早期识别、诊断。有专家认为，老年抑郁症老人主要有七大心理症状和两大躯体症状，如果老人持续两周以上出现下列症状，就需要前往心理门诊就诊。

（1）心理症状

1）闷闷不乐，老是高兴不起来，一天中至少2/3的时间都是这样。

2）兴趣索然，对什么都提不起兴趣，以前喜欢新衣服，现在看也不看一眼，以前喜欢打麻将，现在朋友叫他去打也不想去，总觉得生活没意思。

3）疲乏无力，无精打采。

4）思考问题困难，优柔寡断，行动迟缓。跟往常相比，好像变了一个人，有时甚至一个人发呆。

5）自我评价降低，觉得自己一无是处。尤其是身患疾病的老人，总觉得自己是家人的累赘。

6）莫名心烦，老是担心家人的安危，经常坐立不安。

7）悲观厌世，出现轻生念头。

（2）躯体症状

1）消化道症状：食欲不振、腹胀或便秘。

2）睡眠不好：经常失眠、早醒或入睡困难。

二、老年抑郁症心理护理技术的应用

老年抑郁症的心理护理技术很多，常见的行之有效的技术有：

（一）认知疗法运用

（二）支持性疗法运用

（三）行为治疗法运用

（四）回忆疗法运用

（五）音乐疗法运用

➡️ 项目实施

▶▶ 步骤一：准备工作

（一）环境准备：要求教室清洁卫生，宽敞明亮，配有活动桌椅，设备能正常使用。

（二）材料准备：一是项目情境资料及学生预习准备的相关资料，资料来源可以是教材，也可以是网上资料。二是 A4 白纸、彩笔等。

（三）人员准备：根据项目情境，将全班学生分为几个小组，选出小组长，负责领导团队完成项目任务。

▶▶ 步骤二：在教师指导下，师生共同完成项目任务

（一）教师引导学生了解项目情境，分析项目情境，结合项目所给资料及相关知识和技能，思考完成任务一与任务二。

问题一：根据抑郁症老人的心理行为表现，分析判断抑郁症产生的原因及危害。

参考答案：项目情境一中，郝阿姨抑郁情绪产生的诱因是半年前与邻居闹了些小矛盾，从此开始不再爱说话，常以泪洗面，时常自责，渐渐出现抑郁的情绪，并且伴随有失眠、多梦、早醒等症状，情绪越来越消沉、无精打采，不感兴趣，食欲下降，消瘦，活着没意义等心理行为表现。看来人际关系不和睦是老年抑郁症的诱发因素之一。有时候，躯体疾病也是老年人抑郁症的诱发因素之一，并危害到老人的生活及身体健康，甚至危及生命。

问题二：根据老人抑郁病情的进展，分析家属应该如何早期判断老人的抑郁症状。

参考答案：项目情境一中，郝阿姨出现失眠、多梦、时常早醒等症状，情绪越来越消沉，不再爱说话，常以泪洗面，时常自责，并无精打采，以往很感兴趣的事如打牌、跳舞等，也都推说自己没兴趣不想去了，食欲逐渐下降，日渐消瘦，每天躺在床上抱怨说活着没意义，这些是典型的抑郁症的症状表现。

再根据这些症状表现，进行"老年抑郁症筛查"。

通过以上分析判断与筛查检测，让学生理解并完成总项目任务中的任务一，获得对抑郁症老人的全面理解与诊断。

问题三：请你判断家属对抑郁症老人的照顾方式是否恰当，有哪些值得肯定的地方和不足之处。

参考答案：项目情境一中郝阿姨家属是老伴和女儿。但老伴性格内向，而且自身身体也多病，没有精力照顾郝阿姨。郝阿姨有一女儿，但结婚生子，平时既要照顾孩子又要工作，照顾母亲是心有余而力不足。值得肯定的是女儿还算孝顺，花钱雇了保姆来照顾老人。但是毕竟是家政工公司的保姆，不是针对老年人护理的专业养老护理人员，因此，肯定在方法上欠专业。另外，保姆毕竟不是亲人，缺少亲人般的贴心呵护，因此，郝阿姨的病情日益严重。

（二）在学生思考的基础上，教师介绍、示范认知疗法和回忆疗法等方法的运用技巧，以及抑郁症老人护理的其他技巧，并结合项目情境完成任务三的任务。

问题：如何运用心理护理方法对老年人进行训练和护理，预防或延缓老年抑郁症的发生呢？

参考答案：项目情境一中郝阿姨的问题可以运用认知疗法和支持性心理疗法来解决。运用认知疗法的参考做法如下：

1）建立求助的动机。此过程中，要对郝阿姨表现出来的不良情绪以及给她身心带来的不良后果给予解释，并且告诉郝阿姨如果通过纠正和训练，恢复正常生活，对其身心有益。

2）适应不良性认知的矫正。此过程中，帮助郝阿姨去检讨她对邻居看法，引导她认识到与邻居因为生活小事产生摩擦是正常的，不管自己还是别人都不是圣人，有时闹情绪是不可避免的。而经常以泪洗面、自责不仅对改善邻里关系无济于事，而且对身体有很大的损害。

3）在处理日常生活问题的过程中培养用新的认知对抗原有认知的能力。此过程中，要让抑郁老人尝试用将新的认知模式用到社会情境之中，取代原有的认知模式。例如，可使郝阿姨先用想象方式来练习，如果一想到或者一遇到那个闹过矛盾的邻居，怎么想、怎么做才不会让自己感到委屈、难过。接下来，护理人员可以模拟那个邻居，创设一定的情境，与郝阿姨相遇，训练其见到邻居后的心理应对能力。

4）改变有关自我的认知。例如，在练习过程中，引导郝阿姨深刻体会自己内心情绪的改变，认识到自己是能够控制不良情绪的，由此而增加信心。

支持性心理疗法的运用主要是引导郝阿姨寻求亲属或别的邻居的支持，从这些人身上多获得温暖。还可以通过他们的帮助或者社区居民委员会的协调，与发生矛盾的邻居言归于好，这样可以有效解决内心的心结，排解情绪障碍。

另外，还可以尝试"回忆疗法"的使用。

（三）学生结合教师的介绍与分析，在完成项目任务三的基础上完成项目任务四，并呈现项目任务完成的结果。

问题：如果你是护理人员，将如何来给老人进行心理护理和干预，需要注意哪些事项呢？

参考答案：学生根据自己的设想，自行决定采取何种技术与干预措施来解决问题，只要合乎情理，均可算正确。（充分调动学生的积极性，发挥他们创造性。）

（四）分小组对任务完成情况写出汇报提纲，进行汇报。

▶▶ 步骤三：在教师引导下，各小组互评（优点与不足），教师做总结性评价

➡➡ 项目实训

【情境一】

李老太太今年72岁，往日精神头儿还不错的她近半年变得不爱运动，动作缓慢僵硬，很少的家务劳动需很长时间才能完成，也不爱主动讲话，每次都以简短低弱的言语答复家人。面部表情变化少，有时双眼凝视，对外界动向常常无动于衷。家人带她到医院内科求治，疑诊帕金森氏病，但治疗无效，后经人提醒到精神科问诊。医生在接诊这个老人过程中，发现提到她老伴时，老人眼含泪花，反复追问老人才讲许多事情自己都做不了，想不起怎么做，头脑一片空白。

实训任务

> 1. 分析判断李老太太所表现出来的抑郁症特征及类型。
> 2. 你将如何对家属进行有效的辅导，帮助他们对李老太太进行合理护理？
> 3. 请运用行为治疗方法，对李老太太进行心理护理。

【情境二】

周老先生今年63岁，每当他想到父亲是63岁这一年去世，联想到自己也到了这个年头时，不由自主地感到悲哀。时过境迁，几十年的改革开放，国家、小家都在发展、进步。他现在生活美满，女儿长大成人，事业有成。然而这一切幸福，并没使他感到愉快。因此，家人都不理解，为什么半年来，他总是郁郁寡欢。起初，他感到自己患了绝症，原因是躯体不适以消化道病最多见，如胃痛、便秘、腹胀、打嗝、食欲减退、失眠多梦。在多家医院做了详细检查后，周老先生得知自己的胃肠一切正常。但他不相信这些结果，仍然处求治求医。这时，周老先生对自己正常的躯体功能过度注意，即使有时出现感冒等轻度疾病，也是反应过度。

其次，周老先生情绪特别易激动，常为一些小事与家人争吵不休，弄得家人谁也不敢理他、惹他。他常感到自己年轻时做过许多错事，不可饶恕（其实，他一直是谨慎严肃的人）。为此他常担心自己和家庭遭到不幸，不敢走出家门，有时坐卧不安，难以入睡，变得越来越消沉，无精打采、有孤独感、不想说话、行动迟缓、表情淡漠呆滞，以往很感兴趣的事觉得索然无味，如打牌、炒股、跳舞。他感到自己老了，什么都干不了了。

近来，周老先生越来越悲观，感到自己没用，真是生不如死。他感到父亲在天之灵向他发出召唤。于是想触电身亡，但由于开关跳闸而自杀未遂。家人着急万分，时时刻刻要人守护他。但周老先生仍企图不断自杀（割脉、服药、上吊）。家人束手无策，听说广东某医院有心理科，遂抱一线希望，把周老先生送往心理科就诊。医院诊断为"老年抑郁症"并收住入院。

实训任务

1. 分析判断周老先生产生以上抑郁症的特征及原因。
2. 面对时刻企图自杀的周先生，你认为家属应如何做好安全护理措施。
3. 作为护理人员，请运用认知疗法对周老先生进行心理护理。

【情境三】

王奶奶，69 岁，于半年前出现失眠症状，有时整夜睡不着觉，食欲下降，情绪低落，自述脑子坏了，脑子反应慢，什么也干不了，自己的病好不了了。她经常自责，认为一家人全让她给拖累了，整天担心孩子及家人的生活，有时坐立不安，心慌，口干，烦躁，易怒，见什么都烦，自己打自己，打完后就哭，症状晨起较重，晚上较轻，经常觉得活着没意思，曾企图上吊自杀未遂。

王奶奶以往体健，家中无精神疾病及痴呆家族史。体格检查未见异常。精神检查结果：意识清楚，以心境低落为主，对日常生活丧失兴趣，无愉快感，精力减退，自觉联想困难，自述"脑子像木头一样"，有无用感，自我评价低，自责，反复出现想死的念头，并有自杀行为，失眠，食欲不振。心境低落表现为昼重夜轻，社会功能明显受损。

实训任务

1. 分析判断王奶奶所表现出来的抑郁症特征，找出老年抑郁症的诊断方法。
2. 应该如何对家属进行有效的辅导，帮助他们对王奶奶进行合理护理？
3. 请用多种心理治疗方法，对王奶奶进行心理护理。

【情境四】

5 月 11 日晚上，平时都在家的隋大爷突然间不见了，家里人开始以为老人是去楼下散步了，可过了晚饭时间也没见老人回来，这时家里人慌了。隋大爷老伴给子女和亲戚都打了电话，但问了一圈都不知道隋大爷去了哪。家里人开始着急了，最先想到的是老人会不会出意外了，一方面报警，另一方面发动家属去寻找。

与此同时，亲人在隋大爷屋子里找到了一封信，老人的信看起来更像一封遗书，里面提及自己多年来一直有病在身，这样下去对家人和自己都是一种负担，最后结尾说了一句"我要回家了"就没了下文。

找了很久没有消息，无助之中有人提及老人说回家了，会不会是去了之前的老房子？于是大家就往鞍山路附近老人以前的住处赶，到达已经接近 12 日凌晨 3 点，围着楼转了一圈，在楼后发现隋大爷躺在地上，一动不动。家人赶紧打了 120，但医生赶到后一看，地上的血迹已经散开了，估计老人坠楼有一段时间了，早已经没了呼吸和心跳。

老人的家属说，老人去年就做过胆管切除手术，而且也有肺部炎症，去年有过多次入院治疗的经历，身体一直不好，这渐渐让隋大爷有了轻生的念头。

实训任务

1. 分析判断导致隋大爷做出极端行为的原因。
2. 分析隋大爷的家属在照看过程中存在哪些疏忽。
3. 面对隋大爷这样的老人，你将采取怎样的早期心理护理措施，以防止悲剧的发生？

拓展链接

警惕老年抑郁症发展为老年痴呆

国际上有很多的研究结果表明，老年人如果抑郁症没有得到有效的治疗，那么他今后发展为老年痴呆的风险会明显增加，这个数字大概比普通人增加 5 倍左右。因此，注重识别与积极治疗老年期抑郁症，不仅仅对抑郁症本身有好处，同时还能够减少痴呆发生的风险。

子项目三 老年自杀心理与护理

子项目描述

自杀是一种负性行为，是一种现仍难以被彻底理解的人类复杂行为。目前，世界范围内老人自杀率高是一个较为普遍的现象，与其他国家一样，我国老人自杀率和自杀死亡率比其他年龄阶段人自杀率和自杀死亡率都要高，这一现象在农村地区尤为突出。老人自杀带来了较大的社会心理负担。降低老人尤其是农村老人自杀率迫在眉睫。因此，通过本子项目的实施，让学生能够掌握老人自杀的心理与行为特点、原因，能及时地发现有自杀倾向老人的特征，并做好相关处理；同时，还能够给自杀老人提供全方面的心理护理，以提高老人晚年的生活质量。

学习目标

能力目标：

1. 能够根据有自杀倾向老人本人、亲友、邻居的描述，分析老人自杀的原因。
2. 能够针对有自杀倾向老人的各种心理与行为表现，进行有效的心理干预。
3. 能够开展预防老人自杀的心理讲座、心理评估等工作。

知识目标：

1. 了解正确的生死观。
2. 掌握有自杀倾向老人的心理及行为表现特点。
3. 掌握预防和应对老人自杀的各种措施。
4. 掌握自杀老人心理沟通技巧及心理护理技能技巧。

素质目标：

1. 培养学生重视老人自杀的意识。

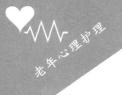

2. 培养学生关爱老人生命、尊重老人生命的意识。

3. 培养学生以"杜绝老人自杀"为目标的责任感和使命感。

▶▶ 项目情境

　　王大爷今年79岁，老伴刚去世不久，王大爷膝下有两个儿子，自己和老伴结婚五十几年来一直非常恩爱，老伴人很勤快，家务事全部包干，王大爷就种种地、和邻居去茶馆里喝喝茶，日子过得幸福美好。半年前，老伴因为脑溢血突然离开，王大爷的幸福生活戛然而止。老伴去世后，王大爷决定跟着两个儿子住，商定每家住一个月，轮流着来。王大爷和大儿媳妇有矛盾，觉得大儿媳妇总是指桑骂槐地说自己这不是那不是，如果儿子不在家，连吃饭也不叫自己，日子过得憋屈。为了公平，王大爷主动提出自己单独过日子，于是王大爷开始了做几十年从未做过的事情：洗菜、炒菜、洗碗、洗衣服、扫地等，王大爷压根无法做好这些事情，日子过得一塌糊涂，煮一锅饭吃两三天。每每这个时候，王大爷就想到老伴的好，觉得养儿没意思，感觉自己被整个世界都抛弃了，尤其是晚上睡觉的时候，他整晚整晚睡不着，脑海里一直浮现出老伴给自己做饭洗衣服的场景，大儿媳妇对自己指指点点、儿子对自己冷漠的场景，越想越心寒，于是开始借酒消愁，逐渐发展为酗酒，觉得喝酒后自己会好受些，这样的状态持续了半年，农村几块钱一斤的劣质酒让他身体一天不如一天。王大爷总想着用什么样办法让自己死得轻松点，以便尽快去和老伴会合。

　　一天，王大爷酒后不慎摔成骨折住院，医护人员每天都陪王大爷聊聊天，叮嘱王大爷不可以再酗酒，不要给儿子找麻烦，劝王大爷不要胡思乱想，生活其实很美好。

▶▶ 情境分析

　　通常，人们认为自杀只会发生在面对感情问题、职业选择和生活转变的年轻人身上，但实际上诸多国家的调查统计显示，老年人自杀率高于其他年龄段人群的自杀率。有研究者画出了一条"农村老年人自杀率"的曲线，中国农村老年人自杀率已从1990年的1‰上升到2010年的5‰，并保持在高位。因此，学生需要了解：老人为什么选择自杀，自杀老人到底有哪些心理与行为表现，家属、护理员、医生等应该如何对他们进行心理护理。

▶▶ 项目任务

任务一：能够诊断有自杀倾向老人的心理与行为特点。

任务二：能够分析判断护理人员及家属照顾老人方式是否恰当，指出其优点和不足。

任务三：能够选择适当的心理干预方法，对有自杀倾向老人进行有效的心理护理。

▶▶ 知识准备

一、自杀的概念

　　有学者认为，自杀一般是指人在无法控制某一事态的发展和无从适应某种环境变化的无力感的促

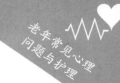

使下，对自己的价值进行彻底的否定，认为自身陷入了绝境又丧失控制事态和抗争的能力，心理彻底失去平衡甚至达到崩溃边缘，深感绝望，而采取极端的自认为是唯一能使自己解脱折磨的一种自毁行为。2004 年 WHO（世界卫生组织）将自杀定义为：自杀者本人在完全了解或期望该行为的致死性后果的基础上，蓄意的自愿完成的行为。

根据对自杀的不同了解，可归纳出自杀的几点本质特征：自杀是蓄意的行为；自杀是指向内部自我的一种毁灭行为；自杀有多种方式实施；自杀以死亡为目的。

二、自杀的心理学理论研究

1. 心理动力学理论

弗洛伊德认为人的生命存在两种本能——生的积极的本能和死的消极的本能，这两种本能处在动态相互抑制的平衡状态中。当来自潜意识的死的本能消极力量抑制了生的本能的积极力量时，人类就倾向于采取自我毁灭的方式——自杀。因此，弗洛伊德认为自杀是死的本能占据了生命的主导所致。罗森认为，成年后的人经历了很多重大的变化，就要求在心理上象征性地杀死代表父母意志及其他权威的原有自我，认为自杀不过是杀死被其他非我力量支配的原有自我的误用。

2. 行为主义理论

Chiles 认为自杀行为是一种习得的行为方式，自杀者将其作为一种解决问题的方式，自杀方式往往被一些内部和外部原因所强化。大部分自杀老人的焦虑、害怕、无助和绝望感在自杀行动实施后，在不同程度上有所缓解，而这种缓解就成了其化解无法排解的消极消极情绪的强化物。内部强化指自杀行为实施后，消极情绪得到宣泄，情绪和精神状态的改善缓解。外部强化指自杀行为实施后，不利危险环境和人际关系可获得暂时改善。所以在这种内外的强化作用下，自杀行为成为其释放消极情绪和改善内外环境的高发生率的方法。

3. 认知理论

有些认知心理学家认为，人在遭遇挫折之后，如果进行了不当的原因分析，就会造成认知事物能力下降，长期的认知能力下降带来的意识丧失、对错不分、易于冲动等，促使人们将自杀死亡作为逃避恶劣情绪、矛盾冲突和痛苦的自我意识的最简单彻底的手段。

三、我国老人自杀的特点

据相关统计数据显示，我国老年自杀呈现以下特点：

1）生活贫困者居多。中国贫富差距大，而老年自杀者的家庭人均收入普遍偏低，贫困是导致老人自杀的重要原因之一。

2）男性略多于女性。中国男性比女性生活压力大，责任重，所以在每年自杀老人中，男性占自杀总数的比例高于女性。

3）农村多于城市。每年的老年自杀者中，农村老人占自杀总数的比例远高于城市，但现今城市老人自杀的比例在不断上升，所以城市人口也不可忽视这个问题。

4）文盲、半文盲居多。老年自杀者的平均文化程度普遍偏低，所以以加强文化教育很重要。

5）孤寡老人占多数。孤单是老年最大的杀手，所以子女要多关心自己的父母，让他们老有所乐。

四、自杀的原因

老人自杀的原因包括神经生物学、人格特质、遗传和家族史、心理社会因素、疾病五个方面，归根结底是各种因素综合作用下心理严重失调的表现。结合老年心理学相关知识，主要原因有以下几种。

1. 疾病导致自杀

老年期是各种疾病的多发期和高发期。根据流行病转变的知识可以知道当今的疾病类型已由过去的急性传染病转化为慢性的退行性疾病。如：心脑血管疾病、骨质增生、癌症、眼睛黄斑病变等。这些消耗性体力的慢性病长期折磨着老人的身体和精神，他们面对难以接受的现实，一方面不愿意再忍受疾病的折磨，另一方面因中国目前医疗保障体系不完善，多数老人积蓄不多，承受不起大额的医疗费用，又不愿意增加子女的负担，或子女压根就是视自己为负担，这就导致老人丧失生存的勇气和信心，造成轻生。

2. 角色丧失导致自杀

老人面临着许多的角色困境。随着年龄的增长，人可能会失去原先扮演的角色而又得不到新角色的补充，而且大多数的角色丧失是不可逆转的，如退休就丧失了员工的角色。同时，角色丧失往往意味着一种习惯已久的生活方式的终结、一种人际资源的断送、一种良好感觉的失去。这种无角色状况往往会导致老人对自己的社会性存在产生怀疑和困惑，从而产生一种被抛弃的不良感觉。有些角色丧失对老人的打击往往是致命的。比如：老人到年龄大了后最在乎的是配偶、子女、健康、金钱。尤其是子女，这是他们的面子、生活的精神支柱。当配偶或子女因意外离开造成老人妻子（丈夫）、父母角色丧失的时候，老人往往会非常难受。他们会在别人津津乐道地讨论老伴、子女的事情时默默地逃离，回到家里潸然泪下甚至产生自杀的心理。

3. 社会功能丧失导致自杀

老年期社会联络的减少、经济收入的减少、孤单的生活及社会支持系统的减少等都会使得老人感到社会地位的丧失。有的老人会因此而持有悲观的态度，认为自己不中用了，没为官没掌权，就没有人再过问自己，以活一天是一天的心态对待生活，生活上缺乏积极的目标，自尊自信都比较低，长期的社会孤立会使老人感受到孤独、隔绝、寂寞，丧失生活的兴趣，产生消极思想，以至于毫无畏惧地结束自己的生命。

4. 因家庭琐碎小事导致自杀

在我国农村，因为家庭琐碎小事导致自杀的不在少数。如：婆婆和媳妇为谁吃了苹果的小事吵架导致婆婆上吊自杀；因子女说了一句不孝顺的话导致老人跳水自杀；老人因为几根葱和邻居吵架后气不过而服农药自杀。究其原因，这样的自杀与家庭正义有关系。家庭正义分为两个层面：一是形式上的正义，即过日子的制度框架。二是形式正义基础上的公平交往，即把形式正义中的互相尊重、彼此平等原则贯彻到日常交往中。

5. 精神疾病导致的自杀

单独精神疾病不是构成自杀的充分条件，还必须有个体脆弱性或环境因素参与。抑郁症是老人自杀最常见的原因。年轻人自杀常介入的是重型精神病和药物滥用，而老年人自杀主要原因是抑郁症。Conwell 等观察 141 例 21～92 岁自杀死亡的人发现，年龄越大的人群中，抑郁症导致自杀的案例越多，说明在老人自杀中，抑郁症发挥重要的激发作用。老年抑郁症的自杀率可因新近丧偶、

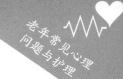

酒精中毒、药物滥用、认知功能下降、共患其他精神疾病（焦虑症、人格障碍）、慢性躯体疾病而增高。老年抑郁症老人的自杀风险包括持续性视力下降、显著罪恶感和不适感、疑病性妄想和精神运动性激动。在医院条件下，老人自杀与持续强烈的焦虑和抗精神病药物所致的烦躁不安有关。另外，绝望与老人的自杀高度相关。老年抑郁症老人体验到不幸、无助和绝望以及自我观感和自尊心降低，这些都会影响到他们对生命的选择。

五、老人自杀的防范措施

中国老人自杀现象从一个侧面反映了社会转型时期社会经济、政治体制的巨大变化，以及人们的价值观、对孝道文化的理解等方面发生了变化，各种养老机制不成熟等一系列因素带给了老人巨大冲击。为此，防止老人自杀需要政府、家庭、心理工作者等共同努力，做好各个方面的防范工作。

（一）保障老人合法权益，做好宣传教育工作

当前老人受到侵害的来源主要是家庭纠纷、赡养纠纷、经济纠纷、房屋产权纠纷等。对于这些老人应有的权益应确实给予法律上的保护与支持。同时，还要对老人、家庭成员、亲朋好友和服务提供者做好宣传教育工作。

（二）完善养老保障体系

1. 兴办养老福利事业

政府要促进社会走家庭养老和社会养老相结合的道路。可由政府相关部门组织牵头，通过招商引资、建立基金会等多渠道兴办养老院、托老所、老人休闲活动中心、老人互助协会等，尽可能多地满足老人实现老有所养的需求。解决孤寡老人无人管等问题，让老人重新找到归属感，避免独居产生心理问题而导致自杀。

2. 完善老年群体医疗保障制度，加大宣传力度

针对部分老年群体因难以支付所患疾病的治疗费用而选择自杀的情况，政府相关部门应当进一步完善各项医疗保险制度，通过逐步按比例提高老人医疗费报销费用标准，减轻这部分弱势群体的医疗负担。

3. 完善新型农村社会养老保险制度

认真做好扎实细致的宣传普及工作，让新农保政策深入人心，提高农村的参保意识，才有利于新农保工作的展开。此外，应强化政府责任，加大各级财政投入力度，让农村老人真正得到实惠。

4. 大力弘扬孝道文化

可以通过多种宣传渠道，采取群众喜闻乐见的方式，积极开展孝道文化的宣传教育。通过广泛宣传，使年轻人进一步了解孝道文化的价值、重要性，明确孝道文化在和睦家庭、代际传承方面的重要性，增强年轻人的主动孝养意识。

5. 加强养老保障的法制建设

养老保障相关制度的建立、运行都离不开法律的保障，用法律作支撑，是养老保障工作顺利开展的前提条件，也是提高办事效率、方便政府管理的有效手段。加快养老保障立法步伐，对遗弃、虐待老人的事件追究法律责任。

（三）关注老人心理健康

1. 对有心理问题的老人应早发现早干预

社区医院不能对老人的体检与疾病跟踪表现为"走过场"，应对老人展开心理普查，筛选出抑郁

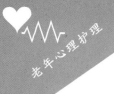

症迹象、酗酒等症状的老人。养老院、疗养院等为老人服务的特殊机构应逐步完善老人自杀预防服务、老人精神卫生服务、老人戒酒服务、丧失亲属者咨询服务、退休和寡居者支持服务、自杀幸存者服务等。

2. 心理咨询师介入有自杀倾向的老人

针对有自杀倾向的老人，心理咨询师要介入，并提供相应的服务。这些服务由政府帮老人买单。

（1）多给予老人积极的心理暗示

老人保持积极阳光心态对健康十分有益。处于困境中的老人，自我及他人的积极暗示都可以让他们在心理上有所收益。有研究表明：老人的易受暗示性较强，对患癌症老人实施暗示性护理可以延长老人生命及降低疼痛程度。

（2）采用认知行为疗法治疗

认知行为治疗可以帮助有自杀倾向的老人了解自杀是负性心理刺激的后果。同时，通过"活动安排表"的方法进行干预，要求做每日活动计划（计划要经老人同意），计划确定后尽量不要做改动，活动结束后评分记录。如老人自己执行计划有困难，可由家庭成员协助完成。通过认知疗法让老人了解自杀原因，改变原有认知，通过行为干预减少和避免心理刺激，从而改变老人的自杀念头。

六、自杀老人的心理护理

（一）心理护理的程序

1. 危机处理

及时营救自杀老人。一旦发现老人自杀危及生命时，根据老人的自杀手段尽快采取营救措施，如：老人吃药、割腕等，要及时送医院，由医务人员鉴定病情，同时尽快通知老人的家属，让家属知情。

2. 心理评估、诊断、指定方案

待老人情绪稳定时，通过心理评估，了解老人的心理状态，做出心理护理诊断，制订出心理护理方案以便实施心理护理。如果是在心理筛查（可用自杀意念自评量表进行筛查）或者在护理中发现老人有自杀意念，那就忽略掉第一步的危机处理，直接进入到心理评估环节。

（1）心理评估

1）初步评估：老人一般临床资料的整理与评估。对老人及家属、亲友使用观察法、会谈法、调查法、生活史分析法等对老人的人口学资料、精神状态、身体状态、生活状态、婚姻家庭、社会交往、娱乐活动、自我描述、个人内心世界重要特点等一般资料进行整理和评估，注意甄别资料来源的可靠性。综合整理资料，客观全面分析，了解老人的认知、情绪、情感和意志、需要和动机、能力、气质和性格等，解析出老人自杀的原因及目前的心理状态。

2）进一步评估：老人心理状态测评与评估。根据初步的心理评估选择适合老人的心理测量量表，选择量表时应有指向性，如老人有明显的焦虑或抑郁情绪时可选用抑郁自评量表和焦虑自评量表，为寻找早期原因可选用90项症状自评量表，若怀疑有精神病时可用明尼苏达多项人格测验，若觉得有智力问题时可选用智力量表，必要时可用启用人格问卷，以便探索老人的人格因素，对精神病及酒瘾老人可进行智力、认知水平等方面的检测。对年龄偏大、文化低的老人，护理人员可按照量表内容对老人进式作答式调查，使用心理测量量表时注意查明所使用的心理测量量表自身的可靠性以及常模在临床上使用的时限，以求准确评估老人心理状态。

（2）做出心理护理诊断

通过严格的心理评估做出准确的心理护理诊断，以便制订出合理的心理护理方案。

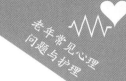
（3）制订心理护理方案

根据老人心理状态，通过与老人共同协商，确定双方共同接受的心理目标。再依据老人的一般情况、心理状态评估情况制订出针对性强、目标明确的心理护理方案。

制订出心理方案后要及时执行。在执行过程中依据实际情况灵活调整心理护理方案。可选择适合老人的个性化心理治疗方案，如采用精神分析理论疗法，让老人潜意识的问题意识化；采用认知疗法，引导老人自己找到问题的症结，助人自助，让其找出更有效的解决问题的办法；采用情绪管理疗法，使老人管理好自己的情绪，促进心理治疗效果；也可指导老人自我催眠，训练老人自我放松，让老人有意识地使自己精神放松、全身肌肉放松，使身体各部分放松，通过和自己的潜意识对话，激发自身的潜能，调整为积极的心态，强化良好行为，从而削减不良行为，如能让老人每天坚持做，可使老人感到神清气爽，使肌肉和神经放松，起到药物起不到的效果；还可帮助老人寻求有效的人际支持，对老人而言，最佳的心理康复莫过于拥有一个和谐的人际氛围，以广泛的社会关爱来唤醒自杀轻生老人对美好生活的眷念，重新建立自尊、自信，放弃自杀念想，乐观地面对人生。

（4）心理护理效果评估

对老人的心理行为及时做出评价，然后对心理护理方案及时调整，直至老人维持良好的心理状态。

（二）心理护理的方法

1. 认知疗法——合理情绪治疗

（1）合理情绪治疗理论

合理情绪治疗（Rational-Emotive Therapy，RET）是20世纪50年代由埃利斯（A.Ellis）在美国创立的。合理情绪疗法是认知心理治疗中的一种疗法。

合理情绪治疗的基本理论又称ABC理论，其要点即情绪不是由某一诱发性事件本身所引起的，而是由经历了这一事件的个体对这一事件的解释和评价所引起的。A（Activating Events）是指诱发性事件；B（Beliefs）是指个体在遇到诱发事件之后相应而生的信念，即他对这一事件的看法、解释和评价；C（Consequences）是指在特定情景下，个体的情绪及行为的结果。通常，人们会认为人的情绪及行为反应是直接由诱发性事件A引起的，即A引起了C，但ABC理论指出，诱发性事件A只是引起情绪及行为反应的间接原因；而B，即人们对诱发性事件所持有的信念、看法、解释才是引起人的情绪及行为反应的更直接的起因。

（2）不合理信念的特征

对于人们所持有的不合理信念，具有下列3个特征：绝对化要求、过分概括化、糟糕极致。

1）绝对化要求这一特征是在各种不合理的信念中最常见到的。对事物的绝对化要求是指人们以自己的意愿为出发点对某一事物怀有认为其必定会发生或不会发生的信念。这种信念通常是与"必须""应该"这类字眼联系在一起的。

2）过分概括化是一种以偏概全、以一概十的不合理思维方式的表现。过分概括化是不合逻辑的，是人们对自身的不合理评价。一些人当面对失败或是极坏的结果时，往往会认为自己"一无是处""一钱不值""是废物"等。

3）糟糕极致是一种认为如果一件不好的事发生将是非常可怕、非常糟糕，是一场灾难的想法。这种想法会导致个体陷入极端不良的情绪体验（如耻辱、自责自罪、焦虑、悲观、抑郁）的恶性循环之中而难以自拔。

（3）合理情绪治疗的基本步骤

第一步，要向来访者指出其思维方式、信念是不合理的，帮他们搞清楚他们为什么会这样，怎么就变成目前这样子的，讲清楚不合理的信念与他们的情绪困扰之间的关系。可以直接或间接地向来访者介绍 ABC 理论的基本原理。

第二步，要向来访者指出，他们的情绪困扰之所以延续至今，不是由于早年生活的影响，而是由于现在他们自身存在的不合理信念所导致的。对于这一点，他们自己应当负责任。

第三步，通过与不合理信念辩论的方法为主的咨询技术，帮助来访者认清其信念不合理，进而放弃这些不合理的信念，帮助来访者产生某种认知层次的改变。这是咨询中最重要的一环。

第四步，不仅要帮助来访者认清并放弃某些特定的不合理信念，而且要从改变他们常见的不合理信念入手，帮助他们学会以合理的思维方式代替不合理的思维方式，以避免重做不合理信念的牺牲品。

这四个步骤一旦完成，不合理信念及由此而引起的情绪困扰乃至障碍即将消除，来访者将会以较为合理的思维方式代替不合理的思维方式，从而较少受到不合理信念的困扰，恢复良好的情绪与心理状态。

（4）与不合理信念辩论的方法

在咨询的第三步中，采用这一辩论方法的咨询师要积极主动地、不断地向来访者发问，对其不合理的信念进行质疑。从提问的形式上看，可以分为质疑式和夸张式两种。

1）质疑式：咨询者直截了当地向来访者的不合理信念发问，如"你有什么证据能证明你自己的这一观点？""是否别人都可以有失败的时候，而你不能有？""是否别人都应该照你想的那么去做？""你有什么理由要求事物按你所设想的那样发生？""请证实你的观点！"等。

一般来说，来访者不会简单地放弃自己的信念，虽然他们往往不加批判地接受了许多现成的看法，但面对来自咨询师的质疑，他们也会想方设法地为自己的信念辩解。因此，咨询师需不断努力，借助于这种辩论过程的不断重复，使来访者感到为自己的不合理信念辩护变得理屈词穷，使他们真正认识到：首先，他们的不合理信念是不现实的、不合逻辑的。其次，他们的那些信念是站不住脚的。再次，分清什么是合理的信念，什么是不合理的信念。最后，以合理的信念取代不合理的信念。

2）夸张法：这是咨询师针对来访者信念的不合理之处故意提的一些夸张问题，其落脚点与质疑式提问一样，是把对方信念的不合理、不合逻辑、不现实之处以夸张的方式放大给他们自己看，仅仅是方式上略有区别。

例如，一个患有重度社交恐惧症、欲自杀的老人说："别人都看着我。"咨询师问："是否别人都不干自己的事情了，都围着你看？"对方回答："没有。"咨询师问："要不要在身上贴张纸写上'不要看我'？"答："那人家都要来看我了！"问："那原来你说别人都看你是否是真的？"答："……是我头脑中想象的……"

2. 暗示疗法

（1）暗示概述

暗示是在无对抗条件下，用含蓄间接的方法对人们的心理和行为产生影响，从而使人们按照一定的方式去行动或接受一定的意见，使其思想、行动与暗示者的意志相符合。

暗示是一种被主观意愿肯定了的假说，不一定有根据，但由于主观上已经肯定了它的存在，就会促使其心理尽量趋向于主观假说。老人生了病，一时查不出病因，因而怀疑是得了癌症。这时，如果有位医生说他是癌症，这个老人是会相信的。

暗示不仅对人们的心理与行为发生影响，还会引起人们的生理变化。在实验室内，反复给被实验者喝大量糖水，经过检验，可以发现其血糖增高，出现糖尿及尿量增多等生理变化。后来，不给糖水，实验者用语言来暗示，结果同样会发生上述生理变化。这一实验表明，语言暗示可以代替实物，给人脑以兴奋的刺激，虽然被实验者未喝糖水，但人脑仍然参与了体内糖的代谢活动。人们常讲的"望梅止渴"，即是暗示作用。

暗示这种社会心理现象在生活中是十分普遍的。一方面，暗示者通过暗示的方法使他人发生自己所希望的行为；另一方面，被暗示者接受暗示而产生与暗示者相符的行为。一个人在社会中无时无刻不在接受别人的暗示，也无时无刻不在暗示他人，从而使得人与人之间相互影响与相互作用。

（2）他人暗示与自我暗示

暗示信息来自他人，称为他人暗示。权威的暗示是他人暗示的特殊情况。"人微言轻，人贵言重"，说的是人的地位不高、名声不响，则说话没有威望，不能引起别人的重视；如果声望高的、有地位的权威人士说话，就容易博得人们的相信。前者不易发生暗示作用，后者的暗示作用就大。

暗示信息来自本人，称为自我暗示。自我暗示对自身可以发生积极的作用，也可以发生消极作用。一个人的自信心其实就是自我暗示。当一个人面临一项挑战性的新任务时，如果能看到自己的力量，并且有足够的勇气承担这一任务，那么，他一定能很好地完成任务。反之，如果缺乏自信心，则工作往往搞不好。生活中常出现"疑神疑鬼"的自我暗示。

自我暗示对个人的心理和生理有着重要的影响。在严重的消极自我暗示下，一个人可以变得突然耳聋眼瞎，但其视力与听力的丧失并不是因为视神经与听神经受损，而是大脑中分管视觉和听觉的有关区域功能受到扰乱，丧失了正常的工作能力，不能正常地摄取外界信息，当然也就不能对外界信息做出反应了。

（3）暗示的技巧

老人的易受暗示性较强。有研究显示，对癌症老人实施积极性暗示护理，既可以延长老人生命，降低疼痛程度，又可以减轻老人焦虑、抑郁等消极情绪，调节行为与生理功能，达到促进身心康复的目的。此外，对健康的老人而言，积极的心理暗示可以促进其以乐观、豁达、积极的状态面对生活，提高耐挫力。具体来说，暗示包括以下五个方面：

1）语言暗示。护理人员掌握积极暗示性语言的应用技巧是提高心理护理素质的关键，积极语言暗示可以使老人有意无意地在心理活动中受到良好的刺激和鼓励。保证正向的评价，欣赏并赞美老人的精神风貌、衣着等点滴变化。例如：陈婆婆穿上了儿子买的保暖鞋，护理人员可以及时地夸赞陈婆婆的鞋子漂亮实用，夸赞陈婆婆的儿子懂事孝顺。禁止在老人面前谈论其他老人的病情恶化或死亡等事件，如果在老人面前谈论这些事件，会增加老人的恐惧感，他们害怕自己会像病情恶化或死亡的老人一样，从而整天思考病痛、死亡。同时使用安慰诱导性语言，语言中给予老人安慰和希望。例如：王大爷，你今天精神真好，按照您现在的状态肯定可以活到一百岁。

2）体态暗示。工作时应对自如，节奏有序，给老人沉稳舒适的感觉，此外，应多使用给老人拥抱、支持性的握手、不故意避开等肢体语言。护理人员忌做事没有条理，慌张，否则会给老年人的心理造成负面影响。如：有护理人员因老人患有严重前列腺炎而在帮助老人小便前带三个口罩，在老人小便时将头扭转向一边，手不停地扇，这让老人感受到嫌弃。

3）表情暗示。表情自然，与老人的病情和感受相适应，适时地以微笑面对老人。如果护理人员看到老人因吃饭弄脏了自己的衣服而皱眉，表面看是很小一件事情，实际上给老人所带来的负面影响可能是不可估量的。

4）环境暗示。创造温馨、和谐的住宿环境，其他人有不良情况发生（如患重病或病情恶化）时，要及时避开减少对老人的影响。有的养老院里停放着救护车，也有的养老院装修得像医院或像酒店，给老人自己可能随时会生病或这不像一个家的感觉，产生不是万不得已才不会来这里的心理。因此，居住环境设计的温馨、护理人员的友善礼貌等都会增加老人对养老院的归属感。

相关链接

据研究，老人一般在 65 岁左右精神状态处于低潮，而 60 岁时退休带来的一系列情感影响更加重了老人的孤独感，极易产生自杀情绪。老人怎样才能从这种感情的阴影中解脱出来呢？

第一，要加强自我调节，创造愉快的心境。在生活中积极培育客观情绪，"笑一笑，十年少；愁一愁，白了头"。遇到挫折，尽快摆脱，不要钻牛角尖，不要让消极情绪折磨自己，做到"转念冰消"。要加强积极的自我暗示，克服消极暗示，不要认为"我老了，不行了""我老了，身体虚了"等，以致精神不爽，包袱沉重。

第二，要维持心理上的适度紧张。过闲过累都无益健康，老人应有"老当益壮"的雄心，树立新的生活目标，追求新的价值。同时，要起居规律，"起居无节，半百而衰"应引以为戒。"发愤忘食，乐而忘忧，不知老之将至"，这种老骥伏枥的满足感将使老人不知老之将至。

第三，老人的生活要趣味盎然，可以养花养鱼，作书绘画。陶冶情操，调节神经，延缓衰老。

第四，处病不惊，既病之，则安之。切勿胡思乱想，消极暗示，如：治不好，没救了。应多用积极暗示，用类似正向案例或带来正能量的例子暗示自己。

➡️ 技能准备

一、自杀意念的筛查

（一）自杀意念自评量表（SIOSS）

指导语：在这张问卷上印有 26 个问题，请你仔细阅读每一条，把意思弄明白，然后根据你自己的实际情况，在每一条问题后"是"或"否"的括号内打"√"。每一条问题都要回答，问卷无时间限制，但不要拖延太长时间。

姓名　　　　性别　　　　年龄　　　　填表日期

1. 在我的日常生活中，充满了使我感兴趣的事情。　是（　　　）否（　　　）

2. 我深信生活对我是残酷的。　是（　　　）否（　　　）

3. 我时常感到悲观失望。　是（　　　）否（　　　）

4. 我容易哭或想哭。　是（　　　）否（　　　）

5. 我容易入睡并且一夜睡得很好。　是（　　　）否（　　　）

6. 有时我也讲假话。　是（　　　）否（　　　）

7. 生活在这个丰富多彩的时代里是多么美好。　是（　　　）否（　　　）

8. 我确实缺少自信心。　是（　　　）否（　　　）

9. 我有时发脾气。　是（　　　）否（　　　）

10. 我总觉得人生是有价值的。　是（　　　）否（　　　）

11. 大部分时间，我觉得我还是死了的好。　是（　　　）否（　　　）

12. 我睡得不安，很容易被吵醒。　是（　　　）否（　　　）

13. 有时我也会说人家的闲话。　是（　　　）否（　　　）

14. 有时我觉得我真是毫无用处。　是（　　　）否（　　　）

15. 偶尔我听了下流的笑话也会发笑。　是（　　　）否（　　　）

16. 我的前途似乎没有希望。　是（　　　）否（　　　）

17. 我想结束自己的生命。　是（　　　）否（　　　）

18. 我醒得太早。　是（　　　）否（　　　）

19. 我觉得我的生活是失败的。　是（　　　）否（　　　）

20. 我总是将事情看得严重些。　是（　　　）否（　　　）

21. 我对将来抱有希望。　是（　　　）否（　　　）

22. 我曾经自杀过。　是（　　　）否（　　　）

23. 有时我觉得我就要垮了。　是（　　　）否（　　　）

24. 有些时期我因忧虑而失眠。　是（　　　）否（　　　）

25. 我曾损坏或遗失过别人的东西。　是（　　　）否（　　　）

26. 有时我想一死了之，但又矛盾重重。　是（　　　）否（　　　）

（二）自杀意念自评量表操作说明

1）说明。26个项目，4个因子：绝望、乐观、睡眠、掩饰。

绝望12题：2、3、4、8、11、14、16、17、19、20、23、26。

乐观5题：1、7、10、21、22。

睡眠4题：5、12、18、24。

掩饰5题：6、9、13、15、25。

2）计分。题目1、5、6、7、9、10、13、15、21、25为正向计分："是"计0分；"否"计1分。剩余为反向计分。

3）解释。

绝望：分值越高，表明绝望程度越高。

乐观：分值越高，表明越不乐观。

睡眠：分值越高，表明睡眠状况越不好。

掩饰：分值≥4分表明说谎，测量不可靠。

自杀意念总分（＝绝望＋乐观＋睡眠）≥12，且掩饰因子分＜4，则判定为有自杀意念。得分越高，自杀意念越强，表现为绝望程度越高、越不乐观、睡眠有障碍的心理特点。

4）辅导建议。有自杀意念者并非都一定会付诸自杀行动，真正自杀的毕竟只占有自杀意念者中的很小一部分；而且有自杀意念者并非一定都是精神疾病老人，精神正常的人因挫折失败而产生自杀意念也屡见不鲜。建议给予危机干预，防止出现自杀行为。

二、自杀老人的心理护理技术应用

（一）认知疗法——合理情绪治疗的运用

（二）行为治疗法的运用

（三）支持性心理疗法的运用

（四）暗示疗法的运用

➡️ 项目实施

▶▶ 步骤一：准备工作

（一）环境准备：要求教室清洁卫生，宽敞明亮，配有活动桌椅，设备能正常使用。

（二）材料准备：一是各项目情境资料及学生预习准备的相关资料，资料来源可以是教材，也可以是网上资料。二是白纸、彩笔、胶带、剪刀等。

（三）人员准备：根据项目情境，将全班学生分为几个小组，选出小组长，负责领导团队完成项目任务。

▶▶ 步骤二：在教师指导下，师生共同完成项目任务

（一）教师引导学生了解项目情境,分析项目任务,结合项目所给资料,思考问题完成项目任务一。

问题一：项目情境中自杀老人的心理特点有哪些？

> **参考答案**：项目情境中，王大爷的心理特点包括：憋屈；被抛弃感；没意思；思念；无助；冷漠；心寒。

问题二：项目情境中自杀老人的行为特点有哪些？

> **参考答案**：项目情境中，王大爷的行为特点包括：无法照顾好自己；失眠；酗酒。

通过以上分析判断，让学生理解并完成项目任务一，获得对自杀老人心理与行为的全面认识和掌握。

（二）在学生思考的基础上，教师带领学生掌握自杀心理护理技术的各种方法，重点是合理情绪治疗技术和暗示疗法，并结合情境完成项目任务二。

问题一：项目情境中护理人员及家属采取了哪些护理措施？有哪些可取之处和不足之处？

> **参考答案**：项目情境中，医护人员每天都陪着王大爷聊聊天，这点做得很好，但他们没有任何心理护理知识，没有去挖掘王大爷"酗酒、胡思乱想"的原因，甚至认为王大爷这样的行为是在给儿子找麻烦，这些行为是欠妥的。王大爷儿子、儿媳做法无可取之处，和老人斤斤计较，指桑骂槐，不关心老人，没有承担起赡养义务等都是欠妥的。

问题二：自杀老人家属及护理人员应该如何做呢？

> **参考答案：** 见教材"知识准备和技能准备"内容。尝试运用心理护理的认知疗法、行为治疗法、支持性心理疗法、暗示疗法等护理技术。

（三）学生结合教师的介绍、示范与分析，在完成项目任务二的基础上完成任务三，并呈现项目任务完成的结果。

问题：如果你是这位护理人员，你将如何对老人进行心理护理和干预，需要注意哪些事项呢？

> **参考答案：** 教师引导学生进行设想，决定采取何种技术与干预措施来解决问题，只要合乎情理，均可尝试。（充分调动学生的积极性，发挥他们创造性。）

（四）分小组对任务完成情况写出汇报提纲，进行汇报。

▶▶ **步骤三：在教师引导下，各小组互评（有点与不足），教师做总结性评价**

➡️ 项目实训

【情境1】自从多年的积蓄全部被非法集资团伙骗走后，何大爷变得更加沉默，每天都一个人孤单地待在家里。在家里，何大爷不看电视也不听录音机，他要么睡着要么坐着，想想以前想想今后，越想越头痛，越想越觉得生活没意思，活着没意思。

何大爷儿子不争气，现在还在监狱里坐牢。何大爷自己节衣缩食攒下来的 15 万元养老钱一分不剩地被骗光了，感到无比自责，后悔当初不应该为了贪小便宜，把所有的钱都投进去，怪自己笨，连这点常识都没有。同时，何大爷有深深的自卑感：隔壁老李、老张的儿子都很争气，非常孝顺，是他们培养得好，而我怎么这么笨，连儿子也教育不好？而且，老李、老张也知道非法集资是不可靠的，但我怎么这么笨——偏偏就要去试试呢？何大爷想到自己现在什么都没有了，内心更是痛苦万分，情绪极度不稳定，前几天去菜市场的时候因为一毛钱和菜贩吵了两个小时。

何大爷还发现自己失眠，有时候整夜整夜睡不着觉，这样的状态持续了半年；何大爷也便秘，有时候要四五天才排一次大便，去医院检查也没发现生理方面的问题。

实训任务

1. 能够分析判断何大爷是否有自杀征兆，依据是什么。
2. 能够根据情境，分析何大爷的老伴应该如何去开导他。
3. 能够运用合理情绪治疗技术，对何大爷进行心理护理。

【情境二】夏婆婆今年62岁，守寡多年，含辛茹苦把独子夏天养育成人，好不容易盼来夏天结婚，夏婆婆每天乐呵呵的。但这样的日子并没有持续多久，因为自从儿媳进门，家里的战火持续不断，尤其是有了孙子后，夏婆婆和儿媳几乎是三天一大吵，一天一小吵。其实婆媳俩吵架也没什么大事，都是鸡毛蒜皮的小事。比如：儿媳把夏婆婆的剩菜倒掉；给孙子冲调奶粉前夏婆婆不洗手；夏婆婆坚持在孩子满百天的时候给孩子开荤吃肥肉、蒜苗、葱子，希望孙子这辈子会算计、聪明。夏婆婆最伤心的是：原本孝顺听话的儿子在看到自己和儿媳吵架的时候，要不不说话，要不就站在儿媳那边，自己总是被孤立在一边。

夏婆婆想到这么多年自己一个人像个男人一样种地、挣钱，自己为儿子付出那么多，现在她为儿子修好了新房子，成了家，自己老了，也没存一分钱，到了该靠儿子儿媳养老的时候，他们却总是和她作对，嫌弃她，越想越觉得委屈、可怜，真想喝了敌敌畏，一死了之。

实训任务

1. 能够分析夏婆婆想喝敌敌畏的原因。
2. 能够分析夏婆婆的儿子、儿媳与夏婆婆的沟通方法是否正确，并说明原因。
3. 如果你是护理人员，你将对夏婆婆采取怎样的护理措施，并进行操作。

【情境三】郑大爷是一家国有企业的退休干部，退休前，郑大爷每天风风火火，忙得不可开交。退休后，郑大爷感觉整个世界突然安静了。他计划着退休后每天打保龄球、下棋、看报纸等，却因习惯了用领导的强势风格与同龄老人相处，而其他老人不会像下属一样听他的话，渐渐地疏远了他。郑大爷觉得这些老人是看自己现在没权没势，没有利用的价值就不理自己了。

之后，郑大爷尝试着陪老伴买菜，看着老伴为了几根葱左挑右选，觉得太浪费时间。他的脾气慢慢地变得暴躁起来，开始挑剔老伴菜做得不好，挑剔家里没收拾干净，把老伴都气哭了。

郑大爷还三天两头地把女儿、女婿、外孙叫回家，开家庭会议，他作为主持人，让大家讨论一点鸡毛蒜皮的事情。还命令女儿、女婿帮邻居家解决一系列事情，比如：帮张家小孩找所好的高中，帮李家大爷找好的医院里好的医生检查病，这些事情是女儿、女婿无法完成的，郑大爷就指责儿女、女婿没出息，自己当年是如何有本事，帮助张三李四做了什么，就这样念叨不停。女儿、女婿开始疏远郑大爷：不接郑大爷的电话，家庭会议也不来参加了。郑大爷有时候脑子里会闪现出这样的念头：早死比晚死好，早死了早投胎，下辈子说不定比这辈子过得还轰轰烈烈。

实训任务

1. 能够分析判断郑大爷产生"早死比晚死好，早死了早投胎"想法的原因。
2. 能够根据情境描述，判断郑大爷的女儿、女婿的做法是否正确，并举例说明。
3. 能够运用积极暗示的方法，对郑大爷进行有效的心理辅导。

【情境四】张婆婆有5个儿子，9个孙子、孙女，按照常理推论，张婆婆应该是很幸福的。但是张婆婆从未感受到多子多福。有一天，5岁的孙子到张婆婆家里玩，发现柜子里有苹果，于是拿出一个就开始吃，张婆婆发现后就责备孙子，说苹果是给老伴留的，老伴最近身体不好，农村没有什么好吃的，只有去买点苹果给老伴。责备完孙子后，张婆婆随口骂了句孙子："不孝顺的小东西。"不料，这话被儿媳妇听见了，儿媳妇就找张婆婆理论："孩子不懂事，就吃你一个苹果，你至于骂他吗？二哥家的孩子在你家吃了那么多东西，怎么你一句都不说，还乐呵呵地愿意把好吃的给他孩子。"接下来，婆媳俩就你一句我一句地开始吵架，吵得一发不可收拾。张婆婆后来想不通，就喝了家里的敌敌畏寻死。

实训任务

1. 能够找出张婆婆自杀的原因。
2. 针对上述情况，能够帮助张婆婆的家属做好老人的心理疏导。
3. 作为护理人员，能够采取有效的心理护理方法，对张婆婆进行心理护理。

➡ 拓展链接

有自杀倾向的初期警号

据中国心理卫生协会危机干预专业委员会公布，自杀在我国成为仅次于心脑血管病、恶性肿瘤、呼吸系统疾病和意外死亡，位列第五的死因。自杀成为 15-34 岁人群的首位死因。在自杀人群中，63% 的人有精神障碍，抑郁症是导致自杀的最重要原因。同时，有五类人群容易有自杀倾向：

1）具有遗传因素（有自杀家族史）。
2）抑郁程度严重者。
3）自杀未遂者。
4）遭遇严重的人际关系冲突者。
5）周围人或朋友、熟人有过自杀行为的人。

据统计，我国现有两千多万抑郁症老人，其中15% 正在经受自杀威胁，目前仅有 5% 得到了治疗。除了精神疾病外，自杀者往往与家庭矛盾、婚姻危机、失恋、失业、经济困窘、遭遇退学、失业受挫、未婚先孕等有关。

想自杀的人可能会在自杀前数天、数星期或数月有以下的症状：

1）表示自己一事无成、没有希望或感到绝望。
2）感到极度挫败、羞耻或内疚。
3）曾经写出或说出想自杀。
4）谈及"死亡""离开"及在不寻常情况下说"再见"。
5）将至爱的物品送走。
6）避开朋友或亲人、不想和人沟通或希望独处。
7）性格或仪容剧变。
8）做出一些失去理性或怪异的行为。
9）情绪反复不定，由沮丧或低落变得异常平静、开心。

子项目四　阿尔茨海默症及其护理

➡ 子项目描述

随着人口老龄化进程的加剧，老年人中阿尔茨海默症患病率随之增高。关注阿尔茨海默症已成为当今亟待解决的社会问题。阿尔茨海默症最初表现为记忆力快速下降、认知功能障碍等心理因素。通过本子项目的设施，能够让学生依据阿尔茨海默症的临床表现，掌握阿尔茨海默症的发病规律、特点及护理措施，并展开有效的护理方式和方法训练，预防或延缓阿尔茨海默症的发生和发展，提高老年人晚年的生活质量。

学习目标

能力目标：

1. 能够及时发现阿尔茨海默症的早期征兆，并与患者进行有效沟通。
2. 能够有效地对阿尔茨海默症早、中、晚期的症状进行诊断，并给予相应护理。
3. 能够对老年人进行多种方式的智力训练和康复训练，预防或延缓阿尔茨海默症的发生。

知识目标：

1. 掌握阿尔茨海默症的概念，了解其相关知识。
2. 熟悉阿尔茨海默症早期迹象及常见的行为征兆，以及与患者沟通的技巧等知识。
3. 掌握阿尔茨海默症老人早、中、晚期的特征及行为表现等知识。
4. 掌握预防或延缓阿尔茨海默症发生的智力训练方法和康复技巧等知识。

素质目标：

1. 积极关注阿尔茨海默症，树立正确看待阿尔茨海默症的观念。
2. 自觉尊重、关爱阿尔茨海默症老人，让他们获得心理支持。
3. 形成注重老年人智力训练和阿尔茨海默症康复训练的意识。

项目情境

【情境一】

某养老院自理楼住着一位李奶奶，今年70岁，中专文化，退休前是小学教师。刚来养老院时，虽然不太合群，但与其他老人相处得也不错，自己的事情自己都可以做，基本上不用帮忙。但一年后，护理人员发现李奶奶总爱忘事，经常丢三落四的，经常忘记吃药，或吃错药或忘记已经吃过药了，烧开的水刚倒进壶里，却非要说没给她打水，明明自己手里拿着钥匙却还到处找钥匙等。李奶奶还特别倔，也不听劝，从不认为自己可能做某种事，而这种事却经常发生，搞得护理人员哭笑不得。

【情境二】

某养老机构护理层的王奶奶，今年86岁，嘴巴每天都乐得合不上，她是养老院里的开心果。不过她最近经常怀疑有人偷她的东西，还总是把自己的东西、女儿带来的食品等藏来藏去，事后自己还找不到。刚入住时经常随着隔壁房间的奶奶出去遛弯，但一段时间后，同样出去遛弯，隔壁奶奶回来了，她却不见了，后来在园子里的小树林里找到了她。

【情境三】

某养老公寓护理层的平奶奶，开始时是丢三落四、老忘事，后来出门忘记回来的路，找不到家门，继续发展到连亲人都不认识了，甚至连她自己都不知道是谁了，直到现在生活不能自理，连穿衣睡觉、出去遛弯都得有专人陪护。情绪易激动，经常打人骂人甚至拿着杯子往别人身上砸。有时情绪易低落，谁也不理。间接性大小便失禁，不好好吃饭，喜欢有人喂，有时候自言自语，会感觉有人在叫她的

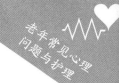
名字并回应人家，答非所问，语无伦次，有时候醒得特别早，有时候一晚上不睡觉等。

情境分析

　　人们普遍认为，老年人随着年龄的增长，身体各组织器官功能逐渐衰退，必然引起身心各种机能的衰退，导致多种身心疾病，这些都是正常现象，不必大惊小怪。事实并非如此，有些老年人的身心衰退急剧，实属非正常现象，但由于人们固有观念的影响，或说是思维定势的作用，往往忽略老年人的这些非正常现象，导致对老年人的这些现象不能早发现、早治疗，延误了康复的最佳时机。比如阿尔茨海默症，人们通常与老年人健忘相联系，想当然地认为这是老年记忆老化的正常现象，所以，一旦发现老人患有阿尔茨海默症时，就已经是中晚期了，而且缺乏预防训练和早期康复致使他们的症状急剧恶化，影响了晚年的生活质量。

　　那么，上述三种情境中，老年人出现的这些症状属于哪类老年身心疾病？为什么会出现这种症状？他们有哪些区别？又有哪些独特的表现？如何判断？如何帮助老年人摆脱这种疾病的折磨或延缓疾病发展进程呢？

项目任务

任务一：能够对阿尔茨海默症的临床表现进行准确诊断。

任务二：能够识别阿尔茨海默症发展的不同阶段性及其特征。

任务三：能够帮助老年人预防和延缓阿尔茨海默症的发生和发展。

知识准备

　　阿尔茨海默症是老年人记忆衰退过程中的异常表现，如果老年人的记忆在短时间内下降非常显著，而且对其日常生活产生了明显影响，就要警惕老人是否出现阿尔茨海默症了。

一、老年人的记忆变化特点

　　老年人的记忆会衰退吗？人脑有至少 140 亿个脑细胞，而脑的潜能在人的一生中只开发了不到 1%，从这种意义上讲，人的记忆是无限的，老年人也不例外，并不会因年老而严重衰退。

　　（一）老年人记忆的特点

　　1. 记忆的正常老化

　　成人记忆随年龄增长而发生变化，这是一种自然现象，属于生理性变化，可称为记忆的正常老化。虽然它往往会给老年人带来不便，但一般说来，对他们的工作、学习和日常生活不会产生很大影响。老年人记忆的特点和主要变化可归纳为：

　　（1）随着年龄的增长而记忆力减退

　　老年人的记忆有随着年龄的增长而减退的趋势，但衰退是有限的，主要表现为：①短时记忆较为困难，如日常生活中刚刚说过、做过的事随即忘掉。②机械记忆力下降，如记孤立的人名、地名、历史年代就比较困难。③无意记忆变差。

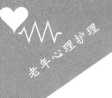

（2）老年人记忆仍然有优势

老年人记忆优势表现为：老年人长时记忆并未减退；老年人的理解记忆很好；老年人有意记忆也有优势。

2. 记忆的病理性变化

（1）记忆与躯体健康有关

病理性老化是由疾病引起，属于异常的老化，它往往是某些疾病常见的和较早出现的临床症状，例如：脑肿瘤和脑血管疾病等表现明显的记忆障碍，这种症状可以作为诊断的主要依据之一。

但是，记忆的正常老化和病理性老化之间有时是难以区分的，尤其在疾病早期更难鉴别，因为在记忆老化过程中，个体差异很大，造成对老化的性质不易及时区分，只有通过在日常生活中仔细观察和临床上定期检查才能发觉。一旦发现老人不仅仅近事记忆减退，而且远事记忆也发生障碍，并且即使给予提示，仍然无法回忆；同时发现记忆减退速度加快，记忆障碍日益严重，而且影响日常生活时，应立即就医，给予治疗。

（2）记忆与心理健康有关

有些精神疾病也会引起记忆障碍。例如：抑郁症老人表现对新信息的学习和记忆能力有所减退，对悲伤的信息记忆敏感性增加，而对重要信息却容易忽略，信息加工能力减退，运用有效策略较少，注意力下降。但这些变化往往并不确定，当疾病治愈后，记忆力就会得到改善。

3. 老年记忆的可塑性

老年人的记忆减退与很多因素有关，记忆的正常老化是可以延缓和逆转的。再加上老年人长时记忆并未减退，理解记忆很好，有意记忆也有优势等，如果采用适当的干预措施（如记忆训练），能够学会利用策略，改善信息加工过程，从而提高记忆能力，这表明老年记忆功能具有一定的可塑性。

二、阿尔茨海默症的概念

痴呆是指由于神经退行性变、脑血管病变、感染、外伤、肿瘤、营养代谢障碍等多种原因引起的，以认知功能缺损为主要临床表现的一组综合征，通常多见于老年人群。痴呆除表现有定向、记忆、学习、语言理解、思维等多种认知功能损害外，多数老人还表现有行为异常。

在痴呆中，最常见的类型是阿尔茨海默症（AD）。现一般称65岁以前发病者为早发型阿尔茨海默症，65岁以后发病者为晚发型阿尔茨海默症。血管性痴呆（VaD）是痴呆的第二大类型。在痴呆中，阿尔茨海默症和血管性痴呆是最常见的两种类型，阿尔茨海默症占所有痴呆病症的50%～70%，而血管性痴呆占所有痴呆病症的10%～25%，其他还有皮克病、路易小体型痴呆、帕金森病、亨廷顿病等类型的痴呆。而人们平常所说的老年痴呆多指的是阿尔茨海默症。

阿尔茨海默症，又名老年痴呆症，是一种起病隐匿的进行性发展的神经系统退行性疾病。临床上以记忆障碍、失语、失用、失认、视空间技能损害、执行功能障碍以及人格和行为改变等全面性痴呆表现为特征，病因迄今未明。

三、阿尔茨海默症的早期信号及预防

目前，阿尔茨海默症还没有理想的治疗方法，因此，早发现、早预防很重要。

（一）阿尔茨海默症的早期信号

1）记忆力减退。尤以近事遗忘最为突出，是痴呆早期最常见的症状。老人对当天发生的事不

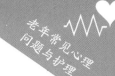
能记忆，刚刚做过的事或说过的话不记得，熟悉的人名记不起来，忘记约会，忘记贵重物品放在何处。

2）难以完成熟悉的工作，难以胜任日常家务。如不知道穿衣服的次序、做饭菜的步骤。

3）语言障碍。经常忘记简单词语或以不常用的词语来代替，结果说出来的话让人无法理解；叫不上日常物品的名字；口语量减少。

4）计算力减退。常算错账、付错钱。

5）时间和地点定向障碍。忘记今天是星期几，记不清具体的年、月、日；熟悉的地方也会迷路。

6）空间定向力障碍。穿外套时手伸不进袖子；迷路或不认得家门；不能画简单的几何图形。

7）判断力受损，抽象思维困难。反应迟钝，很难跟上他人交谈时的思路。

8）情绪或行为改变。情绪可以变得极不稳定，较以往抑郁、淡漠或易激动、焦躁不安、注意力涣散。

9）人格改变。为人处世较病前不同，如怀疑家人偷窃自己的钱财或把一些不值钱的东西藏起来。

10）兴趣丧失。变得消极，缺乏主动性，长时间坐在电视机前消磨时光或终日昏昏欲睡，对以前的爱好失去了兴趣。

（二）阿尔茨海默症的提早预防

1. 依据阿尔茨海默症的发病规律进行预防

与阿尔茨海默症相关的很多危险因素与人们日常生活方式有关，因此，预防阿尔茨海默症应从中青年做起。如养成良好的饮食、休息和用脑习惯，尽量避免患上一些慢性疾病，包括高血压、糖尿病，还应控制血脂、避免脑外伤等。

2. 重视营养，均衡饮食

多食用三高（高蛋白、高维生素、高纤维素）和三低（低脂肪、低糖、低盐）食品，戒烟、戒酒。合理安排一日三餐，保证人体所需的营养成分，防止体重增加，避免使用铝制炊具等。

3. 坚持适度锻炼和适当训练，减缓大脑的衰老

经常做适度的有氧运动，可以增进循环系统健康，促进足够的氧气供应大脑，保持脑细胞代谢旺盛。多进行益智训练，如手的运动对大脑是一种良性刺激，可增加脑血流量，满足大脑的需求，因此，老年人可多做益智活动训练。

4. 调控情绪，保持良好心态

老年人应尽量避免不良心理刺激，学会自我控制和自我调节，遇事要想得开，不以物喜，不以己悲，保持一颗平常心。年轻的心态是一剂最好的健康良药。

5. 老有所为，勤于用脑

人要活到老，学到老，用脑到老，在生活中不断有所创造。老年人要多走出家门，多参加社会活动。平常要常看有益的书报杂志、影视节目，练练书法、学学绘画，或与人对弈、弹拉歌曲，也可学计算机、学外语、玩智力拼图和模型等。

相关链接

痴呆，离你的父母有多近？

一项老年痴呆认知情况问卷调查，覆盖全国十几个主要的大中城市，共计收集1万多份有效样本，结果显示：老年痴呆公众知晓率高达96.16%，仅有19.79%的人可以正确识别疾病的初期症状，而疾病初期就诊率仅为25.56%。而且，多见于70岁以上老人（男性平均为73岁，女性平均为75岁），少数老人在躯体疾病、骨折或精神受到刺激后痴呆症状迅速明显。女性较男性多（女∶男为3∶1）。

四、阿尔茨海默症的分期及其特征

阿尔茨海默症是一个进行性的病程，目前根据病情严重程度和了解到的各种阿尔茨海默症状的演变，大致划分为三个连续的阶段：早期、中期、晚期。但三期的症状并无明确的界限，各期症状均有重叠和发展。并不是每位阿尔茨海默症老人都会经历以上三个时期，而且每个老人的症状表现也各不相同。

1. 早期：遗忘期

第一阶段即发病的早期，大致 1 ~ 3 年，主要表现是记忆力减退。最初出现的是学习新知识困难，对一些事情"记得不如忘得快"，但通常还能进行正常的社会交往，所以经常不被老人和家属注意。此时老人突出的症状是记忆障碍，尤其是近期记忆障碍，老人经常忘记刚发生过的事情，而对以前陈芝麻烂谷子的事却记得颇为清楚，生活料理基本正常，家属有时还会误认为老人记忆力不错。此期脑电图及头颅 CT 检查多为正常或仅在 CT 中发现轻度脑萎缩，智能检测常可以发现记忆力明显下降。

值得注意的是，在阿尔茨海默症早期，尽管有明显的记忆力下降，语言空洞，概括和计算能力有障碍，但仍有不少老人能继续工作，这是由于他们在做很熟悉的工作，一旦提出新的要求，其工作无能就会被发现。

2. 中期：混乱期

第二阶段为中期，病程较长，一般在发病后 2 ~ 10 年。此阶段记忆力下降更为明显，不仅不记得最近发生的事，甚至远期记忆也明显下降，无法正确地回忆以往生活中发生的重大事件，如哪年结婚的、孩子的生日、事业上的成功，甚至连使用多年的电话号码等都忘记了。认识、判断能力发生严重障碍，不知道当天的年、月、日，不知道季节；不会随冷暖而更换衣服，不会穿衣及鞋袜，如大热天穿着厚毛衣，或同时穿着好几件衬衫或短袖衬衣，把内衣穿在毛衣外等；将东西放在不合适的地方，如将电熨斗放在冰箱里，把手表放在糖碗里等。此阶段后期已基本无法料理自己的生活。

行为、性格及人格障碍也是此阶段病变的特点。有些老人表现出明显的性格和行为改变，如以前脾气温和、为人宽厚，现在却变得脾气暴躁、心胸狭小；以前脾气很坏，现在却特别听话。有的老人终日无事忙，无目的地徘徊，收集废物，无原因地傻笑；有的老人则活动很少，呆坐一隅，对周围任何事物毫不关心；有的老人焦虑不安，甚至不分白天黑夜地吵闹不休；也有的出现四肢痉挛、动作不灵活等神经系统的症状；有些老人走得稍远一点就有可能迷路，有的甚至在很熟悉的环境中迷路。此阶段脑电图检查可见到慢波明显增多；脑 CT 检查常可发现脑室增大，脑沟增宽，皮质轻度萎缩等异常；智能检测提示记忆力、定向能力、思维判断能力都明显降低。

3. 晚期：极度痴呆期

第三阶段为晚期阶段，一般在发病后 8 ~ 12 年，主要表现为非常明显的智能障碍，老人与周围环境已无法正常接触，语言支离破碎，毫无意义，最多只能记起自己和配偶或照料者等一两个人的名字。严重时不知如厕，不认识同事及邻居，分不出男女性别，甚至连镜子中的自己也不认识。思维混乱，说话时答非所问，文不对题，别人难以理解他要表达的内容是什么。多数老人表情淡漠，终日少语少动，可出现肢体强直、挛缩、步态不稳等症状，约有 1/3 的老人会癫痫发作，生活完全不能自理，需要他人 24 小时看护。此阶段，脑电图检查可见到全面的慢波化、重度异常；脑 CT 检查可发现广泛的脑萎缩；记忆及智能检测已无法进行。

相关链接

正常健忘与阿尔茨海默症的区别

1）正常健忘是老年人的一种生理变化反应，其原因往往是注意力不够集中所致；而阿尔茨海默症所导致的记忆力下降则严重得多，即使注意力集中，也记不住东西。

2）正常健忘主要表现为近记忆或瞬时记忆减退，如几分钟前想着要回家拿钥匙，几分钟后就忘了；阿尔茨海默症则在此基础上，还有远记忆或短时记忆的减退，不仅眼前的事想不起来，以前的事也忘光了。

3）正常健忘者只是流体智力记忆减退，经人提醒还能回忆起来；阿尔茨海默症老人的病情却呈现渐进性，容易完全忘记某事，即使有人提醒，也想不起来。

4）正常健忘者的日常生活往往不会受到影响；而阿尔茨海默症老人的生活自理能力、工作能力和社交能力都可能受到影响。

五、阿尔茨海默症的幻觉干预

1. 心理暗示治疗

多和老人讲一些老人喜欢的话题，或与老人幻觉相反的正性话题等，让老人回想经历过的美好情景和自豪的事。

2. 适时倾诉治疗

随时随地让老人倾诉因幻觉带来的痛苦、恐惧等不良情绪。鼓励老人去找自己的知心朋友交流，让同伴的看法、劝说等使他改变并得到安慰。

3. 目标转移治疗

让老人多接触一些新鲜事物，比如教老人上网聊天，或让老人培养一些爱好，如听音乐、写日记、读美文、画画等，转移幻觉带来的不良影响。

4. 放松训练治疗

当老人产生幻觉现象时，应鼓励老人参加运动，如快步走、打打球、爬爬山等，通过身体体能释放从而带动心理的机能释放，缓解幻觉带来的紧张、恐惧等不良情绪。

相关链接

帮助阿尔茨海默症老人克服记忆障碍的方法：

1）日常安排：按照老人的行为习惯顺序，安排每天要做的事情，切不可随意改变。

2）使用提醒物：利用小便条、日历、闹钟等帮助老人记忆一些事情、日期和时间。

3）在家里或常去环境中的家具和物品做上标记，如标明方向和名称，减少因记忆衰退而产生的挫败感。

4）携带备忘录，把重要信息写在本子上，如电话号码、名字、约会、想法和观点等，强化记忆训练。

5）选择在老人状态最好的时候，处理一些相对复杂的事情。持续的记忆刺激可以减缓病情进展，刺激形式包括跳舞、唱歌、填字游戏、阅读、画画等。

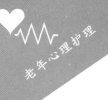

→→ 技能准备

一、阿尔茨海默症的筛查

（一）简易精神状态检测表（Mini-Mental Sate Examination，MMSE）

简易精神状态评价量表

项目					记分		
定向力（10分）	1. 今年是哪一年？					1	0
	现在是什么季节？					1	0
	现在是几月份？					1	0
	今天是几号？					1	0
	今天是星期几？					1	0
	2. 你住在哪个省？					1	0
	你住在哪个县（区）？					1	0
	你住在哪个乡（街道）？					1	0
	咱们现在在哪个医院？					1	0
	咱们现在在第几层楼？					1	0
即刻记忆力（3分）	3. 告诉你三种东西，我说完后，请你重复一遍并记住，待会还会问你（各1分，共3分）				3	2	1	0
注意力和计算力（5分）	4. 100-7=？连续减5次（93、86、79、72、65。各1分，共5分。若错了，但下一个答案正确，只记一次错误）	5	4	3	2	1	0
回忆能力（3分）	5. 现在请你说出我刚才告诉你让你记住的那些东西？				3	2	1	0
语言能力（9分）	6. 命名能力						
	出示手表，问这个是什么东西？					1	0
	出示钢笔，问这个是什么东西？					1	0
	7. 复述能力						
	我现在说一句话，请跟我清楚的重复一遍（四十四只石狮子）					1	0
	8. 阅读能力						
	（闭上你的眼睛）请你念念这句话，并按上面意思去做					1	0
	9. 三步命令						
	我给您一张纸，请您按我说的去做，现在开始："用右手拿着折张纸，用两只手将它对这起来，放在您的左腿上。"（每个动作1分，共3分）			3	2	1	0
	10. 表达能力						
	要求受试者自己写一句完整的句子					1	0
	11. 结构能力						
	（出示图案）请你照上面图案画下来					1	0

（二）《简易精神状态检测表》操作说明（以第一次答案记分）

本检查量表是根据中华医学会《行为医学量表手册》，结合相关文献和工作实际整理编制，量表的评分只能作为协助评估老人走失风险的参考，疾病的诊断需结合临床，遵从医生嘱托。

1. 定向力（时间与地点定向，最高分：10分）

首先依次询问日期，再依次询问地点。以老人首次答案进行记录。

2. 即刻记忆力（最高分：3分）

不要求被试者按物品次序回答。如第一遍有错误，先计分，然后再告诉被试错在哪里，并再请他回忆，但重复的次数不能超过5次。如果5次后老人仍未记住所有的3个名称，则跳过"回忆能力"检查部分。

3. 注意力和计算力（最高分：5分）

要求老人从100开始减7，之后再减7，一直减5次，不得用笔计算。每答对1次得1分，如果前次错了，但下一个答案是对的，也得1分，如：100-7=93（正确，得分），93-7=88（错误，不得分），88-7=81（正确，得分）。

4. 回忆能力（最高分：3分）

如果在"即刻记忆力"检查部分被测试者完全记住了3个无关东西的名称（如窗子、国旗、胶布），让他再重复一遍。每正确重复1个得1分。

5. 语言能力（最高分：9分）

1）命名能力（0～2分）：分别拿出手表、铅笔问"这是什么"。

2）复述能力（0～1分）：要求被测试者注意你说的话并重复一次，注意只允许重复一次。这句话是"四十四只石狮子"，只有正确、咬字清楚的才计1分。

3）阅读能力（0～1分）：拿出一张写有"闭上您的眼睛"句子的纸给被测试者看，要求被测试者读出它并按要求去做。只有确实闭上眼睛才能得分。

4）三步命令（0～3分）：给被测试者一张空白的平纸，要求对方按你的命令去做，注意不要重复或示范。只有他按正确顺序做的动作才算正确，每个正确动作计1分。

5）表达能力（0～1分）：写一句完整的句子。句子必须有主语、动词，并有意义。注意你不能给予任何提示。语法和标点的错误可以忽略。

6）结构能力（0～1分）：在一张白纸上画有交叉的2个五边形，要求被测试者照样准确地画出来。评分标准：五边形需画出5个清楚的角和5个边，叉处形成一个四边形。线条的抖动和图形的旋转可以忽略。

评分标准：量表共5个大方面，30个小项，每项回答正确得1分，回答错误、拒绝回答或不知道得0分，量表总分范围为0～30分。测量成绩与文化水平密切相关，正常界值划分标准为：文盲（未受教育）组17分，小学（受教育6年）组20分，初中及以上（受教育≥6年）组24分；分界值以下有认知功能缺陷；分界值以上为正常。

相关链接

阿尔茨海默症的简易诊断方法

1. 画钟表法

让老人画钟，标出12个数字，指出10点15分。画一个完整的圆圈得1分，12个数字标对得1分，指针一短一长且相交得1分，时间标对得1分。得分为4分属正常，3分为轻微痴呆，2分为中度痴呆，低于2分是重度痴呆。

2. 回忆食物法

让老人回忆早餐吃了什么，或者上一顿饭吃的什么，如果回忆不起来，则有可能得了阿尔茨海默症。

3. 一分钟说出十二种实物的名称法

在 1 分钟的时间内说出 12 种以上蔬菜、水果或动物等熟悉实物的名称。正常人都是可以完成的，如果说不出 12 种以上，则很可能是得了阿尔茨海默症。

以上都是比较简单的判断法，在家中筛查出结果后，需要尽快到医院进行进一步的检查，以便早确诊，早治疗。

二、阿尔茨海默症护理技术应用

（一）早期益智活动训练

很多心理学研究发现，老年人日常生活里的记忆、推理、空间定位等多种认知能力的衰退都与执行功能的衰退有关系。执行功能是指人们对自己的思想和行动进行的有意识控制与协调的心理过程，尤其是在完成一项复杂的认知任务时，执行功能的作用更明显。执行功能并不是一个单一的认知功能，根据具体负责的内容，可以分为双任务协调、抑制优势反应、注意转换、记忆更新四种主要的子功能。并且有研究表明，执行功能衰退会引起其他认知功能的衰退，老年人的执行功能是可以通过训练得到提高的。因此，延缓老年人的认知功能衰退可以通过执行功能的训练而得到改善。执行功能训练的主要方法如下。

1. 记忆更新训练

名称：彩图辨认。

活动时间：每组 5 分钟。

活动道具：彩色图片 30 张，计时器，设计好的 4 组跨级条。

活动人数：20 人（可分为 4 组，每组 5 人）。

活动形式：每组派出 2 名队员。

活动程序：

第一步，展示彩色图片样例。

第二步，说明活动规则。

初级任务：每组派出一名参赛队员站到指定的跨级条（即宽度相同的四条平行线）处。工作人员向所有参赛选手依次呈现彩色图片。从第三张图片开始，参赛队员需要判断图片颜色与它前面间隔为 2 的图片颜色是否相同（即第三张与第一张比，第四张与第二张比……），并抢答。答对一张向前进一级，答错一题向后退一级。共有 10 次抢答机会。（说明：用粉笔在地面画或者其他方法均可，能标志出等级就行。）

高级任务：每组派出另一名参赛队员代替场上的队员（保持原位）。任务形式基本相同，不过这次参赛队员需要从第 4 张图片开始判断与它前面间隔为 3 的图片颜色是否相同，并抢答。答对一张向前进二级，答错一题向后退二级。共有 5 次抢答机会。

第三步，工作人员向参赛队员们示范游戏玩法，保证参赛队员已正确理解规则。

计分规则：最终晋级最多的小组在其总得分上加 40 分，第二名加 30 分，第三名加 20 分，第四名加 10 分。

注意事项:

1)需要两名工作人员,一名翻图片,另一名计时、记成绩。

2)工作人员可以事先将图片按照一定的正确答案顺序排列,并在卡片背面记上正确答案"是"还是"否",以便正确记成绩。

3)确保参赛人员没有颜色识别缺陷等问题。

参考材料:打印五张颜色(红、蓝、绿、黄、黑)的图片,每种颜色各6张,一共30张。

2. 抑制优势反应

名称:嘴巴手指不一样。

活动时间:10~20分钟。

活动道具:20把椅子。

活动人数:20人(可分为4组,每组5人)。

活动形式:室内,可容纳20人活动的地方。

活动程序:这个活动是一个数字游戏,要求参赛队员嘴巴说出的数字与手指比画的数字不同,目的是锻炼队员抑制优势反应的能力。

第一步,练习节拍,掌握节奏。主持人边喊口号边做动作,带领全体队员打出"嘴巴手指不一样"的节拍来,喊"嘴巴"的时候双手在胸前击掌,喊"手指"时双手轻拍大腿,喊"不一"的时候双手再回到胸前击掌,喊"样"时再轻拍大腿。按照节奏带领队员连续做几遍,以使大家熟悉这个口号和节奏。

第二步,讲解活动规则。全体队员边做动作遍齐喊"嘴巴手指不一样"之后,由第一个队员开始,每人轮流大声喊出一个十以内的数字,比如"5",与此同时该队员还要用手指比画出一个不是"5"的数字,比如竖起两根手指表示"2"。如果嘴巴上说的数字和手指比画的数字不同就算过关。这时,全体队员齐声喊"嘴巴手指不一样",之后第二个参赛队员喊出一个数字并用手指比画出不同的数字。这样依次往下进行,最后一名队员做完之后再返回到第一名队员,并坚持下去。所以第一名队员要特别留意。如果说出的数字和手指比画的数字相同,则该队员就被淘汰。

第三步,排列座位。主持人讲解清楚规则后,请各位队员按组坐成4排,4组之间坐得分散些,以免互相干扰。主持人规定好谁是第一名队员、轮流次序以及谁是最后一名队员。

第四步,正式比赛。正式活动首先进行小组赛,各小组坚持到最后的一名队员将被选为小组代表参加总决赛。在总决赛中,4个小组代表的成绩就是各组最后的得分。

计分规则:

按照四组代表队在总决赛中被淘汰的先后顺序计分。坚持到最后的队员所代表的小组将获得最终得分40分,其他组依次计30分、20分、10分。小组赛不计分。

注意事项:

1)在活动开始之前的喊口号和打节拍部分,主持人最好边讲边做示范,并带着队员练习,等队员熟悉口号和动作之后再开始正式游戏。

2)所有队员是轮流进行比赛,主持人要提示不要抢答或延迟作答,提醒队员们中间停顿的时间不要过长。

3）在小组赛的过程中，可以为每组安排一名助手以帮助解答疑难问题，并协助小组选出各组的代表参加决赛。

这项训练可以通过在家中组织小规模的竞赛游戏进行，人数没有限制，两个人以上就可以玩，操作简单又不需要道具。

3. 双任务协调训练

名称：我能记得清。

活动时间：20分钟左右。

活动道具：画有水果或动物的图片。

活动人数：20人（可分为4组，每组5人）。

活动形式：每组选出一名队员参与。

活动程序：

活动要求参赛队员看工作人员依次呈现的图片（水果或动物），同时回答主持人提出的问题，游戏停止后参赛队员要回忆出最后看到的两张图片呈现出的水果或动物的名称。游戏的具体程序如下：

第一步，展示图片样例。工作人员向全体队员展示比赛中即将用到的图片，让队员边看边大声说出是什么。确保图片中的水果或动物是全体队员都认识并熟悉的。

第二步，讲解活动规则。每组选出一名队员参加比赛，比赛时参赛者站到观众前面，背对观众，和主持人站在一起。工作人员站在对面，面向观众宣布游戏"开始"并给参赛队员呈现图片，大概2～3秒一张，注意动物与水果的图片要交替呈现。在参赛者识别图片的同时，要回答主持人提出的问题（如3+6等于几？）。工作人员随机停止呈现图片，此时参赛者要立即说出最后看到的两张图片呈现出的水果或动物的名称。

第三步，讲解注意事项。本游戏规则相对复杂，讲解后可由一名工作人员饰演参赛者进行演示，确保参赛队员明白规则之后再开始游戏。

第四步，决定顺序。各组选出一名队员参加比赛，比赛开始之前抽签决定各自的顺序。

第五步，正式比赛。

计分规则：

1）结束呈现图片后，参赛队员要说出最后两张图片呈现出的水果或动物的名称。顺序且名称正确一个得10分，名称正确、顺序错误一个得5分，名称错误不得分。

2）答题错误扣分：对主持人现场提问回答错误或没有回答出来，一道题扣1分。

3）答题超时扣分：主持人现场提问，如果10秒内无回答，扣1分。

4）小组最终得分：经过上述分数计算之后，得分最高的队员在其小组最终得分上加40分，第二名加30分，第三名加20分，第四名加10分。

注意事项：

1）可以由主持人指定选手，如指定各组2号队员参赛，也可以由各小组自己推荐。

2）安排监督员对比赛过程进行监督。参赛选手在游戏中不可用纸笔等辅助记录，同时该组的其他成员不可以提醒。违规一次扣5分。

3）由于本游戏计分规则较为复杂，须安排一至两名工作人员专门负责统计分数。

相关链接

如何预防老人走失？

1）利用通信设备——手机、GPS 定位器绑定老人。给老人配备普通手机，把孩子的手机号码存储进去，按任意键都可以找到孩子。或者给老年配备带有 GPS 定位装置的手机，这样即使老人走丢也能随时联系到家人。

2）将联系电话缝于老人衣服上，或在老人衣服口袋里放置一张联系卡片。写上家人联系电话、联系地址等。

3）请专人看护，或求助于社区老人服务中心看护。这样随时可以知道老人的去处，避免老人走失。

4）在机构养老的老人，机构要给配置机构卡，上面有老人姓名、照片、机构电话等。这样，不论老人走到哪，只要拨打机构卡电话，就可以轻易帮老人返回机构。

5）如果老人不慎走失，一定要在第一时间报警，求助于警方。不用局限于"失踪24小时以上才能报警"的规定。

（二）中后期的康复训练

阿尔茨海默症最常见的康复训练如下。

1. 生活体能训练

如散步、爬山、打太极、做保健操等；也可以做一些力所能及的家务，如扫地、擦桌子、整理床铺等，还可以学做小工艺品等。

2. 记忆障碍康复训练

1）反复训练老人记忆居住的环境、物品的放置、周围的人和事物。

2）记忆生活作息时间表，关心日期、时间的变化。

3）看电视、玩扑克、下跳棋、玩智力拼图或给老人一些数字卡，从小到大排列，把一些事情编成顺口溜等。

3. 思维障碍康复训练

1）数字排序训练、物品分类训练、计算能力训练等。

2）做卡片、拼图、连接游戏。

3）分析简单的电视剧情，给物品归类、辨认形状等。

4. 情感障碍康复训练

1）进行语言刺激。

2）音乐欣赏治疗。

5. 定向力障碍康复训练

时间、地点及人物认知训练。

项目实施

步骤一：准备工作

（一）环境准备：要求教室清洁卫生，宽敞明亮，配有活动桌椅，设备能正常使用。

（二）材料准备：一是各项目情境资料及学生预习准备的相关资料。资料来源可以是教材，也可以是网上资料。二是白纸、彩笔、胶带、剪刀等。

（三）人员准备：根据项目情境，将全班学生分为几个小组，选出小组长，负责领导团队完成项目任务。

▶▶ **步骤二：在教师指导下，师生共同完成项目任务**

（一）教师引导学生了解项目情境一至情境三的具体情况，根据所学知识和技术，在理解阿尔茨海默症的含义、掌握其发展的不同阶段性及特征的基础上，结合项目情境一、二、三完成项目任务一。

问题：项目情境一、二、三中的三位老人都得了阿尔茨海默症，那么什么是阿尔茨海默症？项目情境中三位老人的症状各有什么不同又有哪些联系呢？

> 参考答案：阿尔茨海默症，又名老年痴呆症，是一种起病隐匿的进行性发展的神经系统退行性疾病。临床上以记忆障碍、失语、失用、失认、视空间技能损害、执行功能障碍以及人格和行为改变等全面性痴呆表现为特征，病因迄今未明。
>
> 项目情境一中的李奶奶近期"总爱忘事，经常丢三落四的，经常忘记吃药。或吃错药或忘记吃过药了……手里拿着钥匙却还到处找钥匙等"；
>
> 项目情境二中的王奶奶，近期"经常怀疑有人偷她的东西，还总是把自己的藏来藏去……"不认识回来的路了。
>
> 项目情境三中的平奶奶，开始时是丢三落四、老忘事，后来忘记回家的路，现在连亲人都不认识了，甚至连自己都不知道是谁了，生活完全不能自理，只有靠专人照护。情绪也极不稳定，语无伦次等。
>
> 根据上述三种项目情境，参考教材内容可知，这三种项目情境分别代表阿尔茨海默症的三个不同发展阶段的状况，具有明显的特征。

（二）为进一步加深学生对阿尔茨海默症的理解，教师引导学生结合项目情境，理解阿尔茨海默症的简易测评标准及鉴别方法，从而完成项目任务二。

问题：在这三种项目情境中，老人都得了阿尔茨海默症，那么如何辨别老人得了阿尔茨海默症？怎样进行诊断和检测呢？

> 参考答案：见前文"阿尔茨海默症的筛查"。

（三）教师继续引导学生结合三种不同的项目情境，分析判断在什么情况下，对阿尔茨海默症患者可以采取预防措施或康复、益智训练等不同方法，从而完成项目任务三。

问题：根据三种项目情境以及日常实习实践经验，可知目前无论是在养老机构还是在居家养老中心等养老服务场所，阿尔茨海默症现象都是很普遍的，那么如何预防老年人的阿尔茨海默症，尽量减少或延缓阿尔茨海默症的发生呢？如果一旦发生，应该如何进行康复训练呢？

> 参考答案：见前文"阿尔茨海默症的早期信号及预防""阿尔茨海默症的护理技术应用"等。

（四）学生在教师的启发、引导和讲解下，顺利完成项目任务，并呈现项目任务完成的结果（汇报提纲等）。同时，能够在类似情境的护理服务中，灵活运用阿尔茨海默症的检测与诊断方法、早期预防措施与训练技巧、中后期的护理方法、康复训练技术与干预等技能技巧，提高为老人服务的能力。

➡️ 项目实训

【情境一】不知何时起，本来沉默的郑大爷变得更加沉默，每天都要出去爬山的他不再愿意出门。

不知何时起，他开始弄不清时间，弄不清自己吃没吃饭。再后来，他不会自己穿衣服，睡觉不会盖好被子，不会自己洗漱，吃饭会洒得满地都是。他开始出现幻觉，把身边所有的人都当作坏人，他愤怒地吼叫，骂人，摔东西。其实郑大爷或许是在无助地自卫，只是我们弄不懂他看到了什么可怕的东西。他开始步履蹒跚，弯腰驼背，有时还会尿失禁。郑大爷不会清楚地表达自己的要求，也不能正确理解别人的意思，由于沟通困难，他易怒，行为古怪。现在的郑大爷变成了一个地地道道的难以照护的老小孩。

实训任务

1. 能够判断郑大爷疾病的类型，并找出其病情发展的特征。
2. 作为护理人员，能够为郑大爷设计一套心理护理方案。
3. 针对郑大爷的状况，能够设计早期预防措施。

【情境二】田老太今年81岁高龄，她和82岁的丈夫杜老先生住在一起。他们有一个儿子，和他们住在同一座城市。儿子杜牧今年61岁，有两个儿子。田老太做了一辈子的家庭主妇，煮饭和缝纫手艺是一流的。

近两年来，家里的一切不再像以前那么和谐了。田老太多次将炉子上煮着的饭忘了，结果把饭烧糊了。有一天，她又忘了，结果厨房着了火。田老太试着自己去灭火，幸好杜老先生醒来和她一起灭了火。虽然人没有损伤，但在这之后，杜老先生感到很不安。儿子杜牧和儿媳在家中看望并留宿了一夜。杜老先生和儿子交谈，告诉儿子自己内心的不安。田老太不再像以前那样可以轻松处理各种家务了，以前她总是变着花样烹制各种美食，而现在，来来回回只能重复一两种简单的食物。最近一次，田老太出去买东西后就没回来。杜老先生正要出去找她，一个朋友把她带了回来，原来是走丢了，幸好碰见朋友。从那以后，每次田老太出去买东西的时候，杜老先生都会跟着，以防出什么差错，防止她又走丢了。

田老太入睡后，杜老先生对儿子说，好像是有什么地方出了问题。"别太担心了，一切都会过去的。妈妈只是开始变老了，我们会再留在这里一两天。"儿子安慰父亲说。

就在当天晚上田老太自己半夜醒来，去厨房做饭。儿媳听到动静后起身去厨房，她问婆婆要干什么？"我们要吃晚饭了，我来准备。"田老太说到。"可是现在是大半夜。"儿媳回答。

田老太向外面看去，但却不明白儿媳在说什么。

于是儿媳叫醒丈夫，杜牧来到厨房，看到了一个以前从没有见过的、不一样的母亲。杜牧有些恼火："妈妈，停下手上这些破事！现在，你回去躺下睡觉，现在是大半夜！"杜牧关掉炉子，把母亲领回卧室。

第二天早晨，杜牧对父亲说："看来母亲确实是有什么问题，你为什么不早说？"

"我以为都会过去，有些天她和以前完全一样，但最近一段时间已经很少和以前一样了。"杜老先生回答道。

"我带她去看大夫，在家里待着也不会好，必须得给她做个检查。"杜牧说道。

实训任务

1. 能够判断田老太出现了什么问题。如果任其继续发展，最后的结果会怎样？
2. 能够协助田老太接受正确的测查，并帮其分析原因。
3. 能够帮助田老太的家属，为其设计一套有效的心理护理与康复方案。

【情境三】夏老师是一位博学多才、受人尊敬的好老师。可是，不知怎的，他退休一年后行为变得有点"怪异"。他的妻子和女儿也觉得如此。如：他的女儿在外工作，节假日回家，他一见面便会惊喜地问："你回来了？什么时候回来的？"可是过一会儿，当他再见到女儿时仍然会惊喜地问："你回来了？什么时候回来的？"女儿和老伴都说他"老糊涂了"，他也不好意思地跟着笑。后来，他的行为越来越怪异了，甚至是一反常态。如：吃饭时，他把好吃的菜都夹到自己的碗里；有时他会接连几个小时地又唱又喊，没有片刻安宁；他还经常为一点小事对老伴大发雷霆，有时甚至用东西砸老伴，把老伴都气哭了。只有女儿大声斥责他时，他才会悻悻地住手。

有一回，他竟然在阳台上对着花盆小便。他的老伴拉他到卫生间，他却走一路尿一路。不知情的女儿有点怨恨起来，不明白她的父亲怎么了，觉得一个四肢健全、头脑发达的好父亲变成了一个自私乖戾、不知羞耻、令人讨厌的老头子了。直到有一天，邻居把迷路的夏老师送回来时，他的女儿才意识到：父亲病了。送夏老师到医院去看病时，医生当即便诊断为阿尔茨海默症。

虽然一直进行着治疗，但夏老师的病情仍然一天比一天加重，逐渐不认识他的许多老熟人和老邻居，后来连他的老伴和女儿也不认识了。有年春节，夏老师的一些学生来家里看他，他趁人不注意时，竟抓起桌上的苹果、花生藏在身后沙发的垫子下面。等客人走后，他才急急忙忙地把藏起来的苹果、花生装在塑料袋里，外套也不穿就往外面跑。老伴和女儿追出去，他兴奋地说："小春和小羽该放学了，我去接他们，他俩最爱吃苹果和花生了……"他的女儿小羽听了这话，立即热泪盈眶。原来，夏老师忘记了所有的人，心里却还装着自己的儿女（小春是他的大儿子，已早逝），永不消逝的是他心底深处的爱啊！

实训任务

1. 能够找出夏老师阿尔茨海默症的表现，并分析判断其处于哪个阶段。
2. 能够根据情境描述，判断家属对待夏老师的做法是否正确，并举例说明。
3. 能够帮助夏老师的家属，并为其设计一套有效的心理护理与康复方案。

【情境四】今年79岁的王女士，本来喜欢跳舞、唱歌，是社区老年活动积极分子。但自5年前起，她开始无明显诱因地逐渐出现记忆力减退明显、丢三落四现象，之后还慢慢出现反应迟钝、重复言语、行为异常、表情淡漠等。而且她的精神、食欲及睡眠都变得越来越差，夜尿频多、全身乏力、全身

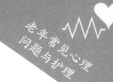

骨痛不适。家人很是着急，又不知什么原因，就送她去医院就诊。可在去医院的路上，王女士不慎跌伤，致臀部疼痛，不能独立行走，卧床后独立翻身都困难，生活不能自理。

经医院检查，发现王女士表情淡漠，思维分析、判断能力、视空间辨别功能、计算能力等明显减退，言语减少，不能和别人交谈，有时会自言自语等，被诊断为阿尔茨海默症。

实训任务

1. 能够找出王女士阿尔茨海默症的种种表现，判断其处于哪个阶段，分析病情发展的历程及特点。

2. 如果你是她的护理人员，请为其设计一套心理护理方案。

➡️ 项目总结

本项目通过四个子项目的子项目描述——学习目标——项目情境——情境分析——项目任务——知识准备——技能准备——项目实施——项目实训环节，在前期教师引导、学生参与示范的引领下，通过后期学生自主活动、解决问题、完成实训项目的一系列过程，让学习者初步掌握患有抑郁症、焦虑症、自杀倾向和阿尔茨海默症等老年人的心理状况及特点，并能够运用自己所学的理论与方法，如支持性心理疗法、行为疗法、认知疗法及暗示治疗等心理治疗方法，使老年人获得心理上的照护与帮助。后期训练能够进一步加深对知识的理解与掌握，提升学生的服务技能。同时，也增强了学生的学习兴趣和积极性，对学生做好老年人的心理护理工作具有重要作用。

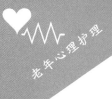

项目四　老年临终心理与护理

项目描述

　　临终护理对于老年人有尊严地度过人生的终点起着积极的作用。它是为临终老人及家属提供生理、心理、社会、精神等方面的全面支持与照护的一种特殊的医疗保健服务，是一项新兴的社会公益事业。它涉及每个人的生命尊严、生活质量、家庭慰藉、社会支持和优死教育等方面的内容，是社会进步与文明的重要标志。因此，通过本项目的实施，能够让学生掌握临终老人的心理及行为特点；学会善待临终老人及家属，并为临终老人及家属提供良好的心理舒缓照护，以提升老年人的生活质量，使其安详、无憾地走完人生旅程。

学习目标

能力目标：

1. 能够判断临终老人的心理需求。
2. 能够为临终老人提供心理护理服务。
3. 能够与临终老人进行技巧性的沟通，使他们能够安详地离开人世。

知识目标：

1. 掌握死亡宣传与教育知识。
2. 掌握临终老人心理变化的不同阶段及特点。
3. 掌握临终老人的心理特点及行为反应。
4. 掌握与临终老人沟通技巧及护理技能知识。

素质目标：

1. 树立关爱生命、珍惜生命、尊重死亡的观念。
2. 树立时刻准备为临终老人做好心理护理的坚定信念。
3. 养成积极主动地参与临终老人护理的自觉性。

项目情境

【情境一】

　　孙伯伯今年75岁，直肠癌手术一年后病情逐渐加重，剧烈的疼痛令他痛苦不堪，几次想自杀，都被及时发现。一方面，他认为自己现在的样子是给家里添麻烦，拖了老婆和孩子的后腿。另一方面，以前他也算是个干部，说话办事都很有权威，现在自己的个人价值都已不存在了。看着病床上的自己，每每想到自己成为家庭的累赘，使得他不能面对自己，面对生活。最近，孙伯伯时不时地发脾气，过后又后悔。身心痛苦折磨得他日不能食，夜不能寐，焦虑、抑郁情绪日益严重。虽然，医护人员和家属都尽量劝解他，每天给他讲一些开心的事情，想解除他的恐惧心理。但是，老人仍然不能发现自己的生存价值，身心健康也每况愈下。

➤ 情境分析

通常情况下，人们并不害怕死亡，而且越年轻越无所谓，甚至有的年轻人竟然将死亡作为解脱痛苦的手段。随着年龄的增长、阅历的增多、经验的丰富，人们对死亡的理解越深刻，赋予它的内涵越丰富，对它的恐惧、敬畏等越强，尤其到了老年，人们更加珍视生命，恐惧死亡，害怕死亡，甚至忌讳提到死亡或看到死亡的情境等。虽然临终老人多数都害怕死亡，不愿意离开人世，但他们对死亡的理解是不同的，有的是惦记老伴或孩子，有的是对来世不确定性的恐惧等，总之，他们对人世间有着无比的眷恋和不舍。因此，当死亡逼近时，临终老人会有各种各样的情绪和行为表现，如遗憾、恐惧、愤怒、抱怨、祈求、安详等，但他们都希望自己临终能够平静、安详、有尊严地离开人世。临终老人的这些愿望是否能够实现？怎样才能实现？将是本项目要解决的重点问题，也是本项目实施的意义所在。

上述项目情境反映了老人在临终时的一些不舍、无奈、恐惧等不良情绪。临终老人有哪些心理与行为表现？临终的心理过程怎样？有哪些特殊的心理需要？如何判断？随着病情的不断发展，家属和护理人员应该做哪些照顾工作？应该采取哪些护理技术和照护措施？

➤ 项目任务

任务一：能够判断临终老人的心理特征和心理需求。

任务二：能够判断护理人员及家属对老人的照顾方式是否恰当，并指出值得肯定的地方和不足之处。

任务三：能够设计出针对临终老人的心理护理与干预方案，并指出需要注意的问题。

➤ 知识准备

一、临终护理概述

各国学者对临终护理有不同的见解。在美国，无治疗意义且估计只能存活 6 个月以内者，被认为是临终；在日本，以住院治疗至死亡平均 17.5 天为标准。我国对临终未有具体的时限规定。临终是指人生所患疾病的终末期或遭受意外濒临死亡的时间。此期的护理即为临终护理。临终护理的宗旨是减少临终老人的痛苦，增加老人的舒适度，提高老人的生命质量，维护临终老人的尊严。同时，希望给予患者家属精神上的支持，给予他们承受现实的力量，进而坦然地接受一切即将面对的问题，为临终患者家庭提供包括沮丧期在内的生理、心理关怀的立体化社会卫生服务。

相关链接

临终关怀（Hospitalpice）是指对生存时间有限（6 个月或更少）的患者进行适当的医院或家庭的医疗及护理，以减轻其疾病的症状、延缓疾病发展的医疗护理。

临终关怀作为一种特殊的卫生保健服务和社会公益事业，其基本功能主要是为临终老人及家属提供生理、心理、社会、精神等方面的全面支持与照护，其目的是追求老人临终阶段的生命品质，提高生活质量，提供安适、有意义、有希望的生活，让老人善终，使老人家属在精神上得以安抚，并为老人家属处理善后予以帮助。临终关怀注重团体性照顾，其成员主要由医务人员、政府、慈善团体、宗教人士和志愿者（如义工）等组成。

临终关怀不追求猛烈的、可能给老人增添痛苦的或无意义的治疗，但要求医务人员以熟练的业务和良好的服务来控制老人的症状。

二、临终护理的意义和原则

（一）临终护理的意义

临终护理是一项符合人类利益的崇高事业，对人类社会的进步具有重要的意义。

1. 临终护理符合人类追求高生命质量的客观要求

随着人类社会文明的进步，人们对生命的生存质量和死亡质量提出了更高的要求，人们想像迎接新生命、翻开人生历程的第一页一样，送走、合上人生历程的最后一页，画上一个完美的句号，让患者在死亡时获得安宁、平静、舒适，让家属在老人死亡后不留下任何遗憾和阴影。

2. 临终护理是社会文明的标志

每一个人都希望生得顺利，死得安详。临终护理正是为让患者尊严、舒适到达人生彼岸而开展的一项社会公共事业，它是社会文明的标志。

3. 临终护理体现了医护职业道德的崇高

医护职业道德的核心内容就是尊重患者的价值，包括生命价值和人格尊严。临终护理则通过对患者实施整体护理，用科学的心理关怀方法、高超精湛的临床护理手段，以及姑息、支持性心理疗法最大限度地帮助患者减轻躯体和精神上的痛苦，提高生命质量，平静地走完生命的最后阶段。医护人员作为具体实施者，充分体现了以提高生命价值和生命质量为服务宗旨的高尚医护职业道德。

（二）临终护理的原则

既然临终护理具有重要意义，那么如何才能做好临终护理呢？临终护理需要遵循一定的原则。

1. 以护理为中心

以护理为中心，即以治愈为主的治疗转变为以照料为主的护理。对临终老人来讲，治愈希望已变得十分渺茫，在医疗无能为力的情况下，身体舒适、控制疼痛、生活护理和心理支持更显示其独特的主导地位。而且，护理的重点也要从生理上转移到心理、社会、精神等方面。

2. 维护人的尊严

患者尽管处于临终阶段，但个人尊严不应该因生命活力降低而递减，个人权利也不可因身体衰竭而被剥夺。只要未进入昏迷阶段，仍具有思想和感情，医护人员应维护和支持其个人权利，如保留个人隐私和自己的生活方式，参与医疗护理方案的制定，选择死亡方式等。

3. 注重临终生命质量

临终阶段，以延长临终老人的生存时间转移为提高老人的生命质量，这是非常重要的。有时候人们会片面地认为，临终就是等待死亡，生活已没有价值。临终老人也变得消沉，对周围的一切失去兴趣，甚至，有的医护人员也会这样认为，并表现出面孔冷漠，态度、语言生硬，操作粗鲁，不知该如何面对患者。其实"注重生命质量"的提出，对于医疗护理实践来说是护理模式的转变，对医护人员本身来讲也是一种挑战。临终护理要让"逝者魂魄安""生者心慰"，体现了人道主义精神。

要求护士具有崇高的职业道德、高度的责任心和同情感、良好的修养和素质。懂得尊重临终患者的人格和尊严，维护他的权利，协助临终老人安静地、有尊严地死去。因此，不仅需要熟练掌握身体护理知识与技能，还需要熟练掌握心理护理的知识和技术，这样才能诚心诚意地、尽职尽责地护理好临终患者，不能将其视为一种负担，消极等待患者死亡而放松护理。

4. 尊重生命，尊重死亡

完整的生命过程应包括死亡过程，这是不容置疑的客观事实。人的死亡是不可避免的，这是人类延续的必要条件。有生便有死，死亡和出生一样是伟大的，是人们完整生命过程的一部分，是不可违背的，每个人都要经历，只有正视死亡才使生显得有意义。而临终老人只是比我们早些面对死亡的人，他们的现在也是我们的未来。因此，要珍惜生命，珍惜时间，尊重生命，尊重死亡。

三、临终老年人的心理

临终老人的心理护理是老年人临终护理的重要内容，它涉及临终老年人的尊严、生命的意义与价值、如何看待死亡、如何释然离去等关乎老年人最后阶段生命质量的许多因素。因此，做好临终老人的心理护理对于临终关怀具有重要意义。为此，必须要了解临终老人的心理。

（一）临终老人的心理需求

在临终阶段，老年人除了生理上的痛苦之外，更重要的对死亡的恐惧。美国有一位临终关怀专家认为"人在临死前精神上的痛苦大于肉体上的痛苦"。因此，一定要在控制和减少老年患者机体痛苦的同时，做好临终老人的心理关怀。一般来说，濒临死亡的老人，其需求可分为三种：一是保存生命；二是解除痛苦；三是得到安慰，安详地死去。当死亡不可避免时，老人最大的需求就是安宁、避免骚扰、家属耐心的陪伴、给予精神安慰和寄托。如果有特殊需求，如写遗嘱、见见最想见的人等，家属或照护者一定要尽力满足，使其无遗憾地度过人生最后时刻。

（二）临终老人的心理过程

临终老人在经历死亡的过程中，会出现不同的心理反应，通常要经历以下几个阶段。

1. 否认期

老年人对生命的渴望不会随着年龄的增长而减弱。相反，他们对生的希望具有很深的渴求，当老人间接或直接听到自己可能会死亡时，他们常常怀有侥幸心理到处求医，以期推翻诊断。其心理反应是不承认自己患有绝症或病情恶化，认为是医生的误诊。现实中，人们常常可以看到这样的老人：他一边说着子女很忙，认为自己已经是一把老骨头了，没有治疗的价值了；而另一边，老人眼神里透露出求生的渴望，企图告诉别人，他还没有走到生命的尽头，还有生的希望。

2. 愤怒期

度过了否认期，当病情趋于严重，老人知道预后不佳，但不理解病情为何恶化到这种程度，常想"为什么偏偏要让我病到要死呢？""为什么是我？这太不公平了"，他对发生在自己身上的不幸感到很不公平，很不满，一种愤怒、妒忌、怨恨的情绪油然而起，于是把不满情绪发泄在接近他的医护人员及亲属身上。常表现为生气与激怒，对任何事情都不满意，敌视周围的人，不接受日常的护理或治疗，对于平时热情照料他的医务人员也发脾气，或训斥他的亲属与朋友。有时还对医院的制度、治疗等方面存在不满，以弥补内心的不平。

3. 协议期

由愤怒期转入协议期，心理状态显得较为平静、安详、友善，老人承认死亡的来临，为了延长生命，还会提出种种"协议性"的要求，希望能缓解症状。有些老人认为许愿或者是做善事能扭转死亡的命运，有些老人则对所做过的错事表示悔恨，于是提出种种要求，如有的老人为了延长生命，做出许多承诺作为交换的条件，出现"请让我好起来，我一定……"的心理。协议期的老人变得和善，对自己的病情抱有希望，配合治疗，也期盼治疗能延长生命。

4. 忧郁期／沮丧期

老人不得不面对身患疾病的现实，身体状况日益恶化，病症愈加明显，生命垂危，做各种协议也无法阻止死亡的来临，产生很强烈的失落感，表现出极度伤感与绝望。有的老人考虑自己死后对家庭与子女的安排，要求留下遗言。有的老人急切要求与亲朋好友见面，希望有他喜欢的人陪伴照顾。

5. 接受期

这是临终老人的最后阶段，老人已对自己即将面临死亡有所准备，表现出平静、安逸、悠然的同时，老人也很虚弱、极度衰竭，常处于嗜睡状态。如有的老人在一切努力、挣扎过后变得平静，产生"好吧，既然是我，那就去面对吧"的心理，接受即将面临死亡的事实，而且有时间独自思考后事问题，如遗体处理、配偶生活、财产分配等问题。

（二）临终老人的心理特点

临终老人大多要经历否认、愤怒、协议、忧郁、接受等复杂的心理变化和体验过程。因此，面对死亡会产生一些共同的心理特点。

1. 求生心理

由于大多数临终老年人家庭稳定，衣食不愁，因此，人越老求生心理越强，越希望能长命百岁、安享晚年。有些病情较重的老人，常常惊恐不安，不时发出呻吟和呼救，他们把希望寄托在医护人员的同情和支持上，期望得到应有的急救和治疗。当看到医护人员以实际行动向老人期望的方向努力时，便增强其与疾病做斗争的信心和勇气，配合治疗。

2. 无奈转而积极对待

有些患者性格外向、开朗，认识事物比较客观，对自己的病情有一定的认识，在无可奈何的情况下，积极投身于其他事情，从而转移面对疾病而产生的不良心理。

3. 绝望心理

绝望心理患者比较少见，但他们给医护人员带来不少麻烦。这些患者自我意识非常强，但对自己的危重病情又接受不了，特别是在治疗一段时间仍不见好转后，便会产生绝望和轻生的念头。生存的病痛可能使他们产生威胁心理，进而变成一种攻击行为，向周围人，尤其是亲人毫无理智地发泄。有的愤怒后转为抑郁，表现对治疗和护理的不合作，进而转化为攻击自身的行为。

4. 障碍心理

随着病情加重，一些老年人的情绪、性格等会出现障碍，如暴躁、孤僻、抑郁、意志薄弱、依赖性增强、自我调节和控制能力差等。心情好时愿意和人交谈，心情坏时则沉默不语。遇到一些不顺心的小事就大发脾气，事后又后悔莫及再三道歉。甚至有的老人固执己见，不能很好地配合治疗与护理，擅自拔掉输液管和监护仪等。

5. 忧虑后事心理

进入临终期，大多数临终老人倾向于个人思考死亡问题，比较关心死后的遗体处理：土葬还是火葬，是否被用于尸体解剖和器官捐献移植；有的还会考虑家庭安排、财产分配，担心配偶的生活和子女儿孙的工作、学业等。

四、临终老人的心理护理

（一）临终老人的心理护理方法

临终老人的心理变化比较复杂，其心理护理主要包括以下内容：

1）建立良好的护患关系。以真诚的态度，关心、理解、爱护老人，取得老人的充分信任，主动和老人进行交流，最大限度地减少老人的身体与心理痛苦，缩短护患之间的心理差距。护理人员应与老人家属默契配合，多交谈，及时从他们那里获取护理需求及意见，正确掌握老人的心理特点。

2）要注意工作细节问题。不要放弃，让老人有生的希望，及时沟通与疏导，变消极为积极；引导老人在有限的生命里做有益的事情。心理护理的核心是帮助老人正确认识疾病，积极配合诊断治疗，激发老人潜在的生存意识，引导他们树立良好的生活愿望，正视现实，战胜自我，对疾病的治疗充满希望。

3）尊重老人的主观感受和交流的愿望。注意评估和处理抑郁和焦虑情绪，尽可能满足老人的夙愿。护理人员及家属要及时了解老人真实的想法和临终前的心愿，尽量照顾老年人的自尊心，尊重他们的权利，减轻他们的焦虑、抑郁和恐惧，使其没有遗憾地离开人世。

4）提供温馨的家庭照护。临终老人在生命的最后时刻往往希望得到别人，尤其是亲人的理解和支持。他们需要倾诉内心的愿望和嘱托，需要与家人沟通和交流，害怕被人冷漠和抛弃的孤独感，此时，家庭作为他的主要支持系统，对其心理及身体的康复起着至关重要的作用。家属要积极配合，给老人以感情支持，消除他的孤独感，增加安全感，增强信心和勇气，使老人在临终时刻感到自己被重视，体验生活的温暖和希望，忘记烦恼和孤独。

5）帮助老人保持社会联系。临终老人容易产生被孤立、被遗弃感，因此，应鼓励老人的亲朋好友、单位同事等社会成员多探视老人，尽可能与老人接触，不要嫌弃他们，更不能漠视他们的生存价值。而要鼓励老人关心他人，关心社会，积极与社会联系，从而体现人生最后的价值。

6）适时有度的优死教育。首先，世界上万事万物都有兴衰的历程，人生亦不例外。因衰老而死亡是一种"善终"，是最自然的方式，也是人生完整的最后一环。其次，死亡之后，感知觉自然就会终止，疾病所带来的痛苦也不再会延续，更不存在所谓的"死亡世界"，不必为了解"死后是什么样的"而恐惧。最后，死亡虽然会把我们和至亲分开，会让他们悲伤，但是对于我们来说，越是能够做到安详和坦然面对死亡，越能减少他们的担心，减轻他们的痛苦。

7）重视临终老人的个性化护理。"以人为本"是心理护理的一贯原则，老人临终护理要尊重老人的民族习惯和宗教信仰，根据老人不同的职业特点、心理反应、性格特征、社会文化背景等施与不同的精神安慰和心理疏导，才能有好的护理效果。没有统一的标准，也没有全篇一律的方法。如有的老人可以告诉他的病情进展，有的人就需要听善意的谎言，有的人需要耐心解释、循循善诱才能摆脱痛苦，有的人需要用上帝的安排等来进行安慰等。因此，了解临终老人的个性化特征意义重大。

8）注重心理护理技术的运用。

（二）不同时期临终老人的心理护理

1. 否认期护理

接受面临死亡的事实是困难的，老人通常不承认自己病情恶化的事实，认为可能是其他人搞错了，但是又总想在医务人员那得到证实，于是会在护理人员面前打听医生对自己疾病的预后判断。总之，他们无法接受面临死亡的事实，亦否认死亡的存在。有的老人不但否认自己病情恶化预后，而且乐意谈论病愈后的设想和打算。护理人员不要迎合老人夸谈，但也不可随意反驳老人或与老人争论，致使老人不愉快。而应这样安抚"先好好休息，等病好了以后再说吧"。

有时老人已认识到面临死亡的事实，而家属们处在否认阶段，这将阻碍老人表达其感觉和想法。这个阶段，护理人员应以真诚、忠实的态度对待临终老人，但不要揭穿老人的心理防御机制，也不要欺骗老人，要让老人诉说他所知道的情况，并坦诚温和地回答老人对病情的询问，且注意语言的一致性；还要经常陪伴老人，以关心、理解和同情的心情仔细倾听老人所谈论、关心的问题，让老人体会到关心、理解和尊重；注重与老人沟通的技巧，使用老人熟悉的话语，谈论老人感兴趣的话题，因势利导、循循善诱，使老人能够逐步面对现实。

2. 愤怒期护理

由否认期过渡到愤怒期，临终老人经过短暂的否认而确定无望时，他对发生在自己身上的不幸感到很不公平，很不满，于是把不满情绪发泄在接近他的医护人员及亲属身上。此时，护理人员应允许老人发怒、抱怨、不合作等，让他们有宣泄不良情绪的机会。要谅解、宽容和关爱老人，热情安慰老人，绝不可同老人争吵。还要尽可能多地陪伴老人，尤其是在他生气发泄完后，不要让老人产生被抛弃感、失落感。同时，要向老人家属和亲友说明情况，说服他们不要计较，不要难过，要与医护人员合作，让老人度过这一期。切不可用"愤怒"回击"愤怒"。

3. 协议期护理

这个阶段，临终老人心理状态已显得较为平静、安详、友善，他承认死亡的来临，试图与生命协商阶段，期盼能延长生命。有些老人认为许愿或做善事能扭转死亡的命运；有些老人则对所做过的错事表示悔恨。此时，应予以指导和帮助，使老人更好地配合治疗，控制症状。护理人员要尽量安慰老人，解释老人的病情属于正常现象，不要懊悔。对有病痛的老人，要对症治疗、缓解痛苦，尽可能减少老人的痛苦，使他感到舒适。

4. 忧郁期／沮丧期护理

尽管采取多方努力，但病情日益恶化，老人已充分认识到自己接近死亡，心情极度伤感，抑郁寡欢。护理人员应多给老人以同情、关心和照顾，经常陪伴老人，允许他们用不同方式宣泄情感，如痛哭等。关注情绪变化，预防自杀倾向；同时，给予精神支持，尽量满足老人的合理要求，安排亲朋好友探望、相聚，尽量让家属陪伴身旁，但要叮嘱老人亲友不要在老人面前过于悲伤，免得诱使老人更加悲痛。同时，做好老人的心理诱导工作，尊重、理解他们的求生欲，经常与他们谈心、交流，结合生活上的关怀，鼓起他们坚强生活的勇气。

5. 接受期护理

经历一段忧郁后，老人的心情得到了抒发，面临死亡已有准备，极度疲劳衰弱，表情淡漠、独处，却很平静。此阶段，护理人员一定要注意尊重老人的信仰，不强迫与其交谈，给予临终老人一个安静、明亮、单独的环境，减少外界干扰；继续保持对老人的关心、支持，适当延长护理时间，加强生活护理，如适当给老人掖紧被窝，放正枕头，理好蓬松的头发，细声询问老人有什么要求。同时，安慰老人亲属的工作，劝其不要过分悲伤，耐心照料虚脱或晕厥的长者，让老人在平和、安逸的心境中走完人生之旅。

五、临终老人心理护理技术及沟通

（一）常用的心理护理技术

临终老人心理护理技术直接影响着老人最后生命的质量，决定着老人能否善终，能否安宁地、有尊严地离开人世，因此，一定要引起高度重视。

1）运用支持性心理疗法，让临终老人获得安慰、鼓励、信心、建议等。

2）利用认知疗法对老人的认知偏差进行干预。老年人的焦虑、恐惧、抑郁等心理表现是源于对环境刺激的错误认知，进而产生了情绪障碍，从根本上调整老人对应激的认知，转变他对事物的极端化、绝对化或片面化的看法，引导其换一种方式思考，从另一个角度看问题，从而形成对事物的新认识，是解决老人心理问题的关键。

3）善用触摸手段。触摸护理是大部分临终老人愿意接受的一种方法。护理人员要把临终老人看成是正常人，触摸他的手，注视他的眼睛，轻轻替他按摩等，通过对老人的触摸能获得他们的信赖，减轻其孤独感和恐惧感，使他们产生安全感和亲切温暖感。

4）巧妙使用沟通技巧，重视与弥留之际老年人的心灵沟通。耐心倾听和诚恳交谈，让临终老人把真正想说的话说出来，耐心地鼓励他尽可能自由地表达对临终和死亡的想法，并尽量照顾老人的自尊心，尊重他们的信仰，满足他们的各种需求，让临终老人顺利度过人生最后时光。

（二）常用的沟通技巧

在与临终老人的沟通过程中，方法是至关重要的。对不同情况的老人，在不同的时机选择采用不同的方法才可能取得良好的沟通效果，并对老人的心理起到稳定和慰藉的作用。

1）创建舒适且有支持性的沟通环境。在与晚期老人沟通前，临终关怀工作人员自身必须有一个正确的死亡观，能够自然而平静地谈论死亡，调节个人因考虑死亡而产生的焦虑心理，然后才能鼓励老人坦诚地说出内心的真实感受，并进一步分析晚期老人的问题和需要。

2）掌握沟通的基本原则。说话声音大小适中，语速快慢适度，语言简洁明了，说话态度要真诚，要有分寸。针对老人的不同心理状况选择适合的沟通方式，懂得什么能说什么不能说，说到什么程度等，并正确评估老人言辞的含义，再借助语言表达，给予适度的支持和希望。在护理过程中还要注意尊重老人的隐私权，即使生命垂危也要为其保守秘密。

3）尊重的态度。护理人员要明白临终老人也是一个完整的、独特的、有尊严的个体，在实施护理时，首先要介绍自己的姓名、职称等信息，让老人产生信任感，即使老人已经丧失语言功能，也要询问老人的想法，尽量满足他们的需要。

4）掌握较高的倾听技巧，积极专注地倾听老人的诉说。主动倾听是接受老人所要表达的语言和非语言内容，了解其对死亡的感受，协助解析潜在的担心和焦虑。在倾听时，态度要坦诚友好，并伴以微笑。同时，还要与老人保持目光接触，目光温和关切。也可伴随肢体接触，温柔的抚摸能让老人感到温馨与体贴。

5）在护理服务中充分发挥站、坐、行、蹲等肢体语言和良好的仪容仪表的作用，表达对老人关心和体贴。

6）善于观察老人的体态姿势等非语言行为表现，推测老人的接受、拒绝、恐惧、焦虑还是其他心理问题的表现，实施有效的心理沟通。切忌敷衍了事的安慰，避免向老人传递消极情绪。如给予老人绝望的回答："你这病现在的医疗水平恐怕是没救了。"或老人设法逃避谈论死亡时，护理人员还执意坚持等。

7）以老人为中心。根据老人的个性特征、风俗习惯、饮食文化、宗教信仰等不同，施以不同的沟通模式，有的放矢地给予沟通疏导，让所有老人都体会到关心、爱护和帮助。

（三）临终老人的沟通障碍

在临终护理沟通实践中，有下列情形可能阻碍沟通。

1）临终护理人员总是否认病情的严重性，总以"没事""好好休息""别太伤心"做托词。

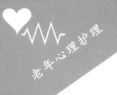

2）改变或避开与死亡相关的话题。

3）对晚期老人的沟通意愿充耳不闻，继续手中既有的工作。

4）强调正在进行的事务，以拖延或避开需要回答的问题。

5）在不合适的时机故意制造幽默或轻松的气氛，以试图减轻老人的悲伤。

6）回避老人，除非万不得已，否则不见老人。

临终护理人员应经常提醒自己避免上述不正确行为，随时准备做一个良好的沟通者，善于运用各种技巧与策略与老人进行恰当的沟通。

（四）与不同阶段临终老人的沟通策略

1. 与否认期老人沟通的策略

否认是防止精神受伤的一种自我防御机制。在此阶段，临终护理人员不必破坏老人的这种心理防卫，不必揭穿他，可以顺着老人的思路和语言，如可以说"你这病是挺重的，但也不是一点希望都没有"，耐心地倾听老人的诉说，不要急于解决问题。适当的时候，给予一些引导。

2. 与愤怒期老人沟通的策略

愤怒是老人的一种健康的适应性反应，对老人是有利的。临终关怀工作人员在沟通时要忍让、宽容老人的一切粗暴言辞，表达自己对老人的理解和同情，如"得了这种病，谁都会心里不痛快，你就痛痛快快地发泄出来，也许会好受一些"。倾听仍然是好的沟通策略，但要注意适时地回应，不要回避老人。

3. 与协议期老人沟通的策略

处在这一阶段的老人都能很好地与医护人员合作，配合治疗。临终护理人员要抓住这个契机，进行必要的健康教育，如关于如何配合治疗，争取最好结果的健康教育，以及关于死亡观念的指导和教育等。同时，倾听老人的诉说和宣泄，运用触摸等技巧表达对老人的关爱、理解和支持。

4. 与忧郁期／沮丧期老人沟通的策略

此时老人的忧郁和沉默会对沟通产生消极影响，临终关怀工作人员要注意不必打断老人的沉默，也不要机械地破坏这种沉默。忠实的守护是这一阶段最好的沟通方法。

5. 与接受期老人沟通的策略

老人做好了一切准备去迎接死亡，此时，临终关怀工作人员要经常陪伴在老人身边，运用一切可能的沟通技巧表达对老人的慰藉，如适当的触摸会使老人体会到来自他人的温暖。晚期老人会有特殊的生理和心理表现，尤其是在心理方面的特征，更值得临终护理人员注意。在没有更好的治疗手段能够延长老人生命的时候，良好的沟通就是一剂能够慰藉老人心灵的良药。

➡️ 技能准备

一、常用沟通技巧的应用

二、常用心理疗法的应用

（一）支持性心理疗法运用

1. 支持与鼓励的运用

2. 倾听和积极关注的运用

3. 说明与指导的运用
4. 控制与训练的运用
5. 适应外在环境

（二）认知心理疗法的运用（重点是如何改变不合理认知观念）。

➡ 项目实施

▶▶ **步骤一：准备工作**

（一）环境准备：要求教室清洁卫生，宽敞明亮，配有活动桌椅，设备能正常使用。

（二）材料准备：一是各项目情境资料及学生预习准备的相关资料，资料来源可以是教材，也可以是网上资料。二是白纸、彩笔、胶带、剪刀等。

（三）人员准备：根据项目情境，将全班学生分为几个小组，选出小组长，负责领导团队完成项目任务。

▶▶ **步骤二：在教师指导下，师生共同完成项目任务**

（一）教师引导学生了解项目情境，分析项目任务，结合项目所给资料及相关知识和技能，思考情境问题，完成项目任务一。

问题一：项目情境中临终老人的心理行为表现有哪些？

参考答案：项目情境中，老人痛苦不堪（日不能食，夜不能寐，焦虑，抑郁等）、想自杀、时不时发脾气等。

问题二：临终老人的心理过程属于哪个阶段？有哪些心理需求呢？

参考答案：随着病情的加重，老人情绪越来越差，处于临终心理阶段的抑郁期。其心理需求是迫切需要减轻痛苦、得到家人和社会的认可、增强价值感等。

通过以上分析判断，让学生理解并完成项目任务一，获得对临终老人心理的全面认识和掌握。

（二）在学生思考的基础上，教师简单介绍支持性心理疗法和认知心理疗法等技术的运用技巧（复习），以及与临终老人沟通的技巧，并结合项目情境完成项目任务二。

问题一：随着病情进展，项目情境中护理人员及家属采取了哪些护理措施？是否恰当？有哪些可取之处和不足之处？

参考答案：项目情境中，医护人员和家属都尽量劝解老人，给老人讲开心的故事，以消除老人的恐惧心理。这些做法是可以的，但没有说出具体如何劝解老人和讲了哪些方面的故事，而这些故事能否真正解除老人对死亡的恐惧，没有确切的结论。而且有时候老人的观念一旦形成，很难改变，只是劝解是不够的，需要进行认知治疗才能奏效。另外，护理人员和家属都没有重视老人生存价值的提升，而这又是导致老人最终自杀的关键因素。因此，可以通过支持性心理疗法对老人一生的成绩、对社会和家庭的贡献等给予称赞、夸奖等，这样才能提升老人生存的价值，感受到人生的圆满，即使生病无法医治也再无遗憾，从而在一定程度上减轻对死亡的恐惧感。

在临终阶段，作为护理人员，无论老人性格如何古怪、脾气如何不好、配合不配合，都不应该以此作为理由，从而放松对临终老人的精心呵护，同时，还要注意与临终老人沟通的技巧，如耐心倾听、微笑抚摸等。

问题二：临终老人家属及护理人员应该如何做呢？

参考答案： 教师复习"认知疗法"和"支持性疗法"的知识与技能，结合项目情境训练两种疗法的具体运用，使学生掌握技能。

（三）学生结合教师的介绍与分析，在项目任务二的基础上完成项目任务三，并呈现项目任务完成的结果。

问题：如果你是这位护理人员，你将如何给老人进行心理护理和干预，需要注意哪些事项呢？

参考答案： 学生根据教师的启发进行设想，自行决定采取何种技术与干预措施来解决问题，只要合乎情理，均可算正确。（充分调动学生的积极性，发挥他们创造性）

（四）分小组对任务完成情况写出汇报提纲，进行汇报。

▶▶ 步骤三：在教师引导下，各小组互评（优点与不足），教师做总结性评价

➡️ 项目实训

【情境一】上海 70 岁的汪老先生在 2006 年被诊断为恶性淋巴癌，医生说他最多只能活一年。面对死神的逼近，他同其他人一样，也曾恐惧、焦虑、愤怒过，但在家属和照顾人员的耐心开导下，他不但没有倒下，反而更坚强起来。汪老先生觉得治病三分靠药物，七分靠精神，他相信凭着开朗乐观的性格和坚强的意志，一定可以战胜病魔。于是，他每天坚持骑自行车锻炼，后来骑车到处游玩。汪老先生骑车兜遍了上海所有公园后，就开始周游全国。十年过去了，汪老先生还活得好好的，而他的行程已达四万多公里，他到过福建、珠海、澳门、北京等地。他告诉大家，癌症不等于死亡，只要每天开心，有毅力，一定能战胜病魔的。

实训任务

1. 能够判断汪老先生的临终心理表现及其特征。
2. 能够分析护理人员是如何去开导汪老先生的。
3. 能够给临终老人提出合理的意见和建议，并进行有效的心理护理。

【情境二】78 岁的欧婆婆患肺病多年，并伴有多种脏器功能衰竭，今年 4 月病情加重住进老年关怀病院，欧婆婆拉着护理人员的手说，自己最放心不下是她在外地的儿子。

欧婆婆的儿子是国内一所知名医院的毒理专家、医学博士，得知母亲身患恶性肿瘤晚期后，他说："我知道死亡有一万多道门，让人们各自退场离去。"他没有选择为母亲做放疗和化疗，而是让母亲安享最后的人生，他向家人和护理人员交代，万一母亲出现昏迷或者呼吸心跳停止，不要采取积极的抢救措施，尽可能做好相应照护和心理安慰即可。如果可能，就适当做镇静催眠让母亲安详地

离开人世。

　　就这样，在护理人员和家属的精心呵护和耐心照料下，欧婆婆心情一直都不错。直到有一天，欧婆婆叫护理员小张抱一抱她，小张就轻轻地把她抱在怀里，她的脸上挂着一丝微笑，就这样，欧婆婆安详地走了。小张说："人到濒死时，很少有意识清醒的。在意识逐渐丧失的过程中，很多人都试图抓点什么，如紧紧攥住家人或护理人员的手，这能给患者极大的安慰。有时候还要在老人耳边轻轻说'不要怕！你的家人都在你身边，还有医生、护士也都在这里。你是安全的！'等，这样老人才能得到临终前的安慰和安详。"

实训任务

1. 能够判断欧婆婆的临终心理表现及其特征。
2. 能够判断欧婆婆儿子为其临终阶段选择的心理护理方式是否正确，有哪些优点与不足。
3. 作为护理人员，能够对临终老人进行有效的心理护理措施，并写出具体步骤。

　　【情境三】某养老院陈奶奶今年85岁，中风后瘫痪多年。陈奶奶很坚强，能够配合家人坚持康复训练，恢复不错。最近又检查出食道癌，这对她来说打击太大，因此她情绪低落，整天吃不下，睡不着，身体每况愈下，常默默流泪，念叨着子女的名字。所谓久病床前无孝子，由于陈奶奶得病时间长，家人已经渐渐失去耐心与热情去照顾。三个子女凑钱给她请了个24小时的保姆，平时陈奶奶是跟保姆一起生活，家里没有子女陪同居住，每周六三个子女会在陈奶奶家一起吃午饭，看望她一下，其他时间很少过来。

　　保姆对老人照顾一般，除了每天做饭之外，并不能保证经常帮陈奶奶翻身防止褥疮，天气炎热时也做不到每天帮陈奶奶擦洗身体。天气好的话有时候会推老人到院子里晒太阳，但保姆与老人的语言交流很少，只是问奶奶想吃什么，要不要去厕所等问题。对于保姆照顾不周，陈奶奶的子女也是睁一眼闭一眼的，他们说："如今家政公司的保姆大多都不愿照顾卧床老人，因为老人家里的活儿非常多，一天到晚都得照看，子女都很忙，也不能配合。"所以他们让陈奶奶将就一下，起码家里有个人可以看着她，不会出大问题，他们也比较放心。

　　每周六子女们虽然会聚到一起吃午饭，但与陈奶奶的交流不多，多是礼节性看望一下就走了。对此，陈奶奶不是不理解他们工作忙，但自己每天这样生活的确很乏味，非常没劲，有时病痛起来真想就这样死了算了，可是疼痛过后她又惧怕死亡，唯恐哪天睡一觉就再也起不来了，给孩子们说时，他们也只是说她想得太多了。

　　有一天，陈奶奶陷入了轻度昏迷，不认识家人了，但当保姆轻声呼唤"陈奶奶"时，她稍稍有反应，伸出骨瘦如柴的手，颤动着往前伸，终于触到了保姆的手，长长地呼出一口气，然后离开了人世。

实训任务

1. 能够判断陈奶奶临终阶段的心理表现及其特征。
2. 能够找出保姆和子女对陈奶奶进行的心理护理措施，并指出其合理与不合理之处。
3. 作为护理人员，能够给陈奶奶设计一套有效的临终心理护理方案并实施。

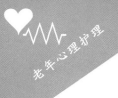

【情境四】60岁的常先生曾经是一名船员，去年得了肝癌，情绪低落，最近病情突然恶化，患者肝脏破裂，引起大出血，呕吐出大量鲜血。抢救间隙，常先生数次从昏迷中醒来，眼睛直直地盯着医生和护士，只说一句话："救救我！"患者强烈的求生欲望令在场的医护人员深受震撼，很多人悄悄背过脸去擦眼泪。护士感慨道：当医院的救治手段已无回天之力时，我们真的感到很悲哀，我们能做到的只有一遍一遍地把患者呕吐的血迹和秽物擦干净，尽量让他看上去整洁一些。同时，我们不停地安慰他，"医院最好的大夫都在这里呢，一定会尽力抢救的"，以让患者平静情绪。另外，我们还注意照顾家属的情绪，以防他们接受不了这种现实而出现不测。

实训任务

1. 能够判断临终常爷爷的心理处于哪个阶段及其表现特征。
2. 能够针对上述情境，写出自己的感受。
3. 作为护理人员，能够判断医生和护士对临终常爷爷采取了哪些心理护理措施，还需要哪些心理护理措施，提出进一步完善的计划。

项目总结

本项目通过项目描述——学习目标——项目情境——情境分析——项目任务——知识准备——技能准备——项目实施——项目实训——项目总结环节，在前期教师引导、学生参与示范的引领下，后期通过学生自主活动、解决问题、完成实训项目任务等一系列过程，让学生掌握临终老人的心理变化及特点，如何做好临终老人心理照护等知识，从而获得对临终老人科学护理的技能技巧，提高学生的学习兴趣和积极性。这种"做中教、做中学"的教学模式，能够加深对知识的理解，提高学生对技能掌握的效率。

参 考 文 献

[1] 刘晓虹. 护理心理学 [M]. 上海：上海科学技术出版社，2015.

[2] 余运英. 老年心理与行为 [M]. 北京：北京师范大学出版社，2014.

[3] 张岩松，等. 老年服务与管理人才队伍建设的研究与实践 [M]. 北京：清华大学出版社，2014.

[4] 李欣. 老年心理维护与服务 [M]. 北京：北京大学出版社，2013.

[5] 余运英. 应用老年心理学 [M]. 北京：中国社会出版社，2012.

[6] 姜乾金. 医学心理学：理论、方法与临床 [M]. 北京：人民卫生出版社，2012.

[7] 钱明，周英. 护理心理学 [M]. 北京：人民军医出版社，2012.

[8] 中国心理卫生协会. 心理咨询师 [M]. 北京：民族出版社，2012.

[9] 陈巴特尔. 心理咨询与治疗 [M]. 天津：天津大学出版社，2009.

[10] 吴一玲，李睿淳，郑善尚，等. 金华市老年人心理健康现状及影响因素分析 [J]. 中国农村卫生事业管理，2015，35（2）：213-215.

[11] 于泓. 浅析离退休老干部患者的心理特征及护理体会 [J]. 世界最新医学信息文摘，2015，15（52）：225.

[12] 杨爱琼，徐丽. 离退休老干部的常见心理问题及心理调试 [J]. 中国卫生产业，2015（19）：155-156.

[13] 李然. 老年抑郁、焦虑与认知功能的现状、影响因素及其关系研究 [J]. 中国卫生产业，2015（9）：139-140.

[14] 陆少颜，王明珠. 空巢老年糖尿病住院患者焦虑、抑郁及生存质量调查 [J]. 齐鲁护理杂志，2015，21（17）：6-8.

[15] 马秀虎. 老年心血管病患者伴发焦虑情绪的调查及分析 [J]. 中国社区医师，2014，30（20）：15-16.

[16] 江国安，汪晓霏，等. 老年高血压患者焦虑状况调查与对策 [J]. 中国社区医师，2014，30（1）：136-137.

[17] 吴贝贝，曹召伦，何成森. 抑郁症的认知行为疗法研究现状 [J]. 安徽医药，2011（3）.

[18] 尹朝晖. 老人自杀的特点、原因和对策 [J]. 江苏警官学院学报，2010（01）：138-141.

[19] 高洪杰，张翠萍，于雪艳. 自杀患者的心理护理 [J]. 中国医药导报，2010（9）：90-91.

[20] 刘艳，石振玉，张志芳. 老年焦虑症患者的临床特点及护理 [J]. 中国老年保健医学，2009，7（1）：98.

[21] 张龙真. 关于认知疗法在心理治疗过程中实施的研究综述. 社会研究，2009（7）.

[22] 彭华茂. 中老年智力游戏精选 [M]. 大连：大连理工大学出版社，2013.

[23] 王大华，彭华茂. 玩出年轻头脑 [M]. 北京：北京师范大学出版社，2011.